Dr. med. Karola Scheffer

Homöopathie
für die Familie

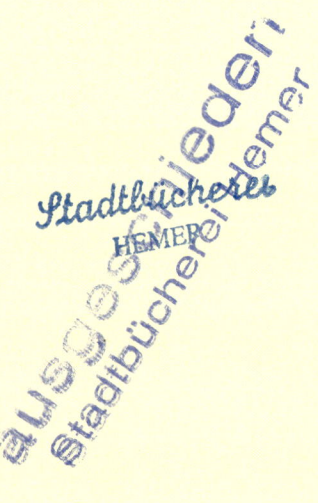

Dr. med. Karola Scheffer

Homöopathie
für die Familie

Natürliche Hilfe bei über 100 Beschwerden
Mit Einzel- und Komplexmitteln

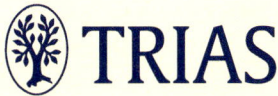

6

7

8

9

Einleitung

1

Die Homöopathie hat sich in den letzten Jahrzehnten zu einer immer beliebteren Heilmethode
entwickelt, denn homöopathische Arzneien gelten als ungefährlich und frei von unerwünschten
Nebenwirkungen. Seit jeher werden sie deshalb
nicht nur von Ärzten zur Behandlung von Krankheiten angewandt, sondern auch von Laien zur
Selbsthilfe bei häufig vorkommenden Leiden und
Befindlichkeitsstörungen genutzt. Um mit ihrem
Einsatz Erfolg zu haben, ist es aber notwendig, die
wesentlichen Grundzüge der homöopathischen
Lehre zu kennen. Diese sind auf den folgenden
Seiten zusammengefasst.

Was ist Homöopathie?

Die Homöopathie ist eine sanfte, aber kraftvolle Heilweise. Sie arbeitet mit verdünnten Naturstoffen nach dem Motto »Weniger ist mehr«. Die Verdünnungen sind sogar so stark, dass Kritiker behaupten, Homöopathika könnten nicht wirken, weil sie gar keine Heilsubstanz enthalten. Die Erfahrung von mehr als 200 Jahren – so alt ist mittlerweile die Homöopathie – hat aber anderes gezeigt.

Ein inzwischen berühmt gewordener lateinischer Satz Samuel Hahnemanns, des »Vaters der Homöopathie«, beschreibt kurz und exakt das Wesen dieser Heilmethode: »Similia similibus curentur.« Übersetzt lautet er »Ähnliches möge durch Ähnliches geheilt werden«. Dahinter steckt die Idee, dass bestimmte Stoffe, die in großen Mengen Krankheitserscheinungen hervorrufen, in allerkleinsten Dosierungen gerade diese Symptome heilen können.

Vergleichbar ist dies in etwa mit dem Vorgehen bei Erfrierungen: Hat man beispielsweise steif gefrorene Hände oder Füße, so würde heißes Wasser als schmerzhaft empfunden. Taucht man sie aber in kaltes Wasser, so fühlt sich dieses warm an, die Durchblutung kehrt langsam zurück, und die erfrorenen Gliedmaßen erreichen allmählich wieder ihre normale Farbe und Beweglichkeit.

Die Homöopathie unterscheidet sich darin eindeutig von der Behandlung mit herkömmlichen Arzneimitteln. Eine fieberhafte Grippe beispielsweise würde mit chemischen Mitteln bei jedem Kranken gleich behandelt werden, nämlich mit fiebersenkenden Medikamenten. Anders verhält es sich in der Homöopathie. Die Krankheit Grippe interessiert nur in zweiter Linie, viel wichtiger ist der Patient selbst. Manche werden bei Fieber nämlich ein heißes, rotes Gesicht aufweisen, andere wiederum sehen blass und eingefallen aus, einige schwitzen und verlangen nach Abkühlung, andere haben Schüttelfrost und decken sich bis über die Ohren zu. Wie ein Detektiv versucht der Homöopath dann, anhand solcher »Spuren« die »richtige, ähnliche Arznei« zu finden.

In der Homöopathie gibt es zwei Richtungen. Eine davon ist die klassische Homöopathie, bei der immer nur ein einziges homöopathisches Arzneimittel verabreicht wird. Der klassische Homöopath gleicht deshalb einem Scharfschützen, der nur einen »Schuss« hat und auf Anhieb ins Schwarze treffen muss. Dazu sind ein großes Spezialwissen, Übung und Erfahrung notwendig.

»Wähle, um sanft, schnell, gewiss und dauerhaft zu heilen, in jedem Krankheitsfalle eine Arznei, welche ein ähnliches Leiden erregen kann, als sie heilen soll«, heißt es im »Organon der Heilkunst« von Samuel Hahnemann.

Die zweite Richtung ist die Komplexhomöopathie. Sie wendet nicht nur ein Mittel, sondern Gemische aus mehreren homöopathischen Arzneien an. Die Erfahrung hat nämlich gezeigt, dass bei bestimmten Krankheiten manche Homöopathika besonders häufig eingesetzt werden müssen und dass bestimmte Kombinationen oft äußerst gut zusammenwirken. Komplexmittel gleichen deswegen nicht einem Einzelschussgewehr, sondern einer Schrotflinte, mit der das Ziel breit gestreut aufs Korn genommen wird.

Die Grundidee der homöopathischen Heilweise lautet:

»Similia similibus curentur.« Auf Deutsch heißt das: »Ähnliches möge durch Ähnliches geheilt werden.« Diesen Satz prägte Samuel Hahnemann, der als Begründer der sogenannten klassischen Homöopathie gilt.

Wie die Homöopathie entstanden ist

Die Wurzeln der Homöopathie stammen aus der Antike. So erkannte der griechische Arzt Hippokrates, der im 5. Jahrhundert vor Christus auf der Insel Kos lebte, dass es die Selbstheilungskräfte des Kranken sind, die letztlich Gesundung bewirken. Diese Vorstellung der »heilenden Lebenskraft« findet sich auch in der Homöopathie.
Die Idee, dass Ähnliches Ähnliches heilen könne, hatte bereits Paracelsus, der in der Zeit von 1493 bis 1541 lebte. Er war ein Gelehrter und hatte große Kenntnisse

in den damaligen Naturwissenschaften, in der Alchimie und Medizin. Schon bald konzentrierte er sein Wissen auf die Herstellung von Arzneimitteln. Er erkannte, dass sich die Naturgesetze im Kosmos und in allen irdischen Erscheinungsformen in »ähnlicher« Weise wiederfinden. So orientierte sich Paracelsus bei der Wahl von Heilmitteln auch am Erscheinungsbild der Pflanzen, denn er nahm an, dass sie ihr Einsatzgebiet widerspiegeln. Zum Beispiel erinnerte ihn der gelbe Pflanzensaft des Schöllkrauts an die Gallenflüssigkeit. Tatsächlich ist das Schöllkraut bis heute eine der wichtigsten Arzneipflanzen für Leber- und Galleerkrankungen. Und gleichen nicht die Früchte der Tollkirsche, Belladonna, das übersetzt »schöne Frau« bedeutet, feurigen schwarzen Augen?

Paracelsus bediente sich bei der Auswahl von Heilkräutern der Signaturenlehre. Diese bezeichnet die Zusammenhänge zwischen einem Naturstoff und seinem Einsatzgebiet als Heilmittel.

Diese Vorstellung des Paracelsus hat sich in der Homöopathie erhalten. So findet Johanniskraut mit seinem blutroten Pflanzensaft bei der Behandlung von Wunden und Verletzungen Anwendung. Pulsatilla, die Küchenschelle, ist ein zartes, schwankendes Pflänzchen, und genauso ist auch die Verfassung der Menschen, die Pulsatilla benötigen.
Seine Heilmittel stellte er auf besondere Weise, nämlich nach den Prinzipien der

Alchimie her. »Solve et coagula« ist ein alter Alchimistenspruch, der »löse und vereine« bedeutet. Durch diese besondere Art der Zubereitung – bei Pflanzen wird dies beispielsweise durch Gärung erreicht – werden aus den von der Natur dargebotenen Stoffen wirksame Bestandteile abgesondert und zu neuen Stoffen verbunden. Bei dieser Herstellungsweise ist es die »Essenz«, der »Geist«, des jeweiligen Heilmittels, die eine Heilung bewirkt. Sie lässt sich nur in ihrer Wirkung, nicht aber chemisch nachweisen.

Schon Paracelsus erkannte das Ähnlichkeitsprinzip

Paracelsus orientierte sich bei der Auswahl von Heilmitteln am Erscheinungsbild von Pflanzen und anderen Naturstoffen. Er fand außerdem heraus, dass auch bestimmte chemische Stoffe im Körper wirken, wie z. B. Schwefel, Quecksilber und Salze. So begründete er nicht nur die – dem Ähnlichkeitsprinzip entsprechende – sogenannte Signaturenlehre, sondern er führte auch die Mineralien in den Arzneischatz ein.

Die Signaturenlehre befasst sich mit dem System der Entsprechungen innerhalb der Natur, das heißt, sie beschreibt die Zusammenhänge zwischen Tieren, Pflanzen, Gestirnen etc. Seine Heilmittel stellte Paracelsus auf besondere Weise her – nämlich nach den Prinzipien der Alchimie.

Samuel Hahnemann, der »Vater« der klassischen Homöopathie

Die eigentliche Geschichte der Homöopathie beginnt jedoch mit Samuel Hahnemann, dem »Vater« und Begründer der klassischen Homöopathie. Er wurde 1755 in Meißen an der Elbe als Sohn eines mittellosen Porzellanmalers geboren. Unter großen Entbehrungen widmete sich Hahnemann an den Universitäten Leipzig, Wien und Erlangen dem Studium der Medizin. Seinen Beruf als Arzt übte er jedoch zunächst nicht aus. Die Medizin bediente sich in der damaligen Zeit nämlich sehr aggressiver Methoden, die Hahnemann heftig kritisierte. Aderlässe, an denen die Menschen zum Teil verbluteten, oder die Verabreichung stark wirksamer, schädlicher Drogen waren damals die übliche Therapie. So bestritt Hahnemann den Lebensunterhalt für sich und seine Familie – er hatte eine Frau und elf Kinder – nicht als Arzt, sondern überwiegend als Übersetzer wissenschaftlicher Schriften. Durch diese Tätigkeit gewann er große Kenntnisse nicht nur in der Medizin, sondern auch in der Chemie und Arzneimittellehre. Sie war auch der Anstoß für seine wichtigste Entdeckung: die Homöopathie. Hahnemann übersetzte im Jahre 1790 ein Buch des englischen Arztes Dr. Cullen ins Deutsche. Dabei stieß er auf etwas Erstaunliches. Cullen behauptete nämlich, die Chinarinde sei ein geeignetes Heilmittel für Malaria – die damals noch in Europa grassierte –, und zwar weil sie den Magen stärke. Um ihre Wirkung zu testen, nahm Hahnemann die Chinarinde selbst ein. Die Folge war, dass er sämtliche Krankheitserscheinungen bekam, die im Zusammenhang mit der Malariaerkrankung bekannt waren. Daraus zog er den Schluss, dass Arzneimittel, die Wechselfieber hervorrufen, auch in der Lage sein müssten, dieses im Erkrankungsfall zu heilen.

Hahnemanns Selbstversuch mit der Chinarinde

Um die Wirkung der Chinarinde zu überprüfen, nahm Hahnemann einige Tage lang eine kleine Menge davon ein. Er bemerkte, dass sich dadurch bei ihm die typischen, für die Malaria bekannten Symptome entwickelten, obwohl er nicht an dieser Erkrankung litt. Die Krankheitszeichen klangen ab, wenn er die Einnahme einstellte, und sie flammten wieder auf, wenn er eine erneute Dosis Chinarinde einnahm.
Seine Schlussfolgerung war, dass ein Arzneimittel, das die Symptome des Wechselfiebers hervorzurufen vermag, auch in der Lage sein müsse, dieses zu heilen.

Nach diesem ersten Selbstversuch prüfte er an sich selbst, aber auch im engsten Freundes- und Familienkreis eine Vielzahl von Pflanzen, Metallen, Salzen, Mineralien und tierischen Stoffen auf ihre Wirkung. Während seiner Forschungen entdeckte er, dass jeder dieser Naturstoffe

ganz charakteristische, ihm allein eigene Symptome hervorzurufen vermochte. Manche von ihnen traten bei nahezu allen Personen auf, die den jeweiligen Stoff eingenommen hatten. Hahnemann bezeichnete sie deshalb als charakteristische »Schlüsselsymptome«. Andere wiederum traten seltener oder nur ganz selten auf. Die Gesamtheit all dieser Erscheinungen fasste er als das sogenannte »Arzneimittelbild« der geprüften Substanz zusammen. Als er die erforschten Mittel entsprechend bei Kranken einsetzte, stellte er fest, dass sie tatsächlich nur dann zu heilen vermochten, wenn der Patient die entscheidenden »Schlüsselsymptome« bot. Hahnemann machte im Rahmen seiner Studien noch eine weitere wichtige Beobachtung: Bevor Heilung eintrat, verschlechterten sich häufig die Beschwerden des Kranken, dem er eine homöopathische Arznei verabreicht hatte, so als ob der Körper noch einmal alle seine Abwehrmechanismen in Gang setzen würde, um den Feind bekämpfen zu können.

Der Begriff der sogenannten Erstverschlechterung hat sich bis heute in der Homöopathie erhalten. Er zeigt dem behandelnden Arzt oder Therapeuten an, dass er die richtige Arznei ausgewählt hat.

Dieser Begriff der sogenannten »Erstverschlechterung« hat sich bis heute in der Homöopathie erhalten und zeigt dem behandelnden Arzt an, dass er die richtige Arznei gewählt hat.

Hahnemann stellte seine Arzneien selbst her. Damit verstieß er aber gegen das damalige – schon seit dem Mittelalter bestehende – Recht der Apotheker. Deshalb kam es zum Streit zwischen ihm und den Leipziger Apothekern.

1810 publizierte Hahnemann sein wichtigstes Werk »Organon der Heilkunst«: »Wähle, um sanft, schnell, gewiss und dauerhaft zu heilen, in jedem Krankheitsfalle eine Arznei, welche ein ähnliches Leiden erregen kann, als sie heilen soll«, heißt es darin. Er griff damit den vergessenen Gedanken des Paracelsus wieder auf und prägte den Begriff des »Simile«, des »Ähnlichen«, nach dem die Homöopathie ihren Namen erhielt. Sie setzt sich aus dem grie-

chischen Wort homoios – übersetzt lautet es gleich, ähnlich – und pathos – was so viel wie Krankheit bedeutet – zusammen.

Als im Jahre 1831 eine große Cholera-Epidemie Europa heimsuchte, konnte die Homöopathie ihre Wirksamkeit unter Beweis stellen. Während die herkömmliche Therapie die Kranken eher schwächte und gefährdete, genasen unter homöopathischer Behandlung überraschend viele. Dadurch wuchs das Ansehen der Hahnemannschen Heilmethode in der Bevölkerung. Nach dem Tod seiner Frau heiratete Hahnemann – mittlerweile schon 70 Jahre alt – ein zweites Mal, und zwar die Französin Mélanie d'Hervilly. Er siedelte nach Paris über, wo er eine große und

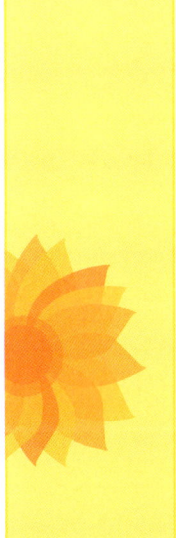

Das Arzneimittelbild und die Hierarchie der Symptome

Das Arzneimittelbild umfasst die Summe seiner Symptome, die es in unverdünntem Zustand beim Gesunden hervorrufen würde. Weil auch Gesunde unterschiedlich auf die verabreichten Stoffe reagierten, hierarchisierte Hahnemann die bei seinen Arzneimittelprüfungen auftretenden Erscheinungen nach ihrer Häufigkeit und Ausprägung:

- Symptome ersten Grades: Bei allen »Prüflingen« durch die Einnahme eines bestimmten Stoffs auftretende Erscheinungen. Sie kennzeichnen die Hauptwirkung des getesteten Stoffs und gelten deshalb als Leit- oder Schlüsselsymptome.
- Symptome zweiten Grades: Zwar häufig, aber nicht bei allen untersuchten Personen auftretende Symptome.
- Symptome dritten Grades: Nur selten durch den geprüften Stoff ausgelöste Erscheinungen.

Diese Einteilung dient auch heute noch als Leitfaden bei der Suche nach einer passenden homöopathischen Arznei. Die Leitsymptome sind dabei der Schlüssel zum richtigen Mittel.

erfolgreiche Praxis betrieb. Hahnemann starb 1843 in Paris.

Einige seiner Schüler führten sein Werk fort und versuchten es zu erweitern und zu vervollständigen.

Hahnemanns Nachfolger

Bedeutende Homöopathen der Folgezeit nach Hahnemann sind Constantin Hering und James Tyler Kent. Beide waren ursprünglich erbitterte Gegner der Homöopathie, wurden aber durch ein »Schlüsselerlebnis«, nämlich durch die direkte Erfahrung der Wirksamkeit eines homöopathischen Mittels, zu großen Verehrern dieser Heilmethode.

Hering beschrieb die Gesetze, nach denen eine erfolgreiche homöopathische Hei-

Die Heringsche Regel beschreibt den Heilungsverlauf

Als Zeichen der einsetzenden Heilung sollen sich während der homöopathischen Behandlung die Krankheitserscheinungen folgendermaßen entwickeln beziehungsweise zurückbilden:

- von oben nach unten (das heißt vom Kopf in Richtung Füße),
- von innen nach außen (das bedeutet von wichtigen inneren Organen in Richtung äußere oberflächliche Körperregionen) oder
- sie müssen in der Reihenfolge verschwinden, in der sie aufgetreten sind.

lung verlaufen muss. Die nach ihm benannte »Heringsche Regel« besagt, dass die Krankheitserscheinungen sich von »oben nach unten« oder von »innen nach außen« entwickeln müssen. Wenn Sie beispielsweise an einem Hautausschlag der Kopfregion leiden und dieser unter homöopathischer Behandlung in Richtung Füße wandert, so ist das ein Zeichen der beginnenden Heilung. Verschwinden Ihre Magenschmerzen unter der Wirkung eines homöopathischen Mittels und es tritt stattdessen Schweißbildung auf, so ist dies gleichfalls als günstig zu bewerten. James Tyler Kent kam durch die Krankheit seiner Frau erstmals mit der Homöopathie in Kontakt. Nachdem allopathische Mittel ohne Wirkung geblieben waren und sich die Krankheit rasch verschlimmerte, brachte eine homöopathische Arznei endlich die ersehnte Heilung. Daraufhin beschloss Kent, sich dem Studium der Homöopathie zu widmen.

Er übernahm später die Leitung einer der berühmtesten US-amerikanischen Schulen für Homöopathie. Nach seiner Auffassung ist die Grundursache aller Krankheiten eine Ordnungsstörung im Inneren des menschlichen Organismus, die in Form unterschiedlicher chronischer Krankheiten auftritt.

Kents Arbeit ist ein Nachschlagewerk zu verdanken, in dem Krankheitssymptome und die dafür in Frage kommenden homöopathischen Arzneimittel einander zugeordnet sind. Das sogenannte »Kentsche Repertorium« ist auch heute noch ein wichtiges Handwerkszeug des klassischen Homöopathen.

Was sind homöopathische Potenzen?

Als Hahnemann die Mittel verabreichte, machte er eine weitere entscheidende Entdeckung. Er fand heraus, dass sie besser wirkten, wenn sie stark verdünnt waren und mit jeder Verdünnungsstufe »verschüttelt« wurden. Diesen Vorgang nannte er »Potenzieren«, was so viel bedeutet wie Verstärkung oder Kraftentfaltung einer Arznei.

Die Verdünnung kann dabei so stark sein, dass sie kein einziges Molekül des ursprünglichen Wirkstoffs mehr enthält, sondern nur noch dessen Energie oder die »Erinnerung« an seine grundlegende Beschaffenheit.

Am besten ist dies vielleicht zu vergleichen mit einem Tonband oder einer CD. Man sieht ihnen äußerlich nicht an, ob sie beispielsweise die Aufzeichnung eines Konzertes enthalten. Trotzdem geben sie die Töne in ihrem ursprünglichen und vollen Klang wieder.

Das Prinzip der Homöopathie, wie und warum potenzierte Arzneien tatsächlich wirken, hat sich jedoch bis heute allen wissenschaftlichen Forschungsbemühungen und Erklärungsversuchen entzogen. Die Verdünnungs- und Potenzierungsstufe einer Arznei wird heute durch einen hinter den Namen des Mittels gesetzten Buchstaben D, C oder LM und eine nachfolgende Zahl ausgedrückt, beispielsweise Belladonna D4.

Die Potenzen

Der Buchstabe drückt aus, in welchem Verhältnis der Arzneistoff verdünnt ist:

D steht für die Verdünnung im Verhältnis 1 : 10

C steht für die Verdünnung im Verhältnis 1 : 100

M steht für die Verdünnung im Verhältnis 1 : 1000

LM steht für die Verdünnung im Verhältnis 1 : 50.000

Die dahinterstehende Zahl gibt an, wie oft in diesem Verhältnis potenziert wurde. Beispiele mit gängigen Potenzierungen:

D3 bedeutet 3 x im Verhältnis 1 : 10

C30 bedeutet 30 x im Verhältnis 1 : 100

LM6 bedeutet 6 x im Verhältnis 1 : 50.000

Die Herstellung homöopathischer Potenzen läuft folgendermaßen ab: Als Erstes entsteht die Urtinktur, das ist – um bei dem Beispiel Belladonna zu bleiben – der frische Press-Saft der Tollkirsche, der zu gleichen Teilen mit Alkohol verdünnt wird. Dann wird eine 10-fache (lateinisch D = 10) Verdünnung hergestellt, indem man einen Teil der Urtinktur mit neun Teilen alkoholischer Lösung vermischt und anschließend verschüttelt. Dabei führt man per Hand mindestens zehn kräftige Schüttelschläge aus.

Beim Potenzieren wird eine Urtinktur in einer Verdünnungsreihe immer wieder verdünnt und »verschüttelt«. Dies kann so weit gehen, bis kein einziges Molekül des ursprünglichen Wirkstoffs mehr enthalten ist.

Damit ist die Potenzstufe D1 (10-fache Verdünnung) entstanden. Um eine D2 zu erhalten, vermischt man aus dieser Lösung wiederum einen Teil mit neun Teilen Alkohol und verschüttelt die Mischung aufs Neue. Dieser Vorgang kann beliebig oft wiederholt werden, bis die gewünschte Potenzstufe erreicht ist.

Mit einer D2 ist also schon eine 10 x 10 = 100-fache Verdünnung, mit der D4 letztendlich eine 10 x 10 x 10 x 10 = 10 000-fache Verdünnung erreicht.

C-Potenzen und LM-Potenzen entstehen im Grunde auf die gleiche Weise. Nur werden die Urtinkturen nicht jeweils 10-fach, sondern C = 100-fach bzw. LM = 50 000-fach verdünnt.

Die Konstitution und der Weg zum passenden Arzneimittel

Die Homöopathie behandelt keine Krankheiten, sondern den kranken Menschen. Deshalb ist eine wichtige Voraussetzung für den Homöopathen, zu erkennen, »wie ist der Betroffene, wie ist seine Konstitution«.

Die Konstitution eines Menschen umfasst alle ihm eigenen Besonderheiten – von seiner angeborenen Wesensstruktur bis hin zu allen im Laufe seines Lebens sich entwickelnden Eigenarten. Dazu gehört das Temperament, beispielsweise ob ein Mensch sanftmütig oder impulsiv, introvertiert oder gesellig, schweigsam oder geschwätzig, ordentlich oder schlampig ist. Auch verborgene Ängste, Nahrungsvorlieben oder -abneigungen und die Reaktion auf Witterungseinflüsse spielen eine wichtige Rolle, denn in diesen Eigenschaften unterscheiden sich die einzelnen Menschen. Der eine liebt Süßigkeiten und kann kaum darauf verzichten, ein anderer isst gerne Fett und gut gewürzte Speisen, ein dritter wiederum hat eine ausgesprochene Abneigung dagegen. Manche Menschen vertragen die Sonne nicht und fühlen sich bei kalter Witterung wohl, während andere bei nasskaltem Regenwetter, bei Gewitter oder bei Witterungswechsel Beschwerden bekommen. Diese Beispiele ließen sich in beliebiger Folge weiter fortführen. Diese Eigenschaften können sich aber im Laufe des Lebens oder durch bestimmte Einflüsse oder Erkrankungen auch verändern.

Der Homöopath wird deshalb nicht nur nach Krankheitserscheinungen und Beschwerden fragen, sondern immer auch nach den Dingen, die scheinbar nichts mit der Erkrankung zu tun haben. Er wird versuchen die seelische Verfassung und die Eigenheiten seines Patienten zu ergründen sowie alle Umstände, unter denen sich seine Beschwerden bessern oder verschlimmern. Diese sogenannten Modalitäten spielen bei der Mittelsuche sogar eine sehr große Rolle. Manche Homöopathika haben nämlich recht ähnliche Arzneimittelbilder, unterscheiden sich aber in ihren »Modalitäten« deutlich voneinander. Meist dauert eine solche Befragung viele Stunden, bis das Gesamtbild der Konstitution des Patienten gefunden ist. Dann ist jedoch für den Homöopathen die Arbeit noch nicht zu Ende. Dieses Bild muss genau mit dem homöopathischen Arzneimittel übereinstimmen, das solche Erscheinungen in unverdünntem Zustand hervorzurufen vermag.

Die Homöopathie kennt mehrere »große« Mittel. Sie besitzen eine tiefgreifende Wirkung auf die Psyche und alle Körpergewebe. Die Erfahrung hat gezeigt, dass sie besonders häufig die geeignete Arznei für bestimmte Menschen-Typen darstellen. Dazu gehören unter anderem Sulfur, Arsenicum album, Sepia, Nux vomica, Lycopodium, Phosphor oder Pulsatilla. Daneben gibt es eine Vielzahl »kleinerer« Mittel mit begrenzterer oder noch nicht ausreichend erforschter Wirkung. Weil die Menschen aber sehr unterschiedlich strukturiert sind, können mitunter auch kleinere Homöopathika als »maßgeschneiderte« Arznei in Frage kommen.

Der Unterschied zwischen akuter und chronischer Erkrankung

Für Homöopathen ist der Unterschied zwischen akuten und chronischen Erkrankungen von besonderer Bedeutung. Eine akute Erkrankung hat immer einen klar erkennbaren Anfang und ein ebenso deutliches Ende. Typisches Beispiel ist die Erkältung. Chronische Erkrankungen haben hingegen einen schleichenden Verlauf oder äußern sich in ständig wiederkehrenden Beschwerden. Auch wenn es Phasen von Beschwerdefreiheit gibt, nehmen die Beschwerden in aller Regel im Laufe der Zeit zu und schwächen die Lebenskraft des Körpers immer mehr.

Chronische Erkrankungen werden vom Homöopathen mit dem entsprechenden Konstitutionsmittel behandelt. Dieses zu finden setzt eine große Erfahrung voraus.

Je nachdem, ob eine akute oder chronische Erkrankung vorliegt, werden meist unterschiedliche homöopathische Arzneien in Frage kommen. Eine akute Erkrankung wird in aller Regel nur selten mit einem Mittel behandelt, das der sonstigen Konstitution des Betroffenen entsprechen würde.

Das hat einen Grund. Jeder hat schon einmal die Erfahrung gemacht, dass sich während einer akuten Erkrankung die gesamte Verfassung, auch die seelische, ändert. Sie kann sogar der sonstigen Persönlichkeitsstruktur vollkommen entgegengesetzt sein. Zum Beispiel kann ein bei voller Gesundheit furchtloser »Draufgänger« während einer fieberhaften Grippe plötzlich große Angst bekommen. Gerade diese Veränderungen sind für die Wahl des Akut-Heilmittels wichtig, denn sie erleichtern die Suche.

Chronische Erkrankungen

Bei den chronischen Erkrankungen ist es oft unvergleichlich viel schwieriger, das richtige Mittel zu finden. Ebenso tiefgreifend wie die Erkrankung selbst muss der homöopathische Arzt, will er das passende Arzneimittel finden, auch die Eigenheiten und Besonderheiten des jeweiligen Menschen bis in seine tiefsten Gründe erforschen. Er muss seine grundlegende Konstitution erkennen, um das entsprechende Mittel zu finden.

Bei der Behandlung chronischer Erkrankungen reicht oft ein einzelnes Homöopathikum nicht aus, um eine Heilung herbeizuführen. Ebenso langsam, wie sich die Erkrankung über verschiedene Stadien entwickelt hat, muss sie sich unter dem Einfluss der homöopathischen Behandlung wieder zurückbilden. Dafür ist oft eine Abfolge verschiedener Mittel erforderlich. Vergleichbar ist dies in etwa mit dem Abschälen einer Zwiebel, bei der Schicht um Schicht abgetragen

werden muss, bevor der Kernpunkt erreicht ist.

Bei der Behandlung chronischer Krankheiten ist die Beachtung der Heringschen Regel (siehe Seite 14) von besonderer Wichtigkeit, damit Symptome nicht »unterdrückt« werden, sondern tatsächlich von den Selbstheilungskräften bewältigt werden. Dazu bedarf es großer Erfahrung und Sachkenntnis. Chronische Krankheiten sind deshalb für die Selbstbehandlung in aller Regel nicht geeignet.

Die Geschichte der Komplexhomöopathie

Obwohl Hahnemann immer wieder betont hatte, dass ein einziges Heilmittel ausreichen würde, um Heilung zu erlangen, mussten viele Homöopathen eine andere Erfahrung machen. Sie erreichten mit dieser Methode manchmal nicht das gewünschte Ziel. Sei es, weil der Kranke keine klaren charakteristischen Erscheinungen bot, nach denen sich das passende Mittel auswählen ließ, sei es, weil er sie nicht zu äußern wusste. Diese Erfahrung muss gelegentlich jeder klassische Homöopath auch heute noch in seiner Praxis machen. Gerade bei chronischen Erkrankungen dauert es manchmal sehr lange – mit teils vergeblichen Therapieversuchen –, bis endlich die richtige Arznei gefunden ist. Der Not gehorchend begannen viele Homöopathen deshalb mehrere Mittel gleichzeitig einzusetzen. Selbst Hahnemann erkannte nach langjährigen Erfahrungen, dass in hartnäckigen Fällen mitunter die Verordnung eines »Doppelmittels« der sicherere Weg ist. Und so entstand die Komplexhomöopathie.

Pastor Leopold Erdmann Emanuel Felke war ein großer Naturheiler. Er nutzte vor allem die Heilkraft der Erde, was ihm seinen Namen der »Lehmpastor« einbrachte. Selbst ein glühender Anhänger der Hahnemannschen Lehre, wandte Felke bei der Behandlung seiner Patienten sowohl die klassische Homöopathie an, bediente sich aber auch Mischungen aus mehreren homöopathischen Arzneimitteln, die er in ausgewogener Weise zusammenzustellen wusste.

Die Entwicklung homöopathischer Komplexmittel ist im Wesentlichen mit zwei Namen verknüpft: Pastor Leopold Erdmann Emanuel Felke und Magdalene Madaus.

Pastor Felke setzte dabei homöopathische Zubereitungen ein, die eine besonders ausgeprägte Wirkung auf bestimmte Organbereiche entfalteten. Weil ihre Inhaltsstoffe miteinander harmonierten und sich in ihrer Wirkung ergänzten oder verstärkten, hatte er damit große Heilerfolge. Bei der Herstellung seiner Mittel arbeitete Pastor Felke eng mit dem Apotheker Pascoe zusammen.

Magdalene Johane Marie Heyer kam am 12. Januar 1857 in Magdeburg zur Welt. Von Geburt an war sie ein kleines und schwächliches Kind. Mit 28 Jahren heiratete sie den Pastor Heinrich Pieter Madaus und bekam mehrere Kinder. Ihr anstren-

gendes und entbehrungsreiches Leben als Pfarrersfrau rieb sie jedoch zusehends auf, sie wurde immer öfter krank und befürchtete schließlich, an einer schweren Herzerkrankung zu leiden. Der »Lehmpastor« Felke vom Niederrhein schien ihre letzte Hoffnung auf Hilfe zu sein. Deshalb begab sie sich zu einer Kurbehandlung in seine Hände. Schon nach vierzehn Tagen in seiner Behandlung war Magdalene Madaus wieder gesund. Diese Erfahrung hinterließ bei ihr einen tiefen Eindruck, und sie beschloss, diese Heilkunst selbst zu erlernen. In der Folgezeit assistierte sie für einige Zeit bei Felke, der ihr Talent und Geschick gerade in der Komposition homöopathischer Mittel rasch erkannte. Deshalb ermutigte er sie, ihre Studien eigenständig fortzusetzen.

Wieder in ihren Familienkreis zurückgekehrt, gründete Magdalene Madaus eine Praxis und erweiterte in ihrer zielstrebigen, methodischen Arbeitsweise die beim Lehmpastor Felke erlernten Kenntnisse in der Komplexhomöopathie. Dabei entdeckte sie viele neue Kompositionen, mit denen sie große Heilerfolge verzeichnen konnte.

Ihr Werk lebt noch heute in den »Oligoplexen« fort. Diese sind einfach zu handhaben und erfordern nicht die zeitaufwendige, komplizierte Suche nach einem homöopathischen Einzelmittel. Ähnlich wie andere Arzneimittel sind sie »indikationsbezogen«, das heißt bei bestimmten Erkrankungen »angezeigt«. Deshalb können sie mit Hilfe eines entsprechenden Leitfadens hervorragend auch in der Selbstbehandlung angewandt werden.

1

Einleitung

Wie Sie dieses Buch nutzen können

Dieses Buch soll Ihnen dabei helfen, leichtere gesundheitliche Probleme homöopathisch zu behandeln. Es bietet dafür zwei Möglichkeiten, die Einzelhomöopathie und die Komplexhomöopathie.

Um Beschwerden und ihre jeweiligen Heilmittel rasch und sicher auffinden zu können, sind die einzelnen Kapitel nach Organbereichen gegliedert. Jedes von ihnen hat einen Einführungteil und mehrere Unterpunkte mit Beschwerden, die im Alltag häufig Probleme bereiten.

Der einführende Teil jedes Kapitels enthält Erläuterungen zu den Erkrankungen und Störungen, die in diesem Organbereich auftreten können. Um Ihnen die Suche zu erleichtern, finden Sie dort immer eine kleine Tabelle, die angibt, auf welcher Seite die jeweiligen Einzelbeschwerden und ihre Behandlung zu suchen sind. Wenn Sie also beispielsweise ein Homöopathikum für Magenschmerzen suchen, so schlagen Sie bitte im Kapitel Verdauungsstörungen Unterpunkt »Magenschmerzen (siehe Seite 156 ff.)« nach.

Bei jeder Gesundheitsstörung finden Sie zuerst eine Anleitung zur Behandlung mit einem Einzelhomöopathikum. Alternativ haben Sie aber auch die Möglichkeit, ein auf den anschließenden Seiten angegebenes Komplexmittel zu wählen. Dies ist in aller Regel einfacher und sicherer.

Für den Fall, dass Sie einen Behandlungsversuch mit der Einzelhomöopathie ausprobieren wollen, sind – farblich hervorgehoben – einige Homöopathika aufgeführt, von denen die Erfahrung gezeigt hat, dass sie häufig bei den jeweiligen Beschwerden das geeignete Mittel darstellen. Allerdings ist es dabei erforderlich, wie ein Homöopath vorzugehen und das eigene Krankheitsbild ganz genau zu beobachten. Versuchen Sie daher, die im Zusammenhang mit der Erkrankung auffallenden und ungewöhnlichen Symptome zu erkennen, denn sie erleichtern die Suche nach der passenden Arznei. Überprüfen Sie auch, unter welchen Umständen sich Ihre Beschwerden bessern oder verschlimmern.

Vergleichen Sie im Anschluss Ihre Beschwerden mit den in der Tabelle angegebenen Beschwerdebildern beziehungsweise den auffallenden Symptomen, die als Leit- oder Schlüsselsymptome für das jeweilige Mittel gelten. Danach sind die sogenannten Modalitäten – die Umstände, unter denen sich Beschwerden bessern oder verschlechtern (siehe Seite 17) – angegeben.

Wählen Sie dann das Mittel aus, das im Wesentlichen mit Ihrer Symptomatik übereinstimmt. Es ist mit der empfohlenen Potenzierung für Erwachsene und

> **Folgende Symbole kennzeichnen Besonderheiten in der Behandlung:**
>
> für Säuglinge
> für Kinder
> für Schwangere
> 🚑 für Notfälle

Ein Beispiel: Erkältung (grippaler Infekt)

Beschwerdebild	Ihnen fällt auf	Besser 😊 Schlimmer 😞	Mittel + Dosierung
Grippaler Infekt, der urplötzlich mit Schüttelfrost begonnen hat, gefolgt von einem stürmischen Fieberanstieg. Mögliche Auslöser waren kalter Wind oder Zugluft.	Sie sind unruhig und sehr ängstlich. Ihre Haut ist heiß und trocken, das Gesicht ist im Liegen hochrot, wird aber beim Aufsetzen im Bett oder beim Aufstehen erschreckend blass. Ihre Beschwerden sind so heftig, dass Sie glauben, daran sterben zu müssen. Sie haben Durst auf Wasser, alle anderen Getränke schmecken bitter.	● Frische Luft ● Ruhe ● Wärme ● Rauch ● Geräusche ● Kalter Wind	**Aconitum napellus (S. 296)** D6–D8 alle 2 Stunden 5 Globuli 🦆 **Für Kinder** Je nach Alter 1–4 Globuli

ggf. Kinder oder Säuglinge in der letzten Spalte angegeben – einschließlich eines Seitenverweises auf das komplette Arzneimittelbild. Lesen Sie dieses sicherheitshalber durch, bevor Sie sich entscheiden. Sie finden es im dritten Teil des Handbuches. Dort sind die Arzneimittelbilder aller Homöopathika, die in diesem Ratgeber im Rahmen der Einzelhomöopathie empfohlen werden, ausführlich beschrieben und in alphabetischer Reihenfolge aufgelistet.

Einzelmittel oder Komplexmittel?

Die Suche nach einem Einzelmittel ist immer nur dann erfolgversprechend, wenn Ihre Beschwerden tatsächlich möglichst genau mit dem Arzneimittelbild eines dieser Homöopathika übereinstimmen. Wie eingangs erwähnt, ist dies nicht immer einfach und erfordert oftmals ein großes Spezialwissen und viel Erfahrung. Bitte bedenken Sie auch in diesem Zusammenhang, dass es immer noch sehr viele andere – hier nicht aufgeführte – Homöopathika gibt, die für Ihre Beschwerden in Frage kommen könnten. Besonders schwierig ist die Einzelhomöopathie ferner bei chronischen Leiden, weil das zu wählende Homöopathikum sich weniger an den gerade vorherrschenden Symptomen orientiert als vielmehr an zahlreichen anderen Allgemeinsymptomen und charakteristischen Eigenheiten des Betroffenen (siehe Seite 16–18).

Angesichts dieser Problematik bietet Ihnen dieser Ratgeber die Möglichkeit, zur Linderung Ihrer Beschwerden die wesentlich einfachere Komplexhomöopathie anzuwenden (siehe Seite 18 f.).

Sie können also ein Komplexmittel wählen, wenn Sie sich die aufwendige Suche nach einem Einzelmittel sparen wollen. Das ist auch dann zu empfehlen, wenn Sie unter den angegebenen Einzelhomöopathika kein passendes Mittel gefunden haben oder ein ausgewähltes Mittel nicht geholfen hat.

Komplexmittel kombinieren mehrere Einzelmittel, fungieren quasi als »Breitband-Homöopathikum« und sind bei vielfältigen Symptomen gut geeignet.

Der Schwerpunkt der Behandlungsmöglichkeiten mit homöopathischen Kombinationen liegt in diesem Buch auf den von Magdalene Madaus entwickelten Oligoplexen, weil sie ein umfassendes und breit gefächertes Behandlungssystem darstellen, das für sehr viele Alltagsbeschwerden eine Hilfe bietet. Daneben sind aber auch einige andere, in der Apotheke erhältliche Kombinationen genannt.

In den Kombinationspräparaten finden sich oft viele »kleinere« Homöopathika, die miteinander harmonieren und sich in ihrer Wirkung ergänzen oder verstärken. Sie sind bei jeder hier aufgeführten Kombination der Oligoplexe in ihren Grundzügen beschrieben. Sie sind aber nicht noch einmal im Anhang aufgeführt. Sie dort alle zu beschreiben würde Bände füllen und den Rahmen dieses Ratgebers sprengen. Wer seine Kenntnisse hierüber vertiefen möchte, muss deshalb auf die entsprechende Literatur zur homöopathischen Arzneimittellehre zurückgreifen.

Allerdings herrscht auf dem Arzneimittelmarkt ein ständiger Wandel. Es kommt immer wieder vor, dass Arzneimittel vom Markt verschwinden oder unter einem neuen Namen wieder auftauchen. Es kann also durchaus geschehen, dass Sie in

Wann empfiehlt es sich, ein Komplexmittel zu wählen?

- Sie wollen sich die aufwendige Suche nach einem Einzelhomöopathikum sparen?
  Dann wählen Sie direkt eines der für Ihre gesundheitlichen Störungen angegebenen Komplexmittel.
- Sie haben unter den aufgeführten Einzelhomöopathika kein passendes Mittel finden können?
  Dann greifen Sie alternativ zu einem auf den Folgeseiten angegebenen Kombinationspräparat.
- Sie haben bereits ein Einzelhomöopathikum eingenommen, es hat aber nicht geholfen.
  Auch dann können Sie stattdessen ein Komplexmittel auswählen – vorausgesetzt, Ihre Beschwerden haben sich bis dahin nicht deutlich verschlimmert.

diesem Nachschlagewerk erwähnte Kombinationspräparate irgendwann einmal nicht mehr im Handel bekommen. Das trifft auch für die Oligoplexe zu. Es ist aber zum Glück jederzeit möglich, sich eine gewünschte homöopathische Kombination unter Angabe der jeweiligen Mittel und ihren Potenzierungen in der Apotheke zubereiten zu lassen. Vor allem in homöopathisch orientierten Apotheken wird man dazu gerne bereit sein. In solchen Fällen fragen Sie deshalb am besten Ihren Apotheker um Rat, vor allem dann, wenn Ihnen eine bestimmte Kombination schon einmal geholfen hat.

Eine Selbstbehandlung mit einem Einzelhomöopathikum ist nur sinnvoll, wenn Ihre Beschwerden ganz genau mit dem Arzneimittelbild dieses Mittels übereinstimmen. Dies zu erkennen erfordert Wissen und Erfahrung.

Wie lange müssen homöopathische Mittel eingenommen werden?

Viele glauben, dass Homöopathika bei akuten Erkrankungen langsam wirken. Jedoch ist gerade das Gegenteil der Fall. Genauso wie ein chemisches Schmerzmittel ist eine richtig gewählte homöopathische Arznei in der Lage, beispielsweise Kopfschmerzen innerhalb kürzester Zeit – manchmal dauert es nur 10 bis 20 Minuten – zu lindern. Deshalb müssen Sie bei akuten Beschwerden ein Mittel auch nicht besonders lange einnehmen. Meist reicht eine Einnahme von höchstens einer Woche aus. Vergleichbar ist dies in etwa mit dem Anlasser eines Autos. Läuft der Motor, kann und soll man den Vorgang beenden. Nehmen Sie ein Mittel also nur so lange, bis Ihre Beschwerden abgeklungen sind. Dabei ist zu beachten, dass innerhalb einer begrenzten Zeitspanne von etwa ein bis drei Tagen eine deutliche Besserung eintreten muss. Anderenfalls sprechen Ihre Beschwerden entweder nicht auf die Arznei an, oder es liegt eine schwerere Erkrankung vor. In solchen Fällen müs-

Was ist während der Einnahme zu beachten?

- Vermeiden Sie es, Kaffee zu trinken; er kann die Wirkung vieler Homöopathika stören oder sogar aufheben.
- Wenden Sie keine kampferhaltigen Zubereitungen an; dieser Arzneistoff hebt die Wirkung von Homöopathika auf.
- Meiden Sie möglichst auch Zahncremes, die Menthol enthalten. Verwenden Sie zur Zahnpflege lieber eine homöopathieverträgliche Zubereitung.
- Unterstützen Sie die Behandlung durch eine gesunde Lebensführung (ausreichend Schlaf und Bewegung, ausgewogene, leichte Kost etc.).

Welche Potenzierung, welche Dosis, wie lange?

Für die Selbstbehandlung haben sich die tieferen Potenzen etwa ab D3 bis zu D12 bewährt. Die empfohlenen Potenzen sind in diesem Ratgeber bei jedem Mittel angegeben. Als Faustregel kann gelten: Je höher die Potenzierung, umso seltener die Einnahme. Umgekehrt: Je tiefer die Potenz, umso häufiger darf das Mittel eingenommen werden.

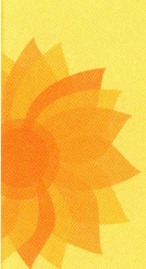

- Potenzstufe D3–D6: Sie dürfen bei akuten Zuständen alle halbe Stunde bis Stunde eingenommen werden. Nach Abklingen der Symptome Einnahmehäufigkeit reduzieren.
- Potenzstufe D12: Hier reicht in aller Regel eine einmalige Einnahme pro Tag aus.
- Potenzstufe C30: Sie sollte je nach Entwicklung der Krankheitserscheinungen nicht öfter als einmal pro Woche oder alle zwei Wochen eingenommen werden.

Dosierung von Einzelmitteln:

- Für Erwachsene und Kinder ab 10 Jahren empfehlen sich in aller Regel pro Gabe 5 Globuli bzw. Tropfen.
- 🐥 Für Kinder von 2 bis 10 Jahren: je nach Alter und Gewicht 2–4 Globuli.
- 🍼 Für Säuglinge und Kleinkinder bis 2 Jahre reichen 1–2 Globuli.

Dosierung von Komplexmitteln:

- Für Erwachsene und Kinder ab 10 Jahren: 2- bis 3-mal täglich 15 Tropfen auf 1 EL Wasser bzw. 3-mal täglich 1–2 Tabletten vor dem Essen im Mund zergehen lassen.
- 🐥 Für Kinder von 3 bis 10 Jahren: je nach Alter und Gewicht 3-mal täglich 4–10 Tropfen bzw. ½–1 Tablette in 1 EL Wasser oder Tee aufgelöst einnehmen lassen.
- 🍼 Für Säuglinge und Kinder bis 3 Jahre: 1–2 Tropfen oder ½ Tablette in Wasser oder Tee auflösen und ins Fläschchen geben.

Anmerkung: Bei Säuglingen und Kleinkindern ist die Darreichung in Tablettenform vorzuziehen. Falls diese nicht als Fertigpräparat zur Verfügung steht, können Sie die Tabletten auch in der Apotheke zubereiten lassen.

sen Sie dann Ihren Arzt zu Rate ziehen und von einer weiteren Selbstmedikation absehen.

Bei chronischen Erkrankungen müssen in aller Regel auch Komplexmittel über einen längeren Zeitraum eingenommen werden. Die entsprechenden Hinweise dazu sind in jedem Einzelfall geschildert. Es gibt einige chronische Erkrankungen, bei denen eine ärztliche Therapie erforderlich ist – beispielsweise entzündlich-rheumatische Erkrankungen, eine Vergrößerung der Schilddrüse oder ein Leberleiden. Homöopathika können in solchen Fällen die ärztliche Behandlung nicht ersetzen. Sie können sie aber homöopathisch begleiten. Allerdings müssen Sie dann die geplante Art und Dauer der Anwendung immer mit Ihrem Arzt besprechen.

Die Grenzen der Selbstbehandlung erkennen

Die Selbstbehandlung hat ihre Grenzen. Aus ärztlicher Sicht können Sie nur die Erkrankungen selbst behandeln, deren Ursache bekannt ist oder mit denen Sie bereits Erfahrung haben und die keine Bedrohung für »Leib und Leben« darstellen. Wegen Kopfschmerzen oder einer Erkältung beispielsweise ist es meistens nicht unbedingt notwendig, gleich den Arzt aufzusuchen. Hinter nahezu jeder Beschwerde kann aber auch eine ernste Erkrankung stecken. So kann etwa ein Husten auch Ausdruck einer schweren Bronchitis oder sogar eines Lungenkrebses sein.

Deswegen sind in jedem Kapitel unter »Wann zum Arzt« Hinweise zusammengestellt, die erläutern, unter welchen Umständen Gefahren drohen und Sie Ihren Arzt aufsuchen müssen.

Außerdem können auch für homöopathische Komplexmittel in einigen Fällen Gegenanzeigen vorliegen. Sofern vorhanden, sind sie bei den einzelnen Mitteln aufgeführt. Bestehen irgendwelche Zweifel oder Unsicherheiten, so fragen Sie Ihren Arzt.

Wenn Sie homöopathische Mittel zur Begleitung einer ärztlichen Therapie bei chronischen Erkrankungen einsetzen möchten, sollten Sie die Art und Dauer der Anwendung immer mit Ihrem Arzt absprechen.

Und noch etwas: Wenn Sie sich gerade wegen einer tiefsitzenden chronischen Erkrankung in homöopathischer Behandlung befinden, sollten Sie selbst bei akuten Beschwerden, beispielsweise einer Erkältung, keine anderen homöopathischen Mittel einnehmen, ohne Ihren Arzt oder Therapeuten davon zu unterrichten. Es gibt nämlich Homöopathika, die nicht gemeinsam eingenommen werden dürfen, weil sie sich in ihrer Wirkung schwächen oder sogar aufheben können. Sie könnten also mit einer zusätzlichen Einnahme von Kombinationsmitteln möglicherweise die Wirkung der vom Homöopathen verordneten Arznei stören und damit den Behandlungserfolg zunichtemachen.

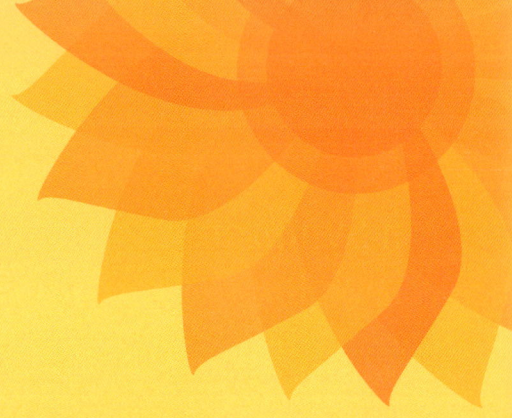

Beschwerden im Kopfbereich

2

Kopfschmerzen gehören zu den häufigsten Beschwerden überhaupt, denn es gibt praktisch keine Erkrankung, die nicht von ihnen begleitet sein könnte. Zum Glück haben sie in den meisten Fällen eine banale Ursache. Bei Wetterumschwung, während einer Erkältung oder eines fieberhaften Infektes beispielsweise kann der Kopf so schmerzen, als würde er zerspringen. Oft helfen dann nur noch kühle Kompressen oder Umschläge. Ein einfacher »Kater« nach einer längeren nächtlichen Feier, bei der reichlich Alkohol genossen wurde, kann am nächsten Morgen berstende, dröhnende oder dumpfe Kopfschmerzen bescheren. Diese Arten von Kopfschmerzen treten akut auf, und man weiß in aller Regel auch warum. Sie sind zwar heftig und bedürfen schon allein deswegen einer Linderung, sie verschwinden aber auch ohne Behandlung meist von selbst wieder.

Ein Symptom mit vielen Ursachen

Akute und vor allem chronische Kopfschmerzen können jedoch auch andere Ursachen haben. Oft sind sie Zeichen von Stress, oder sie werden durch Verspannungen der kopfnahen Hals- und Nackenmuskulatur hervorgerufen. Auch der sogenannte Schulkopfschmerz bei Kindern hat in den meisten Fällen eine seelische Ursache oder ist durch Überforderung bedingt.

Eine Sonderform des Kopfschmerzes ist die Migräne. Sie unterscheidet sich vom Kopfschmerz durch ihren anfallsartigen Charakter. Frauen sind häufiger betroffen als Männer und klagen oft im Zusammenhang mit der Monatsblutung über Kopfschmerzen oder Migräne. Deshalb kommen auch hormonelle Einflüsse als Auslöser in Betracht.

Sie suchen Hilfe bei:

- Akuten und chronischen Kopfschmerzen (Seite 28)
- Schulkopfschmerz (Seite 32)
- Migräne (Seite 35)
- Schwindel (Seite 38)

Die Ausprägung dieser Beschwerden ist oft sehr unterschiedlich. Sie können als dumpf, drückend, bohrend oder berstend empfunden werden. Oft treten sie nur halbseitig auf, während die andere Kopfhälfte schmerzfrei ist. Manchmal beginnen sie im Nacken, um sich allmählich über den gesamten Kopf auszubreiten. Häufig sind Kopfschmerzen und Migräne auch von Schwindel begleitet.

Vorsicht

Bei allen Beschwerden im Kopfbereich sollten Sie besonders vorsichtig sein. Kopfschmerzen, Migräneanfälle und Schwindel können auch von mitunter schweren Erkrankungen im Bereich der Kopforgane hervorgerufen werden, z. B. durch ein Glaukom (grüner Star), eine Erkrankung der Nasennebenhöhlen, der Zähne, des Innenohrs oder im schlimmsten Fall durch einen Gehirntumor. Auch tiefgreifende Erkrankungen des Stoffwechsels, der Herz-Kreislauf-Organe, der Niere, der Schilddrüse, aber auch Störungen der Blutbildung können die Ursache sein.

Wenn Ihre Beschwerden anhalten oder immer wiederkehren, sollte Ihr Arzt durch eine Untersuchung eine schwere Grunderkrankung als Ursache ausschließen.

Einzelmittel oder Komplexmittel?

Genauso wie Kopfbeschwerden Ausdruck einer Vielzahl von Erkrankungen sein können, gibt es kaum ein homöopathisches Arzneimittel, das nicht auch Kopfbeschwerden in seinem Arzneimittelbild enthält. Deshalb ist die Auswahl eines Einzelmittels oft nicht einfach. Näheres, wann sich die Suche nach einem Einzelmittel lohnen kann und wann Sie besser zum Komplexmittel greifen, können Sie auf Seite 21 nachlesen.

Akute und chronische Kopfschmerzen

In unserem High-Tech-Zeitalter, in dem die Menschen stundenlang auf den Bildschirm eines Computers blicken müssen, werden Kopfschmerzen häufig durch eine Überanstrengung der Augen ausgelöst. Meistens beschränkt sich dann der Kopfschmerz auf die Augenregion, gelegentlich wird er jedoch auch im ganzen Kopf empfunden. Auch chronische Entzündungen der Nasennebenhöhlen, des Kiefergelenks und Fehlstellungen des Gebisses können Kopfschmerzen hervorrufen. Sie sind dann oft mit Nervenschmerzen (Neuralgien) im Bereich des Gesichts verbunden.

Bei Stress und Überforderung, aber auch durch Sauerstoffmangel in schlecht gelüfteten Räumen, ungünstige Witterungseinflüsse, Angst und Schreck können sich Blutgefäße im Gehirn verkrampfen und Kopfschmerzen auslösen.

Stundenlange Bildschirmarbeit am Computer kann zu Verkrampfungen der Nackenmuskulatur führen. Dadurch werden die Gefäße, die zum Kopf ziehen, schlechter durchblutet, und es kann zu Kopfschmerzen kommen.

Ebenso kann eine chronische Fehlhaltung, bedingt durch unsere überwiegend sitzende Lebensweise, zu Verkrampfungen der kopfnahen Nackenmuskulatur führen. Dadurch werden die Blutgefäße, die zum Kopf führen, zusammengepresst

und rufen über eine Minderdurchblutung des Gehirns Kopfschmerzen hervor. Dieser sogenannte Spannungskopfschmerz wird in der Regel so empfunden, als ob ein Ring den Kopf einzwängt. Wenn längere Zeit keine Nahrung aufgenommen wurde, kann es durch ein zu starkes Absinken des Blutzuckerspiegels ebenfalls zu Kopfschmerzen kommen. Meist sind sie dann gleichzeitig von Schwindel begleitet, und kalter Schweiß bricht aus. Bei empfindlichen Personen kann es sogar zum Kreislaufkollaps kommen. In diesen Fällen ist Essen oder ein Stückchen Traubenzucker die beste Therapie.

Wann zum Arzt?

- 🧰 Sind Kopfschmerzen mit hohem Fieber, Nackensteifigkeit und Benommenheit verbunden, sollten Sie umgehend den Arzt verständigen. Diese Symptome können womöglich Zeichen einer Entzündung im Bereich der Hirnhäute oder des Gehirns sein.
- 🧰 Wenn Sie nach einer Kopfverletzung Kopfschmerzen bekommen, schläfrig werden, Ihnen übel oder schwindlig wird und Sie erbrechen müssen, sollten Sie sofort den Arzt rufen. Sie haben dann vermutlich eine Gehirnerschütterung.
- Auch Erkrankungen des Herz-Kreislauf-Systems oder der Gehirngefäße können Kopfschmerzen verursachen.

Die Ursachen Ihrer Beschwerden sollten Sie deshalb immer ärztlich abklären lassen. Speziell bei chronischen Beschwerden kann es sinnvoll sein, ein Kopfschmerztagebuch zu führen.

Welche Einzelhomöopathika können bei akuten und chronischen Kopfschmerzen helfen?

Beschwerdebild	Ihnen fällt auf	Besser 😀 Schlimmer 😟	Mittel + Dosierung
Kopfschmerzen, die morgens besonders schlimm sind. Sie verspüren ein Spannungsgefühl um den Kopf, Ihnen ist übel, möglicherweise müssen Sie sogar erbrechen. Mögliche Auslöser sind Stress, Ärger, Schlafmangel, Überarbeitung, zu viel Kaffee oder Zigaretten oder ein »Kater« nach übermäßigem Alkoholgenuss.	Sie sind gereizter Stimmung, übellaunig und wollen Ihre Ruhe haben. Sie frösteln, Geräusche, insbesondere die von Schritten und Stimmen, gehen Ihnen schrecklich auf die Nerven und verstärken Ihre Kopfschmerzen.	● Abends ● Wärme ● Ruhe ● Kurzer Schlaf ● Morgens ● Ärger ● Hektik ● Kaffee ● Alkohol	**Nux vomica (S. 324)** D4–D8 alle 2 Stunden 5 Globuli 🦆 **Für Kinder** Je nach Alter 1–4 Globuli
Pochende, hämmernde oder berstende Kopfschmerzen, die auf der rechten Seite besonders ausgeprägt sind. Als mögliche Auslöser kommen in Frage: Überhitzung, Sonnenstich, eine Verkühlung sowie Nass- oder Kaltwerden des Kopfes beispielsweise nach dem Haarewaschen.	Die Kopfschmerzen haben ganz plötzlich begonnen und nehmen rapid zu. Sie sind äußerst berührungsempfindlich, sogar die Haarwurzeln schmerzen. Sie sind lichtscheu, helles Licht vertragen Sie überhaupt nicht. Ihr Gesicht ist auffallend rot mit heißer, brennender Haut.	● Halb aufrechtes Sitzen im Bett ● Frische Luft ● Nachts ● Berührung ● Geringste Erschütterung ● Bewegung ● Geräusche ● Helles Licht	**Belladonna (S. 300)** D4–D8 3–4 x täglich 5 Globuli 🦆 **Für Kinder** Je nach Alter 1–4 Globuli
Kopfschmerzen, die im Hinterkopf beginnen, sich allmählich über den ganzen Kopf ausbreiten und schließlich als dumpfer Schmerz über den Augen festsetzen. Der Nacken ist steif, und Sie fühlen sich müde. Mögliche Auslöser sind Sommerhitze, ein grippaler Infekt, Überforderung oder Prüfungsangst.	Sie sind niedergeschlagen, benommen, schläfrig und können die Augen kaum offen halten. Sie sehen alles wie durch einen Schleier. Der Kopf fühlt sich an, als würde er von einem Strick oder einem Band zusammengepresst. Er bessert sich auffallenderweise nach dem Wasserlassen.	● Abends ● Hinlegen ● Wasserlassen ● Sonne ● Licht ● Wärme ● Rauch ● Bücken ● Bewegung	**Gelsemium (S. 314)** D4–D8 3–4 x täglich 5 Globuli 🦆 **Für Kinder** Je nach Alter 1–4 Globuli

Welche Komplexmittel helfen?

Die Beschwerden
➜ Akute / chronische Kopfschmerzen
   bei Stress / Erkältung
➜ Gesichtsneuralgien

Hier kann **Gelsemium Oligoplex** helfen. Es enthält eine Komposition homöopathischer Mittel, die eine ausgeprägte Wirkung bei Kopf- und Nervenschmerzen entfalten, vor allem wenn Stress, eine Erkältung oder Angst im Spiel sind.

Gelsemium Oligoplex enthält:

Gelsemium D4 (Wilder Jasmin) hilft bei dumpfen, meist plötzlich einsetzenden Schmerzen im hinteren Bereich des Kopfes mit Schwindel und Benommenheit, vor allem wenn die Beschwerden durch Angst, Schreck, schlechte Nachrichten oder Erwartungsspannung ausgelöst werden.

Aconitum napellus D4 (Blauer Eisenhut) ist eines der wichtigsten Mittel bei Beschwerden, die mit Angst, Furcht, Schreck und einer starken Unruhe verbunden sind. Es ist ein wirksames Mittel bei Fieber und hilft bei heftigem pulsierendem oder berstendem Kopfschmerz.

Chininum hydrochloricum D4 (Chininhydrochlorid) wirkt bei Kopf- und Nervenschmerzen, besonders wenn gleichzeitig eine Blutarmut besteht.

Gnaphalium polycephalum D2 (Vielköpfiges Ruhrkraut) hat eine lindernde Wirkung bei allen Nervenschmerzen. Es findet häufig bei Ischiasbeschwerden und Schmerzen im Bereich des Oberkiefers Anwendung.

Mezereum D4 (Seidelbast) hat eine starke Wirkung auf die Haut, die Knochen und das Nervengewebe. Es hilft bei unterschiedlichsten Schmerzen, die von Frösteln und Empfindlichkeit gegen kalte Luft begleitet sind.

Paris quadrifolia D2 (Einbeere) wirkt bei Schmerzen im Scheitelgebiet und dem Gefühl, als würde sich die Kopfhaut zusammenziehen oder ein Faden durch die Augen bis in den Hinterkopf gezogen. Gleichzeitig fühlt sich der Kopf größer an, die rechte Kopfhälfte ist taub, und die Kopfhaut reagiert überempfindlich.

Ranunculus bulbosus D3 (Knollenhahnenfuß) hilft bei Nerven- und Kopfschmerzen, vor allem wenn die Betroffenen reizbar sind und gleichzeitig Schmerzen in Stirn und Augäpfeln haben.

Dosierung:

● Bei akuten Beschwerden: Stündlich 10 Tropfen auf 1 EL Wasser.
● Zur Dauertherapie: 3-mal täglich 10–15 Tropfen auf 1 EL Wasser vor dem Essen einnehmen (für etwa 2–3 Wochen).

Bei Kopfschmerztabletten ist Vorsicht geboten: Zu häufig eingenommen, können sie sogar Grund für Ihre Beschwerden sein.
Homöopathika können Sie dagegen bedenkenlos gegen Kopfschmerzen einsetzen.

Die Beschwerden

➜ Kopfschmerzen durch
  Überanstrengung der Augen

Wenn Sie das Gefühl haben, dass Ihre Kopfschmerzen auf eine Überanstrengung der Augen zurückzuführen sind, kann die in **Physostigma Oligoplex** enthaltene Kombination die Beschwerden lindern. Die darin verwendeten Homöopathika zeigen neben ihren schmerzlindernden Eigenschaften zusätzlich eine günstige Wirkung auf die Augenfunktionen:

Physostigma Oligoplex enthält:

Physostigma venenosum D4 (Kalabarbohne) hilft bei dauernden zusammenschnürenden Kopfschmerzen, die mit Schwindel und Schmerzen über den Augenhöhlen verbunden sind. Meist fällt es schwer, die Augenlider zu heben. Es wirkt besonders dann, wenn die Augenmuskeln nach Überanstrengung zucken und die Sehkraft nachlässt.

Agaricus muscarius D4 (Fliegenpilz) hilft bei Unruhe, Schwindel, Kopfschmerzen und Gesichtsneuralgien, die durch lange sitzende Tätigkeit am Schreibtisch ausgelöst wurden. Die Schmerzen können mit Eiseskälte des betroffenen Bereiches einhergehen, so als ob dieser von kleinen Eisnadeln durchbohrt würde.

Cineraria maritima D7 (Aschenpflanze) hat ausschließlich eine Wirkung auf das Auge. Dort hilft es bei Sehschwäche durch Hornhaut- und Glaskörpertrübungen.

Conium maculatum D4 (Gefleckter Schierling) ist ein großes Heilmittel bei Lähmungen, die mit geistiger und körperlicher Schwäche verbunden sind. Es hilft bei heftigen Kopfschmerzen, die mit Benommenheit einhergehen und Übelkeit erregen.

Ruta graveolens D1 (Weinraute) hat eine besonders ausgeprägte Wirkung auf Kopfschmerzen, die durch Überanstrengung der Augen entstehen.

Spigelia D4 (Wurmkraut) entfaltet deutliche Effekte auf das Nervensystem und die Augen. Es hilft bei starken Schmerzen in der Augengegend, die sich bis tief in die Augenhöhlen erstrecken, sowie bei Kopfschmerz, der meist in der Stirn oder den Schläfen sitzt und bis zu den Augen ausstrahlt.

Stramonium D4 (Stechapfel) verfügt über eine starke Wirkung auf das Gehirn, aber auch auf entzündliche und fieberhafte Erkrankungen. Es hilft bei bohrenden Schmerzen in Stirn und Augen, die von Sehstörungen begleitet sind.

● **Dosierung:** 3-mal täglich 15 Tropfen auf 1 EL Wasser vor dem Essen einnehmen.

....

Andere Komplexmittel:

Cyclamen D3, Gelsemium D4, Glonoinum D5, Melilotus D3, Paris quadrifolia D2 (enthalten in Neuro-Do® Tropfen), Iris versicolor D4, Gelsemium D4, Sanguinaria D6, Spigelia D4 (enthalten in Rephalgin N Tabletten)

Allgemeine Empfehlungen bei akuten und chronischen Kopfschmerzen

Bei akuten Kopfschmerzen sind Ruhe und Entspannung das Allerbeste. Viele Patienten empfinden dann auch helles Licht als störend und ziehen sich im Akutfall gerne in ein abgedunkeltes Zimmer zurück. Oft hilft es, eine kalte Kompresse auf die Stirn zu legen.

Wenn Ihre Kopfschmerzen vorwiegend durch Verspannungen im Bereich der Nackenmuskulatur hervorgerufen wurden, wirkt jedoch Wärme meist besser. Hier kann ein warmes Bad die Durchblutung wieder anregen und Linderung verschaffen – oft helfen auch eine sanfte Massage oder Lockerungsübungen.

Bei der Arbeit am Computer sollten Sie immer wieder Pausen einlegen, um Ihre angestrengten Augen und die Rückenmuskulatur zu entlasten. Wenden Sie sich bewusst hin und wieder vom Bildschirm ab, und lassen Sie Ihren Blick in die Ferne schweifen. Auch kleine Entspannungs- und Lockerungsübungen sind leicht in den Büroalltag einzubauen. Beides hilft, Spannungskopfschmerzen effektiv vorzubeugen.

Wenn Sie zu häufigen Kopfschmerzen neigen, dann sollten Sie auf eine geregelte Lebensweise mit ausreichend Schlaf und viel Bewegung an der frischen Luft achten. Genussgifte wie Nikotin und übermäßiger Kaffee- oder Alkoholgenuss fördern dagegen Verkrampfungen der Blutgefäße und sind so weit wie möglich einzuschränken.

Schulkopfschmerz

Wiederkehrende Kopfschmerzen bei Kindern entwickeln sich meistens im Zusammenhang mit Schulproblemen. Konflikte mit einem Lehrer, Streitigkeiten unter den Mitschülern und der hohe Leistungsdruck, dem die Kinder heutzutage schon frühzeitig ausgesetzt sind, belasten und überfordern gerade empfindsame, sensible Charaktere oft in erheblichem Maße.

Ausreichende Bewegung an frischer Luft ist ein gutes Mittel gegen Schulkopfschmerz.

Genau wie beim Erwachsenen kann sich eine ständige Überforderung auch im Kindesalter körperlich auswirken. Die Kinder sind dann rasch erschöpft und klagen über Müdigkeit und Kopfschmerzen, manchmal zusätzlich über Bauchweh. Aber auch ein übertriebener Leistungsanspruch der Eltern ebenso wie ein übermäßiger Ehrgeiz des Kindes selbst können diese Beschwerden hervorrufen.

Wenn Ihr Kind unter Schulkopfschmerzen leidet, versuchen Sie als Erstes, die Ursache herauszufinden. Manchmal kann schon ein klärendes Gespräch mit dem Lehrer dazu beitragen, die chronische Anspannung zu lindern.

Welche Einzelhomöopathika können bei Schulkopfschmerz helfen?

Beschwerdebild	Ihnen fällt auf	Besser 😃 Schlimmer 😟	Mittel + Dosierung
Ihr Kind klagt über Kopfschmerzen, ist rasch erschöpft und macht meist einen verärgerten Eindruck, wenn es aus der Schule kommt.	Ihr Kind ist quengelig, zappelig und wirkt oft zerstreut. Wenn es aus der Schule kommt, wirft es die Sachen hin, hat keinen Appetit und möchte sich erst einmal hinlegen. Erst nach einiger Zeit bekommt es Hunger, es verlangt häufig nach Geräuchertem, fettem Speck und gesalzenen Speisen.	● Ruhe ● Ablenkung ● Kaltes Waschen ● Bewegung ● Bücken ● Wetterwechsel ● Feuchtes, nebliges Wetter ● Darandenken	**Calcium phosphoricum (S. 303)** D4–D6 2–4 Globuli vor dem Frühstück und nach Rückkehr aus der Schule
Ihr Kind klagt häufig über Kopf- oder auch Bauchschmerzen, wenn es aus der Schule kommt, ist unruhig und oft auffallend erschöpft und schwach.	Wenn Ihr Kind aus der Schule kommt, legt es sich hin und lässt in flacher Lage den Kopf nach unten hängen. Es ist oft zappelig, kann die Füße kaum stillhalten und zeigt manchmal die Neigung, Fragen erst zu wiederholen, bevor es antwortet.	● Draußen ● Essen ● Wasserlassen/ Stuhlgang ● Druck ● Berührung ● Warme Räume	**Zincum metallicum (S. 338)** D12 vor dem Frühstück 2–4 Globuli

Welche Komplexmittel helfen?

Die Beschwerden
→ Schulkopfschmerz

Eine geeignete Kombination, die Ihrem Kind hier helfen kann, enthält **Acidum phosphoricum Oligoplex**. Darin finden sich Homöopathika, die einen günstigen Einfluss auf Kopfschmerzen und Schwächezustände ausüben. Sie sind kombiniert mit Mitteln, die sich besonders bei Überforderung und Stressbeschwerden bewährt haben.

Acidum phosphoricum Oligoplex enthält:

Acidum Phosphoricum D3 (Phosphorsäure) erstreckt seine Hauptwirkung auf Schwächezustände, die durch nervliche Erschöpfung hervorgerufen werden. Es wirkt bei Konzentrationsstörungen, Benommenheit und heftigen mahlenden oder dumpfen Kopfschmerzen.

Absinthium D2 (Wermut) wirkt bei Krampfzuständen, die mit Zittern und Schwindel einhergehen. Es hilft besonders gut bei Nervosität, Erregung und Schlaflosigkeit im Kindesalter.

Agaricus muscarius D4 (Fliegenpilz) hat eine starke Wirkung auf das Gehirn. Es hilft bei Unruhe, Schwindel, Kopfschmerzen und Gesichtsneuralgien, vor allem wenn sie durch lange, sitzende Tätigkeit am Schreibtisch ausgelöst wurden.

Anacardium D4 (Ostindischer Tintenbaum) ist ein heilsames Mittel bei nervöser Schwäche. Es hilft bei geistiger Erschöpfung mit geschwächter Gedächtnisleistung und Kopfschmerzen sowie bei Prüfungsangst.

Panax ginseng D4 (Ginseng) stammt aus der chinesischen Volksmedizin. In homöopathischer Zubereitung hilft es bei Schwächezuständen aller Art, bei Gedächtnis- und Konzentrationsstörungen sowie bei depressiven Verstimmungen.

Glonoinum D5 (Nitroglycerin) ist ein wirksames Heilmittel bei nervlichen Störungen, die mit Mattigkeit und Arbeitsunlust verbunden sind.

Nux vomica D4 (Brechnuss) ist ein hervorragendes Mittel für Kopfschmerzen, die durch Kummer, Ärger, Stress und Überarbeitung ausgelöst wurden.

● **Dosierung:** 3-mal täglich 10–15 Tropfen auf 1 EL Wasser vor dem Essen einnehmen.

■ Allgemeine Empfehlungen bei Schulkopfschmerz

Gönnen Sie Ihrem Kind vor allem eine ausreichende Erholungspause nach dem Unterricht, in der sich das Kind beim Spielen tüchtig austoben kann – möglichst an der frischen Luft. Körperliche Bewegung ist immer eines der besten Mittel zur Stressbewältigung. Fernsehen oder Computerspiele sollten Sie auf ein Minimum reduzieren, sie erhöhen die Reizflut und führen zu einer zusätzlichen Anspannung der Nerven. Der gleichzeitige Bewegungsmangel verhindert darüber hinaus den Stressabbau.

Migräne

Die Migräne unterscheidet sich vom Kopfschmerz durch ihren anfallsartigen, immer wiederkehrenden Charakter. Oft sind die Schmerzattacken mit Sehstörungen, Lichtempfindlichkeit, Schwindel und Übelkeit bis hin zum Erbrechen oder von Taubheitsgefühl und Kribbeln in Armen und Beinen begleitet. Sie können so heftig sein, dass die Betroffenen arbeitsunfähig werden und im abgedunkelten Raum so lange liegen müssen, bis der Migräneanfall nachlässt.

Migräneattacken entstehen hauptsächlich dadurch, dass sich die Blutgefäße im Gehirn plötzlich verkrampfen und anschließend gleich wieder erweitern. Warum es dazu kommt, ist bis heute allerdings noch nicht genau geklärt. Ärger, Stress oder ungünstige Witterungseinflüsse werden ebenso wie Nahrungsmittel-Unverträglichkeiten als sogenannte Trigger (verstärkende Auslöser) vermutet. Auch Verspannungen der Nackenmuskulatur können bei der Migräne eine Rolle spielen. Sie wird dann als Zervikalmigräne bezeichnet. Im Gegensatz zum Kopfschmerz wird die Migräne in der Medizin als eine eigenständige »Schmerzerkrankung« betrachtet.

Tritt eine Migräne bereits im Kindesalter auf, so ist in aller Regel eine erbliche Belastung die Ursache. Meistens leiden dann auch ein Elternteil oder engere Familienangehörige an dieser Erkrankung.

Weil bei der Entstehung einer Migräne vermutlich auch hormonelle Einflüsse eine Rolle spielen, leiden Frauen in den Wechseljahren besonders häufig unter diesen Beschwerden.

Migräne äußert sich meist durch anfallsartige Attacken mit dumpfen oder bohrenden Schmerzen.

Den Ursachen auf der Spur

Da die Auslöser für eine Migräneattacke individuell ganz unterschiedlich sein können, sollten Betroffene in jedem Fall ein Kopfschmerztagebuch führen.

Hier werden nicht nur alle akuten Anfälle notiert, sondern auch sämtliche Einflüsse vermerkt, die zeitlich damit in Verbindung stehen – der Genuss bestimmter Nahrungsmittel, die Witterung oder auch das allgemeine psychische wie physische Befinden. Dies kann helfen, individuell typische Auslöser aufzuspüren und künftige Migräneanfälle zu vermeiden.

Welche Einzelhomöopathika können bei Migräne helfen?

Beschwerdebild	Ihnen fällt auf	Besser 😊 Schlimmer 😟	Mittel + Dosierung
Periodisch autretende Migräne, mit pochenden, hämmernden Kopfschmerzen. Sie sind möglicherweise verbunden mit Sehstörungen, Schwindel, Zittrigkeit, Übelkeit oder Erbrechen. Auslöser können Überforderung, eine Kränkung, zu intensive Sonneneinstrahlung oder Überanstrengung der Augen sein, bei Frauen auch die Monatsblutung oder die Wechseljahre.	Die Anfälle beginnen mit Taubheitsgefühl im Mundbereich, Sie haben großen Durst, Ihre Glieder zittern, die Schmerzen machen Sie fast »wahnsinnig«. Sie möchten sich zurückziehen und vertragen kein Mitleid. Die Intensität der Schmerzen entspricht dem Lauf der Sonne.	● Liegen ● Frische Luft ● Kalte Umschläge ● Morgens und mittags ● Sonne ● Helles Licht ● Körperliche Anstrengung ● Trost ● Wärme ● Geräusche	**Natrium chloratum (S. 323)** D4–D8 alle 2–3 Stunden 5 Globuli, später 3x täglich 5 Globuli 🦆 **Für Kinder** Je nach Alter 2–4 Globuli
Wiederkehrende Migräneanfälle mit Übelkeit, Erbrechen, Benommenheit sowie einem Gefühl, als ob das Blut in den Kopf hochsteigt und dort einen pulsierenden Schmerz hervorruft. Sie sind dabei reizbar, matt und arbeitsunlustig.	Ihr Kopf fühlt sich schwer an, als würde er platzen, es ist aber unmöglich, ihn aufs Kissen zu legen, weil jede Wärme als unerträglich empfunden wird. Sie haben Sehstörungen, beim Lesen erscheinen die Buchstaben kleiner oder Gegenstände halb hell und halb dunkel. Wenn Sie erbrechen können, lassen die Schmerzen plötzlich nach.	● Druck der Hände gegen den Kopf ● Ruhig Sitzen ● Erbrechen ● Sonnenlicht ● Bücken und Hinlegen ● Blick ins offene Feuer	**Glonoinum (S. 314)** D4–D8 akut alle 2–3 Stunden 5 Globuli, später 3x täglich 5 Globuli 🦆 **Für Kinder** Je nach Alter 2–4 Globuli
Die Migräneanfälle beginnen im Hinterkopf oder im Nacken, strahlen nach oben aus und setzen sich über den Augen fest, meistens rechts. Manchmal tritt Schwindel hinzu. Auslöser sind Stress, geistige Überforderung, Hunger oder eine chronische Entzündung der Nasennebenhöhlen.	Sie haben das Verlangen, den Kopf warm einzuhüllen, und sind äußerst empfindlich gegen Zugluft und Kälte. Die Schmerzen werden als vom Rücken aufsteigend empfunden.	● Warm Einhüllen des Kopfes ● Nachts ● Kälte und Zugluft ● Bücken ● Bewegung ● Geistige Anstrengung	**Silicea (S. 331)** D6–D8 3–5 x täglich 5 Globuli oder D12 1 x täglich 5 Globuli 🦆 **Für Kinder** Je nach Alter 2–4 Globuli

Welche Komplexmittel helfen?

Die Beschwerden
→ Migräne

Eine ausgewogene Kombination, die Ihre Schmerzattacken lindern kann, findet sich in **Cyclamen Oligoplex**. Es enthält einige homöopathische Arzneien, die eine gute Wirkung bei Migräne entfalten und in der Lage sind, die Verkrampfungen der Blutgefäße im Gehirn zu lösen.

Cyclamen Oligoplex enthält:

Cyclamen europaeum D3 (Alpenveilchen) hilft bei Kopfschmerzen, die mit Übelkeit, Erbrechen, Schwindel und Flackern vor den Augen verbunden sind, vor allem wenn gleichzeitig das Bedürfnis besteht, zu weinen und allein zu sein.

Gelsemium D4 (Wilder Jasmin) hilft bei dumpfen, meist plötzlich einsetzenden Schmerzen im hinteren Kopfbereich und im Nacken mit Schwindel und Benommenheit, vor allem wenn die Beschwerden durch Angst, Schreck oder schlechte Nachrichten ausgelöst werden.

Hyoscyamus niger D4 (Bilsenkraut) hat eine besonders ausgeprägte Wirkung auf das Gehirn und das Nervensystem. Es hilft bei starken Unruhezuständen, Krämpfen und Muskelzucken. Außerdem bei Kopfschmerzen und Schwindel mit dem Empfinden, als hätte sich das Gehirn gelockert und würde im Kopf umherschwanken. Trotzdem werfen die Betroffenen oft den Kopf hin und her.

Iris versicolor D3 (Verschiedenfarbige Schwertlilie) ist ein ausgezeichnetes Migränemittel. Es wirkt bei Stirnkopfschmerz oder Schmerzen im rechten Schläfenbereich mit Übelkeit, wobei der Kopf sich anfühlt, als wäre er eingeschnürt. Die Schmerzanfälle beginnen oft mit einem Schleier vor den Augen und treten typischerweise in der Entspannungsphase nach geistiger Anstrengung auf.

Melilotus officinalis D3 (Steinklee) wirkt vor allem bei Kopfschmerzen, die durch Nervosität und durch Verkrampfungen der Hirngefäße hervorgerufen werden. Es hilft besonders bei pulsierenden Schmerzen mit Übelkeit, Würgen, Erbrechen und einem Druckgefühl über den Augenhöhlen.

Primula veris D3 (Wilde Schlüsselblume) wirkt bei Migräne und vielen Beschwerden, die durch einen Blutandrang in den Hirngefäßen hervorgerufen werden. Es hilft besonders, wenn der Kopf sich anfühlt, als würde er von einem Band zusammengepresst.

Dosierung:
- Im akuten Anfall: Alle 15 Minuten 10 Tropfen einnehmen.
- Zur Dauertherapie: 3-mal täglich 15 Tropfen auf 1 EL Wasser vor dem Essen einnehmen.

Andere Komplexmittel:
Cyclamen D3, Gelsemium D4, Glonoinum D5, Melilotus D3, Paris quadrifolia D2 (enthalten in Neuro-Do® Tropfen)

37

■ **Allgemeine Empfehlungen bei Migräne**

Im akuten Migräneanfall empfehlen sich ähnlich wie bei Kopfschmerzen möglichst Ruhe und Entspannung. Gegebenenfalls können Sie auch Stirn und Schläfen mit einer Präparation aus Pfefferminzöl, zum Beispiel Euminz-Lösung, einreiben. Bei Lichtempfindlichkeit oder anderen Augenbeschwerden ist es manchmal besser, den Raum abzudunkeln, da vielfach schon das normale Tageslicht als quälend empfunden wird.

Auch bei der Migräne ist es wichtig, auf eine gesunde Lebensführung mit viel Bewegung an der frischen Luft zu achten.

Auf Nikotin oder Alkohol und zu viele Süßigkeiten sollten Sie möglichst verzichten. Sie können mitunter die Häufigkeit von Migräneanfällen verstärken. Hingegen gelingt es manchmal mit einer Tasse Kaffee, eine beginnende Schmerzattacke abzublocken.

Wenn Sie das Gefühl haben, bestimmte Nahrungsmittel könnten die Ursache Ihrer Migräne sein, ist es sinnvoll herauszufinden, welche dafür verantwortlich sind (siehe auch Seite 35 »Den Ursachen auf der Spur«). Das können Sie am besten, indem Sie die verdächtigte Substanz eine Weile meiden und beobachten, ob eine Besserung eintritt.

Schwindel

Schwindel ist vielfach ein besonders unangenehmes Begleitsymptom von Kopfschmerzen und Migräne. Er kann jedoch auch isoliert vorkommen. Personen mit niedrigem Blutdruck leiden besonders häufig unter Schwindelgefühl, wenn sie aus liegender oder sitzender Körperposition aufstehen. Dann ist er Ausdruck einer Minderdurchblutung des Gehirns, bedingt durch eine fehlende oder zu langsame Anpassung des Herz-Kreislauf-Systems an die veränderte Körperhaltung. Genauso kann aber auch ein zu hoher Blutdruck Durchblutungsstörungen des Gehirns und dadurch Schwindel verursachen.

Viele Menschen vertragen das Autofahren nicht oder werden auf Schiffen seekrank. Der dabei auftretende Schwindel ist durch eine Irritation des im Bereich des Innenohrs liegenden Gleichgewichtsorgans bedingt und wird in aller Regel von Übelkeit und Erbrechen begleitet.

Eine Sonderform des Innenohrschwindels ist die sogenannte Menière-Krankheit, bei der es zu sehr heftigen Anfällen von Drehschwindel kommt. Sie verursachen – ähnlich wie eine Seekrankheit – meistens gleichzeitig Übelkeit und Erbrechen. Auch Ohrgeräusche, Ohrensausen und Hörstörungen können dabei auftreten. Die Gleichgewichtsstörungen können so schwerwiegend sein, dass es den Betroffenen unmöglich wird, überhaupt aufzustehen.

Welche Einzelhomöopathika können bei Schwindel helfen?

Beschwerden im Kopfbereich

Beschwerdebild	Ihnen fällt auf	Besser 😃 Schlimmer 😣	Mittel + Dosierung
Schwindel mit Übelkeit und Erbrechen, der durch eine Menièresche Erkrankung bedingt ist oder auf Reisen beim Autofahren, im Flugzeug oder auf einem Schiff auftritt.	Sie sind benommen, als wären Sie betrunken, Ihnen ist übel, Sie sind gereizt und fühlen sich körperlich so schwach, dass Sie taumeln und zum Hinfallen neigen.	● Ruhiges Sitzen ● Geringste Bewegung oder Erschütterung ● Abends ● Nachts	**Cocculus indicus (S. 309)** **D4–D8** alle 2 Stunden 3–5 Globuli, später 3 x täglich 5 Globuli oder **D12** 1 x täglich 5 Gobuli 🦆 **Für Kinder** Je nach Alter 1–4 Globuli
Schwindel, der sich durch anfallsartigen Charakter auszeichnet; Ihnen ist dabei speiübel. Sie sind unruhig, fühlen sich elend und schwach, so als würden sie jeden Moment zusammenbrechen.	Die schreckliche Übelkeit ist verbunden mit Ausbruch eiskalten Schweißes. Trotzdem wollen Sie sich keinesfalls warm zudecken, sondern haben das Bedürfnis nach frischer Luft.	● Kühle frische Luft ● Geringste Bewegung ● Öffnen der Augen ● Abends	**Tabacum (S. 336)** **D4–D8** 3–5 x täglich 5 Globuli **D12** 1 x täglich 5 Globuli 🦆 **Für Kinder** Je nach Alter 1–4 Globuli

Vorsicht

Häufige oder sehr heftige Schwindelanfälle bedürfen immer einer ärztlichen Abklärung der Ursache, denn auch schwere Erkrankungen, beispielsweise der Herz-Kreislauf-Organe, können dazu führen. Vor allem Verengungen im Bereich der Blutgefäße, die zum Kopf führen, rufen oftmals dieses Symptom hervor. Insbesondere die Menière-Krankheit mit ihren Schwindelzuständen bedarf einer genauen fachärztlichen Diagnostik und Behandlung. Wenngleich in vielen Fällen keine bedrohliche Ursache gefunden werden kann, kommt es mitunter vor, dass eine schwere Erkrankung im Bereich des Innenohrs den Beschwerden zugrundeliegt.

Welche Komplexmittel helfen?

Die Beschwerden
→ Schwindel bei Reise- und Seekrankheit / niedrigem Blutdruck / Migräne

Cocculus Oligoplex ist eine geeignete Kombination, die Ihnen hier helfen kann. Dieses Arzneimittel enthält eine Komposition von Homöopathika, die Reizzustände und Irritationen im Bereich des Gehirns und Innenohrs günstig zu beeinflussen vermögen und außerdem eine regulierende Wirkung auf die Blutgefäße entfalten.

Cocculus Oligoplex enthält:
Cocculus D4 (Indische Kockelskörner) ist eines der wichtigsten Heilmittel für Seekrankheit. Es hilft bei Schmerzen im Hinterkopf mit Übelkeit, Schwindel und Missempfindungen, vor allem wenn die Betroffenen gleichzeitig schwach und reizbar sind.

Belladonna D4 (Tollkirsche) hat eine ausgeprägte Wirkung auf das Nervensystem. Es ist ein wirksames Mittel bei Entzündungen und allen Beschwerden, die plötzlich einsetzen und von Hitzegefühl, pulsierenden Schmerzen und Rötungen begleitet sind. Es hilft bei Schwindel, mit der Neigung, zur linken Seite zu fallen.

Chamomilla D1 (Echte Kamille) hilft bei Nervenschmerzen im Kopf- und Gesichtsbereich sowie bei Schwindel, der nach Kaffeegenuss auftritt. Charakteristisch für dieses Mittel ist, dass alle Beschwerden von heftiger Reizbarkeit, Unruhe und Erregung begleitet sind.

Cuprum aceticum D4 (Kupferacetat) entfaltet eine gute Wirkung bei Krampfzuständen der Muskulatur. Es hilft bei Stirnkopfschmerzen, Schwindel, der besonders in hohen Räumen auftritt und die Betroffenen taumeln lässt.

Cytisus laburnum D3 (Goldregen) entfaltet eine ausgeprägte Wirkung bei Schwindel und bei Verkrampfungen des Magen-Darm-Kanals.

Oenanthe crocata D3 (Rebendolde) hilft bei Krämpfen mit Übelkeit und Erbrechen, die von heftigen Kopfschmerzen und starken Schwindelanfällen begleitet sind. Typisch ist, dass die Gesichtsmuskeln zucken und die Betroffenen häufig gähnen.

Platinum chloratum D6 (Platinchlorid) ist ein Mittel bei Schwäche des vegetativen Nervensystems. Es hilft bei krampfartigen, pressenden Kopfschmerzen und Schwindel.

Dosierung:

- In akuten Fällen: Stündlich 10 Tropfen.
- Zur Dauertherapie: 3-mal täglich 15 Tropfen in 1 EL Wasser vor dem Essen einnehmen.
- Bei Reisekrankheit: Kurz vor Antritt der Fahrt 10 Tropfen in etwas Wasser einnehmen, danach stündlich 10 Tropfen auf die Zunge geben.

....

Andere Komplexmittel:
Cocculus D4, Conium D3, Ambra D6, Petroleum D8 (enthalten in Vertigoheel®)

Die Beschwerden
→ Menière-Krankheit

Falls Ihr Arzt eine Menière-Krankheit als Ursache Ihrer Schwindelanfälle festgestellt hat und eine schwere Erkrankung des Innenohrs ausgeschlossen worden ist, können Sie die Behandlung mit zwei homöopathischen Komplexmitteln unterstützen, die im Wechsel eingenommen werden sollten. Das eine ist **Salix Oligoplex**, das andere heißt **Xanthoxylon Oligoplex**.
Salix Oligoplex enthält mehrere Mittel, die erfahrungsgemäß einen günstigen Einfluss auf die Menière-Krankheit ausüben. Sie sind mit Homöopathika kombiniert, welche die Durchblutung der Gehirngefäße fördern:

Bitte beachten Sie:
Salix Oligoplex darf bei bekannter Überempfindlichkeit gegen Chinin, in der Schwangerschaft und Stillzeit sowie bei Säuglingen und Kleinkindern nicht angewandt werden.

Salix alba D1 (Silberweide) erstreckt seine Wirkung auf das Nervengewebe und findet bei Störungen des Hör- und Gleichgewichtsorgans Anwendung.
Arnica montana D3 (Bergwohlverleih) entfaltet heilsame Effekte im Kopfbereich. Dort wirkt es bei Durchblutungsstörungen des Gehirns mit Ohrensausen und Schwindel. Es ist ein hervorragendes Mittel bei drohendem Schlaganfall und Beschwerden, die mit Verletzungen, z. B. einer Gehirnerschütterung, in Zusammenhang stehen.
Bryonia alba D3 (Weiße Zaunrübe) hilft bei Schwindel, der beim Heben des Kopfes auftritt und mit berstenden Kopfschmerzen verbunden ist. Bryonia ist eines der wichtigsten Heilmittel bei der Menière-Krankheit und wirkt besonders gut, wenn die Beschwerden von äußerster Reizbarkeit und einer ausgesprochenen Unlust, sich zu bewegen oder zu sprechen, begleitet sind.
Chenopodium anthelminticum D3 (Amerikanisches Wurmkraut) ist ebenfalls ein kraftvolles Heilmittel bei Menière-Krankheit und anderen Störungen im Bereich des Innenohres oder des Hörnerven. Es wirkt bei plötzlichen Schwindelanfällen, die mit einer extremen Empfindlichkeit gegen Geräusche einhergehen. Charakteristisch ist, dass vor allem tiefe Töne

und der Lärm des Straßenverkehrs als unerträglich empfunden werden, während gegenüber hohen Tönen oder Stimmen eher eine Unempfindlichkeit besteht oder diese schlecht wahrgenommen werden können.

China D2 (Chinarinde) hat eine ausgeprägte Wirkung bei Schwäche mit nervöser Reizbarkeit, die durch den Verlust von Körpersäften, beispielsweise eine Blutung oder Durchfall, entstanden ist. Es hilft bei Kopfschmerzen, die durch Verkrampfungen der Hirngefäße hervorgerufen werden, sowie bei Schwindel, der überwiegend im Gehen auftritt.

Petroleum D5 (Steinöl) ist primär ein Mittel bei Hauterkrankungen und bei Störungen des vegetativen Nervensystems. Es hilft gegen Schwindel beim Aufstehen, der vor allem im Hinterkopf empfunden wird. Der Betroffene fühlt sich dabei wie betrunken oder als sei er seekrank. Auffällig ist oftmals eine niedergeschlagene Stimmungslage der Betroffenen und das Empfinden, als sei der Tod nahe.

Spigelia anthelmia D4 (Wurmkraut) hat eine deutliche Wirkung auf das Herz, die Augen und das Nervensystem. Es findet Anwendung bei Kopfschmerzen, die den Stirn- und Schläfenbereich betreffen. Typisch ist, dass die Beschwerden häufig einseitig auftreten und das linke Auge einbeziehen. Spigelia ist außerdem ein wirksames Mittel bei Wurmbefall.

- **Dosierung:** 3-mal täglich 15 Tropfen auf 1 EL Wasser vor dem Essen einnehmen.

Xanthoxylon Oligoplex enthält mehrere Homöopathika, die eine günstige Wirkung auf die Durchblutung im Kopfbereich ebenso wie auf das Nervengewebe entfalten:

Xanthoxylon (Zanthoxylum) fraxineum D3 (Zahnwehbaum) erstreckt seine Hauptwirkung auf die Schleimhäute und das Nervensystem. Es hilft bei Nervenschmerzen und Lähmungserscheinungen ebenso wie bei Migräne mit Hinterkopfschmerzen, Übelkeit und Schwindel. Xanthoxylon ist besonders gut bei zarten, schlanken, nervösen Personen wirksam.

Bitte beachten Sie:
Xanthoxylon Oligoplex darf während der Schwangerschaft und Stillzeit sowie bei Säuglingen und Kleinkindern nicht angewandt werden.

Asarum europaeum D4 (Haselwurz) ist ein geeignetes Heilmittel für nervöse Beschwerden, die mit äußerster Erregbarkeit einhergehen. Typisch ist, dass Geräusche, wie zum Beispiel Kratzen auf Stoffen oder auf Papier, den Betroffenen unerträglich sind und ihre Beschwerden verstärken. Meist besteht ein starkes Kältegefühl, und jede Gemütsbewegung löst Kälteschauer aus.

Chamomilla D3 (Echte Kamille) hilft bei Nervenschmerzen im Kopf- und Gesichtsbereich sowie bei Schwindel, der nach Kaffeegenuss auftritt. Charakteristisch für dieses Mittel ist, dass alle Beschwerden von heftiger Reizbarkeit, Unruhe und Erregung begleitet sind.

Cimicifuga racemosa D3 (Wanzenkraut) findet vor allem bei Beschwerden der Wechseljahre sowie bei Schwindel und Migräne Anwendung. Kennzeichnend sind Erregbarkeit und heftige Schmerzen mit dem Empfinden elektrischer Schläge an verschiedenen Stellen des Körpers.

Cocculus D4 (Indische Kockelskörner) ist eines der wichtigsten Heilmittel für Beschwerden, die durch Reisen im Auto oder auf einem Schiff ausgelöst werden. Es hilft bei Kopfschmerzen, besonders im Hinterkopf, die mit Übelkeit und Schwindel verbunden sind.

Conium maculatum D4 (Gefleckter Schierling) ist ein Heilmittel bei Lähmungen, die mit Zittern, geistiger und körperlicher Schwäche verbunden sind. Es hilft bei heftigen Kopfschmerzen, die benommen machen und Übelkeit erregen, sowie bei Schwindel, der typischerweise beim Drehen des Kopfes oder beim Umdrehen im Bett auftritt. Die Beschwerden bessern sich im Dunkeln.

Filix mas D4 (Wurmfarn) wird vorwiegend bei einem Wurmbefall und bei Lymphdrüsenentzündungen angewandt. Es hilft aber auch bei Sehschwäche und Hörstörungen, die mit Brechreiz verbunden sind.

Petroleum D6 (Steinöl) siehe Seite 42.

Plantago major D1 (Breitwegerich) hilft bei Nervenschmerzen im Gesichtsbereich, außerdem bei Ohren- und Zahnbeschwerden. Die Schmerzen strahlen typischerweise zu den Schläfen aus oder erstrecken sich quer durch den Kopf von einem Ohr bis zum anderen.

● **Dosierung:** 3-mal täglich 15 Tropfen auf 1 EL Wasser vor dem Essen einnehmen.

....

■ **Allgemeine Empfehlungen bei Schwindel**

Bei Neigung zu Schwindelanfällen sollten Sie auf eine ausgewogene Lebensweise mit ausreichend Schlaf, regelmäßigen Mahlzeiten und viel Bewegung an frischer Luft achten.

Alle Stimulanzien, die eine nervliche Übererregbarkeit verursachen, sollten Sie besser meiden. Entspannungsübungen, leichte Massagen und eine Lockerung der Nackenmuskulatur können bei akuten Beschwerden hilfreich sein, da sie die Durchblutung des Gehirns fördern.

Bei akutem Menière-Schwindel empfehlen sich strikte Bettruhe und ein Abschirmen gegen jegliche Reize wie grelles Licht, Geräusche oder seelische Aufregungen.

Augenprobleme

3

Die Augen sind hochempfindliche Sinnesorgane und das wichtigste Mittel, über das wir unsere Umwelt wahrnehmen. Ihr Aufbau gleicht in etwa einer Fotokamera. Der kugelige Augapfel wird vorne von der durchsichtigen Hornhaut gegen die Außenwelt abgegrenzt. Durch ein kleines Loch (Pupille) in der Mitte der farbigen Regenbogenhaut (Iris) gelangt das Licht, und damit die wahrgenommenen Bilder, ins Auge. Die Iris übernimmt dabei die Funktion einer Blende: Ist das Licht zu hell, verkleinert sie die Pupille; im Dunkeln wird sie weit gestellt, damit mehr Licht ins Auge fallen kann. Hinter der Pupille liegt die Linse. Diese sammelt die Lichtstrahlen und projiziert sie durch die gallertartige Substanz des sogenannten Glaskörpers auf die Netzhaut des Augenhintergrunds. Dort befinden sich hochempfindliche Sehzellen, die die Lichtempfindungen verarbeiten und schließlich als Bilder ans Gehirn weiterleiten. Diese Strukturen liegen zum überwiegenden Teil geschützt in der Augenhöhle.

Problemzone äußeres Auge

Die häufigsten Augenprobleme betreffen die der Außenwelt zugewandten Anteile, nämlich die Hornhaut, die Bindehäute und die Augenlider.

Einen wichtigen Schutzfaktor bietet die Tränenflüssigkeit, die keimtötende Stoffe enthält und durch den regelmäßigen Lidschlag über den gesamten Bereich der Hornhaut verteilt wird. Sie spült und reinigt das Auge.

Deshalb beginnt dieses zu tränen, sobald ein Fremdkörper oder Schadstoffe hineingelangen.

Wenn Stress, Schlafmangel und ähnliche Einflüsse den Körper geschwächt haben, ist das Auge besonders anfällig gegen Staub, Ruß, grelles Licht, Zugluft und Wind. Sie können das Auge so stark reizen, dass es zu einer Bindehautentzündung kommt.

Auch eine Allergie gegen Pollen, Hausstaub und andere Umweltschadstoffe kann die Ursache sein.

Bestimmte Bakterien können ebenfalls Entzündungen am Auge hervorrufen. Dazu kommt es besonders leicht, wenn der Tränenkanal verstopft ist, der normalerweise den Abfluss der Augenflüssigkeit in die Nasengänge gewährleistet.

Die Lidrandentzündung (Blepharitis) ist fast immer auf eine bakterielle Infektion zurückzuführen.

Weitere häufige Augenprobleme sind das Gerstenkorn und das Hagelkorn.

Vorsicht

Wenn entzündliche Veränderungen am Auge länger als einen Tag bestehen, sollten Sie den Augenarzt zu Rate ziehen. Eine Augenreizung, die durch einen Fremdkörper wie zum Beispiel Glas-, Holz- oder Metallsplitter verursacht ist, gehört grundsätzlich in die Hände des Facharztes. Bei allen plötzlich auftretenden Sehstörungen, zum Beispiel Abdunkelung eines Gesichtsfeldausschnittes, Doppelbilder, Sehen heller Blitze oder von Regenbogenfarben sowie bei einer auffallenden plötzlichen Verschlechterung der Sehkraft müssen Sie umgehend den Augenarzt aufsuchen. Dahinter kann eine schwere Erkrankung des Auges stecken, beispielsweise die Vorboten einer Netzhautablösung. Wird sie nicht rechtzeitig behandelt, kann es zu Erblindung kommen.

Sie suchen Hilfe bei:

- Bindehautentzündung (Seite 46)
- Lidrandentzündung (Seite 50)
- Gersten- und Hagelkorn (Seite 52)

Einzelmittel oder Komplexmittel?

Die Behandlung mit homöopathischen Einzelmitteln ist oft nicht einfach. Wenn Sie nicht damit zurechtkommen, können Sie auch ein Komplexmittel wählen. Dieses kombiniert mehrere Substanzen, die sich bei Augenproblemen bewährt haben und sich im Zusammenspiel ihrer Effekte ergänzen. Mehr dazu auf Seite 21.

Bindehautentzündung

Eine Bindehautentzündung (Konjunktivitis) kann vielfältige Ursachen haben und verschiedene Beschwerden auslösen. Grundsätzlich unterscheidet man zwischen infektiösen und nichtinfektiösen Bindehautentzündungen.

Infektiöse Erkrankungen der Bindehaut werden durch Bakterien oder Viren hervorgerufen. Eine häufige Form dieser Entzündungen ist die Keratokonjunktivitis epidemica – eine durch Viren verursachte Infektion, die auf die Hornhaut übergreifen kann und sehr ansteckend ist. Typisch ist ein plötzlicher Krankheitsbeginn, wobei die Symptome einseitig auftreten. Später kann auch das zweite Auge meist in milderer Form beteiligt sein.

Besonders problematisch aber ist eine Infektion des Auges mit Herpes-Viren. Sie kann zu Vernarbungen der Hornhaut führen und damit das Sehvermögen auf Dauer schädigen.

Zur Beteiligung der Bindehäute kann es daneben auch oft im Zusammenhang mit Erkältungen, Entzündungen der Nasennebenhöhlen und anderen Infekten der oberen Atemwege kommen.

Bei den nichtinfektiösen Bindehautentzündungen spielen dagegen Umwelteinflüsse eine Rolle: Tabakrauch, Staub, Kälte und Zugluft, Fremdkörper oder Kontaktlinsen können die empfindlichen Schleimhäute im Augenbereich so stark reizen, dass eine Entzündung entsteht. Sehr häufig verursachen aber hier Allergene wie Pollen, Milben, Kosmetika oder Salben eine allergisch-entzündliche Reaktion. Trockene Augen, unter denen besonders ältere Menschen leiden, sind besonders anfällig für entzündliche Veränderungen, weil die schützende Tränenflüssigkeit vermindert ist.

Auch Neugeborene neigen manchmal zu Augenentzündungen. Sie entstehen, wenn der Tränenkanal zu eng oder verklebt ist und den Abfluss der Tränenflüssigkeit behindert.

Bei der Konjunktivitis klagen die meisten Patienten über Beschwerden wie tränende, juckende Augen, geschwollene Lider und eine geschwollene Bindehaut. Am Morgen nach dem Aufwachen sind die Augen dann oft verklebt, da sich vermehrt eitriges oder schleimiges Sekret bilden kann. Das Auge rötet sich, schmerzt und vermittelt das Empfinden, als wäre ein Fremdkörper hineingeraten. In aller Regel bestehen gleichzeitig Lichtscheu und ein gesteigerter Tränenfluss.

Wann zum Arzt?

- Immer, wenn Beschwerden länger als einen Tag anhalten.
- 🧰 So schnell wie möglich, wenn Sie kleine Bläschen auf der Hornhaut oder der Bindehaut bemerken.

Welche Einzelhomöopathika können bei Bindehautentzündung helfen?

Beschwerdebild	Ihnen fällt auf	Besser 😊 Schlimmer 😠	Mittel + Dosierung
Ihre Bindehäute sind entzündet und deutlich gerötet, die Augen tränen, und die Nase läuft. Die Lider sind geschwollen und brennen. Ausgelöst wurden die Beschwerden durch mechanische Reizung, staubige Luft, eine Allergie, durch einen Heuschnupfen oder eine Infektion.	Die Augen tränen ununterbrochen, die Tränenflüssigkeit ist aber beißend und scharf, sie reizt die Augen noch mehr. Sie haben das Gefühl, als ob Sand oder ein Fremdkörper im Auge wäre, und müssen deswegen ständig blinzeln.	● Dunkelheit ● Augenschließen ● Kühle frische Luft ● Kaffeegenuss ● Warme Räume ● Abends ● Sonne, Licht ● Kalter Wind	**Euphrasia officinalis (S. 313)** D4–D6 3–5 x täglich 5 Globuli 🦆 **Für Kinder** Je nach Alter 1–4 Globuli Zusätzlich können Sie Euphrasia Augentropfen (Wala) mehrmals täglich in den Bindehautsack einträufeln.
Plötzlich auftretende Bindehautentzündung, mit stark juckenden brennenden Augen. Als Auslöser sind zu vermuten: intensive Sonneneinstrahlung, Überhitzung, Zugluft oder eine Verkühlung des Kopfes, beispielsweise nach dem Haarewaschen.	Ihre Bindehäute sind hochrot. Die Augen fühlen sich heiß und trocken an. Im hellen Licht beginnen sie sofort zu schmerzen, und Sie müssen sie zusammenkneifen.	● Lauwarme Auflagen ● Sitzen ● Frische Luft ● Nachts ● Nachmittag gegen 15 Uhr ● Helles Licht	**Belladonna (S. 300)** D4–D8 3–5 x täglich 5 Globuli 🦆 **Für Kinder** Je nach Alter 1–4 Globuli Zusätzlich können Sie Euphrasia Augentropfen (Wala) mehrmals täglich in den Bindehautsack einträufeln.
Gerötete, entzündete Bindehäute, vor allem rechts. Die Augen jucken, brennen, tränen stark und fühlen sich heiß und gespannt an. Als Auslöser vermuten Sie eine Überanstrengung der Augen beispielsweise durch langes Lesen bei schlechtem Licht oder Arbeiten am Computer.	Sie können nur trüb und unscharf sehen, so als ob ein Schatten vor den Augen schweben würde. Sie haben Kopfschmerzen, ein Hitzegefühl in den Augen und das Verlangen, sie ständig zu reiben. Ihre Augen beginnen vor allem im Freien stark zu tränen.	● Bewegung ● Kalte Anwendungen ● Feuchtkaltes Wetter ● Lesen ● Ruhe	**Ruta graveolens (S. 328)** D4–D8 alle 2–4 Stunden 4–5 Globuli 🦆 **Für Kinder** Je nach Alter 1–4 Globuli Zusätzlich können Sie Euphrasia Augentropfen (Wala) mehrmals täglich in den Bindehautsack einträufeln.

Welche Komplexmittel helfen?

Die Beschwerden
→ Bindehautentzündung /
   bei Infekten / bei Heuschnupfen

Hier kann **Euphrasia Oligoplex** helfen. Das Mittel enthält Homöopathika, die sich im besonderen Maße bei der Bindehautentzündung bewährt haben. Einige von ihnen entfalten gleichzeitig eine starke Wirkung auf entzündliche und eitrige Prozesse an Haut und Schleimhäuten, insbesondere auch im Bereich der oberen Atemwege.

Euphrasia Oligoplex enthält:

Euphrasia D2 (Augentrost) erstreckt seine Heilwirkung besonders auf entzündliche Veränderungen im Bereich der Bindehäute des Auges. Typisch ist, dass die Augen ständig tränen.

Euphorbia cyparissias D3 (Zypressen-Wolfsmilch) hilft bei Entzündungen der Augen und Bindehäute mit starker Schwellung der Lider. Es hat außerdem einen günstigen Einfluss auf geschwollene und entzündete Nasenschleimhäute.

Juglans D3 (Walnussbaum) findet vor allem Anwendung bei eitrigen Hautausschlägen. Es hilft aber auch bei Entzündungen der Augen und beim Gerstenkorn.

Ruta graveolens D2 (Weinraute) hat eine heilsame Wirkung bei Sehschwäche und Beschwerden, die durch Überanstrengung der Augen ausgelöst werden, zum

Beispiel durch Lesen kleiner Schrift oder Feinarbeiten.

Sanguinaria canadensis D3 (Kanadische Blutwurz) beeinflusst besonders die Schleimhäute der Atemwege und hilft bei Nervenschmerzen im Kopfbereich sowie bei Migräne. Ein Schlüsselsymptom sind brennende Schmerzen, so als seien die betroffenen Körperteile mit heißem Wasser in Berührung gekommen.

Scrophularia nodosa D2 (Knotige Braunwurz) entfaltet eine deutliche Wirkung auf die Haut und auf vergrößerte Lymphdrüsen. Es hilft bei schmerzenden Augen, vor allem, wenn gleichzeitig eine äußerste Lichtscheu besteht.

Dosierung:
- 3-mal täglich 10–15 Tropfen in 1 EL Wasser vor dem Essen einnehmen.
- 🦆 Kinder nehmen 3-mal täglich 5–10 Tropfen ein.

....

Die Beschwerden
→ Bindehautentzündung mit Reizung der Hornhaut

Hier empfiehlt sich **Aethiops Oligoplex**. Es enthält: **Aethiops mineralis D4** (Quecksilbermohr) hilft bei entzündeten, schmerzhaften, verkrusteten Augen und schmerzenden Hautausschlägen.

Filix mas D4 (Wurmfarn) findet vorwiegend Anwendung bei Beschwerden, die durch Wurmbefall hervorgerufen werden. Es hilft aber auch bei plötzlichen und heftigen Lymphdrüsenschwellungen und ist ein wirksames Mittel bei einseitig auftretender Sehschwäche.

Pilocarpus jaborandi D2 (Jaborandistrauch) ist vor allem bei Lichtscheu, Pupillenverengung, tränenden Augen und plötzlicher Trübsichtigkeit hilfreich. Die Beschwerden sind meist begleitet von starkem Speichelfluss und Schweißausbruch.

Mercurius solubilis Hahnemanni D4 (Metallisches Quecksilber) ist ein großes Mittel für geschwürige und eitrige Prozesse an den Schleimhäuten, vor allem wenn sie mit übelriechenden Absonderungen und starkem Speichelfluss verbunden sind.

Ruta graveolens D2 (Weinraute) siehe Seite 48.

- ● Dosierung: 3-mal täglich 1 Tablette vor dem Essen im Mund zergehen lassen.
- ● 🐦 Kinder unter 10 Jahren nehmen 3-mal täglich ½–1 Tablette.

....

■ Allgemeine Empfehlungen bei Bindehautentzündung

Augentrost können Sie auch äußerlich anwenden, indem Sie eine Kompresse mit verdünnter Tinktur tränken und auf das erkrankte Auge legen. Auch spezielle, in der Apotheke erhältliche Augenbäder können die Beschwerden lindern. Sie wirken entzündungshemmend und reinigen das Auge.

Wenn Ihr Baby eine Augenentzündung hat, hilft manchmal eine sanfte Klopfmassage über der Nasenwurzel. Dies regt die Durchblutung an und fördert den Abfluss des Augensekrets.

Um wiederkehrenden Entzündungen vorzubeugen, kann bei trockenen Augen mehrmals täglich künstliche Tränenflüssigkeit, beispielsweise Hylo-Comod®- oder Lacrimal®-Augentropfen, ins Auge geträufelt werden.

Vorsorge und Hygiene

Wer eine empfindliche Bindehaut hat, sollte seine Augen konsequent vor Wind, Sonne und allergieauslösenden Stoffen schützen. Achten Sie auch darauf, dass keine Waschzusätze und kein Chlorwasser in die Augen gelangen.

Infektiöse Entzündungen sind ansteckend! Nach jedem Kontakt mit Auge oder Nase ist Händewaschen damit Pflicht – auch sollten Handtücher nie vertauscht werden. Tragen Sie in dieser Zeit auch keine Kontaktlinsen! Nach Abklingen der Beschwerden sollten Sie Ihre Linsen professionell reinigen lassen oder gleich neue verwenden.

Lidrandentzündung

Eine Entzündung der Lidränder (Blepharitis) ist oft hartnäckig. In den meisten Fällen wird sie durch Bakterien verursacht, beispielsweise wenn durch starkes Reiben der Augen Krankheitserreger in die empfindlichen Schleimhautstrukturen gelangen. Die Lidränder röten sich, sind verdickt, beginnen zu nässen und verkrusten teilweise. Wenn eine Lidrandentzündung lange bestehen bleibt, kann es zu Vernarbungen der Lidkante kommen, mit der Folge eines ständigen Tränenträufelns aus dem betroffenen Auge.

Wann zum Arzt?

● Bei starken und anhaltenden Beschwerden, denn eine Virusinfektion, die in der Umgebung des Auges auftritt, kann ähnliche Erscheinungen wie eine Lidrandentzündung hervorrufen. Dann besteht die Gefahr, dass sie auf die Binde- und Hornhäute oder die tiefer liegenden Strukturen des Auges übergreift und zur bleibenden Beeinträchtigung der Sehkraft führt.

Welche Komplexmittel helfen?

Die Beschwerden
→ Lidrandentzündung

Hier kann die in **Euphrasia Oligoplex** enthaltene Komposition homöopathischer Mittel Ihre Beschwerden lindern. Sie ent-

hält verschiedene Arzneien mit einer ausgeprägten Wirkung auf entzündliche und eitrige Vorgänge am Auge und an den Schleimhäuten.

Euphrasia Oligoplex enthält:

Euphrasia D2 (Augentrost) siehe Seite 48.
Euphorbia cyparissias D3 (Zypressen-Wolfsmilch) siehe Seite 48.
Juglans D3 (Walnussbaum) siehe Seite 48.
Ruta graveolens D2 (Weinraute) siehe Seite 48.
Sanguinaria canadensis D3 (Kanadische Blutwurz) siehe Seite 48.
Scrophularia nodosa D2 (Knotige Braunwurz) siehe Seite 48.

Dosierung:

● 3-mal täglich 10–15 Tropfen auf 1 EL Wasser vor dem Essen einnehmen.
● 🐥 Kinder nehmen 3-mal täglich 5–10 Tropfen ein.

....

■ Allgemeine Empfehlungen bei Lidrandentzündung

Wichtig ist die Lidrandhygiene. Reinigen Sie den Lidrand mehrmals täglich vorsichtig mit einem Wattestäbchen, das Sie vorher in lauwarmes Wasser getaucht haben. Auch feuchtwarme Kompressen, eventuell mit einigen Tropfen Baby-Öl getränkt, können die Verkrustungen lösen.
Achten Sie vor allem auf ausreichenden Schlaf und eine ausgewogene Lebensweise.

Welche Einzelhomöopathika können bei Lidrandentzündung helfen?

Beschwerdebild	Ihnen fällt auf	Besser 😄 Schlimmer 😟	Mittel + Dosierung
Entzündung der Lidränder, mit geschwollenen, juckenden Augenlidern. Die Augen tränen. Mögliche Auslöser waren eine Infektion, bei Frauen kann ein Zusammenhang mit hormonellen Schwankungen oder mit der Regelblutung bestehen.	Die Augen sondern ein schleimiges Sekret ab und sind vor allem morgens verklebt, Sie sind niedergeschlagen, traurig, neigen zum Selbstmitleid, beginnen leicht zu weinen und verspüren das Bedürfnis nach Zuwendung und Trost.	● Frische Luft ● Warme stickige Räume	**Pulsatilla pratensis (S. 326)** D4–D8 3–5 x täglich 5 Globuli oder D12 1 x täglich 5 Globuli 🦆 **Für Kinder** Je nach Alter 1–4 Globuli
Lidrandentzündung mit Schwellung, Rötung und Trockenheit der Augen. Mögliche Auslöser sind eine Infektion oder Zorn wegen einer Kränkung, den Sie unterdrücken mussten.	Die Augen sind morgens verklebt, und die Entzündung neigt zur Eiterung. Sie müssen die Augen ständig reiben, weil sie schmerzen, drücken und jucken. Sie sind gleichzeitig sehr empfindsamer Stimmung.	● Kühle Auflagen ● Ruhe ● Helles Licht ● Tagsüber ● Augenschließen ● Anstrengung der Augen ● Ärger	**Staphysagria (S. 333)** D4–D8 3–5 x täglich 5 Globuli oder D12 1 x täglich 5 Globuli 🦆 **Für Kinder** Je nach Alter 1–4 Globuli

Gerstenkorn und Hagelkorn

Ein Gerstenkorn entsteht, wenn sich eine kleine Talgdrüse am Wimperngrund entzündet und zu eitern beginnt. Meist wird diese Entzündung durch eine Staphylokokken-, seltener durch eine Streptokokken-Infektion hervorgerufen.

Typischerweise zeigt sich das Gerstenkorn als schmerzhafte, eitrige Schwellung am Lidrand. Es tritt eine lokale Rötung auf, manchmal kann auch die Bindehaut betroffen sein.

Meist entsteht nur ein einzelner Entzündungsherd. In einigen Fällen übertragen sich aber auch Keime auf die anderen Talgdrüsen, und ein Gerstenkorn kann dann dem anderen folgen.

Gelegentlich können Patienten mit Fieber auf die bakteriellen Erreger reagieren. In der Regel handelt es sich jedoch um eine harmlose Erkrankung, und das Gerstenkorn heilt nach einigen Tagen von selbst. Immer wiederkehrende Infektionen können hingegen auch auf Stoffwechselstörungen wie Diabetes mellitus oder eine allgemeine Schwäche der Immunabwehr hindeuten.

Im Gegensatz zum Gerstenkorn wird das Hagelkorn weniger durch eine Entzündung, sondern vielmehr durch eine Verstopfung der Ausführungsgänge der sogenannten Meibomschen Drüsen des Augenlides verursacht.

Dabei kommt es zu einer Schwellung unter der Lidhaut, die bis zu erbsengroß werden kann, aber meist kaum schmerzt.

Ein bestehendes Hagelkorn kann sich jedoch ebenfalls entzünden und dann zur Ausbildung eines Eiterabszesses neigen. Generell sind Schlafmangel, Stress, mangelnde Hygiene oder das Tragen von Augen-Make-up und Kontaktlinsen Faktoren, die die Entstehung eines Gersten- oder Hagelkorns begünstigen.

Niemals ein Gerstenkorn selbst ausdrücken! Dabei können die bakteriellen Erreger in die Blutbahn gelangen und sich im schlimmsten Fall bis ins Schädelinnere ausbreiten.

Wann zum Arzt?

- Wenn ein Gersten- oder Hagelkorn zu eitern beginnt.
- Wenn ein Gerstenkorn nach einiger Zeit nicht von allein aufbricht und abheilt.
- Bei häufig wiederkehrenden Gerstenkörnern, weil dann auch an einen Diabetes mellitus (Zuckerkrankheit) gedacht werden muss.
- 🧰 Bei starken Beschwerden sofort.

Welche Einzelhomöopathika können bei Gerstenkorn und Hagelkorn helfen?

Beschwerdebild	Ihnen fällt auf	Besser 😊 Schlimmer 😞	Mittel + Dosierung
Gerstenkorn, das sich auf den Oberlidern gebildet hat. Die Lider sind geschwollen. Bei Frauen kann ein zeitlicher Zusammenhang mit der Regelblutung bestehen.	Die Augen tränen und jucken. Sie sondern ein schleimiges Sekret ab und sind vor allem morgens verklebt. Sie sind niedergeschlagen, traurig, neigen zum Selbstmitleid, beginnen leicht zu weinen und verspüren das Bedürfnis nach Zuwendung und Trost.	• Frische Luft • Warme stickige Räume	**Pulsatilla pratensis (S. 326)** D4–D8 3–5 x täglich 5 Globuli oder D12 1 x täglich 5 Globuli 🦆 **Für Kinder** Je nach Alter 1–4 Globuli
Wiederkehrende Gerstenkörner, die oft dann auftreten, wenn eine Kränkung, Beleidigung oder unterdrückter Zorn vorangegangen sind.	Die Gerstenkörner beginnen als kleine Schwellung und neigen zur Eiterung. Die Augen sind morgens verklebt, Sie müssen sie ständig reiben, weil sie schmerzen, drücken und jucken. Sie sind gleichzeitig seelisch sehr empfindsam und verletzbar.	• Kühle Auflagen • Ruhe • Helles Licht • Tagsüber • Augenschließen • Anstrengung der Augen • Ärger oder Kränkung	**Staphysagria (S. 333)** D4–D8 3–5 x täglich 5 Globuli oder D12 1 x täglich 5 Globuli 🦆 **Für Kinder** Je nach Alter 1–4 Globuli

Welche Komplexmittel helfen?

Die Beschwerden
→ Gerstenkorn
→ Hagelkorn

Hier empfiehlt sich eine Behandlung mit **Staphysagria Oligoplex**. Darin finden sich Homöopathika, die erfahrungsgemäß eine heilsame Wirkung bei diesen Augenbeschwerden haben und gleichzeitig auch den Stoffwechsel günstig beeinflussen.

Staphysagria Oligoplex enthält:
Staphysagria D4 (Stephanskraut) findet bei vielen nervösen Beschwerden Anwendung, die durch Kummer und Empörung über eine Beleidigung oder Kränkung ausgelöst werden. Es entfaltet eine ausgeprägte Wirkung auf die Harnwege, die Haut und die Augen.
Kalium phosphoricum D6 (Kaliumhydrogenphosphat) ist eines der bedeutendsten Mittel bei Nervenschwäche, Hinfälligkeit und Erschöpfung. Es hilft bei Kopfschmerzen, die durch Blutarmut hervorgerufen werden, sowie bei Augenbeschwerden und Sehschwäche, die durch Erschöpfung ausgelöst sind.
Lycopodium D3 (Bärlapp) ist ein Mittel mit tiefgreifender Wirkung auf den Gesamtorganismus. Es hilft bei Störungen der Leberfunktion. Am Auge hat es eine besondere Wirkung bei Entzündungen und Gerstenkörnern, die bevorzugt nahe dem inneren Augenwinkel sitzen.

Platanus occidentalis D3 (Platane) wird bei tumorartigen Schwellungen der Talgdrüsen des Augenlides eingesetzt, vor allem wenn es bereits zu narbigen Veränderungen des Lides gekommen ist.
Sabadilla D4 (Läusesamen) entfaltet eine ausgeprägte Wirkung auf die Tränendrüsen und die Nasenschleimhäute. Es hilft bei Fließschnupfen mit häufigem Niesen, wobei die Beschwerden von Frösteln begleitet sind.
Sulfur D6 (Sublimierter Schwefel) hat eine ausgeprägte Wirkung auf die Haut. Es findet Anwendung bei vielen Ekzemen, die sehr stark jucken und brennende Schmerzen hervorrufen. Am Auge wirkt es bei brennenden, entzündeten und geschwürigen Prozessen der Augenlider und der Hornhaut.
Vinca minor D2 (Immergrün) ist ebenfalls ein wirksames Mittel bei Hautbeschwerden und nässenden Ekzemen, die gerötet, wund und empfindlich sind.

- **Dosierung:** 3-mal täglich 15 Tropfen auf 1 EL Wasser vor dem Essen einnehmen.

3

■ Allgemeine Empfehlungen bei Gerstenkorn und Hagelkorn

Wärme fördert die »Reifung« und Abkapselung eines Gerstenkorns. Daher können Sie das betroffene Auge gut mehrmals täglich mit einer Rotlichtlampe bestrahlen. Von feuchter Wärme, also der Behandlung mit Umschlägen, Packungen oder Kompressen, ist dagegen abzuraten: Sie weichen die Haut auf und können so dazu führen, dass Bakterien verschleppt werden und sich die Entzündung ausbreitet.

Schnelle Linderung bei schmerzhaften Schwellungen verspricht auch die Kühlung mit einem metallischen Gegenstand. Ein praktischer Tipp: Einen Teelöffel kurze Zeit ins Gefrierfach legen, desinfizieren und die betroffene Stelle damit kühlen.

Achten Sie auch besonders auf peinliche Sauberkeit in der Augengegend, und vermeiden Sie zusätzliche Reize, wie zum Beispiel die Augen zu überanstrengen oder zu reiben.

Auf Sport und andere körperliche Anstrengungen sollten Sie in der Behandlungszeit ebenfalls verzichten.

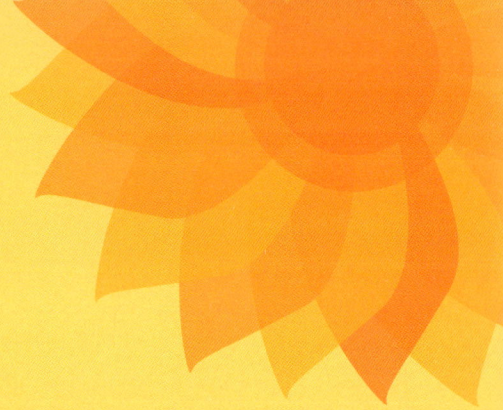

Ohrenbeschwerden

4

Ohrenbeschwerden sind ein häufiges Begleitsymptom grippaler Infekte. Betroffen sind oft Säuglinge und Kleinkinder. Entzündliche Prozesse aus dem Nasen-Rachen-Raum können dabei auf die Ohrtrompete – auch Tube oder eustachische Röhre genannt – übergreifen und zum sogenannten Tubenkatarrh oder zu einer Mittelohrentzündung führen.

Ein besonders lästiges, in jüngster Zeit aber zunehmend häufig auftretendes Problem sind Ohrgeräusche (Tinnitus). Meistens sind sie durch Nervosität oder durch Muskelverspannungen im Bereich der Halswirbelsäule bedingt. Ihnen kann aber auch eine Durchblutungsstörung oder Irritation im Bereich des Innenohrs zugrunde liegen.

Das Ohr – ein Sinnesorgan mit doppelter Funktion

Das Ohr enthält eigentlich zwei Sinnesorgane: das Gehör und den Gleichgewichtssinn. Über den äußeren Gehörgang werden die Schallwellen bis ans Trommelfell geleitet. Wie sein Name schon sagt, wird es durch den Schall – ähnlich wie die Membran einer Trommel – in Vibration versetzt. Dahinter liegt die Paukenhöhle des Mittelohrs mit den Gehörknöchelchen, die wegen ihrer typischen Form als Hammer, Amboss und Steigbügel bezeichnet werden. Sie nehmen den Schall auf und übertragen ihn bis ins Innenohr. Dort liegen ein komplexes Gebilde, die sogenannte Schnecke, die das eigentliche Hörorgan darstellt, und das Labyrinth, das für den Gleichgewichtssinn zuständig ist. Beide enthalten eine Flüssigkeit, die sogenannte Endolymphe.

Sie suchen Hilfe bei:

- Ohrenschmerzen (Seite 58)
- Tinnitus (Seite 63)

In der Schnecke reizt die von den Schallwellen bewegte Flüssigkeit die sensiblen Hörzellen, während im Labyrinth – ähnlich wie bei einer Wasserwaage – jeder veränderte Neigungswinkel des Körpers registriert wird.

Die Ohrtrompete, auch eustachische Röhre genannt, verbindet den Nasen-Rachen-Raum mit dem Mittelohr. Eine entzündliche Schwellung kann sie verlegen, es kommt zu Ohrenschmerzen, Druckgefühl im Ohr und einer Verschlechterung des Hörvermögens. Bei weiterem Fortschreiten der Entzündung kann aus dem Tubenkatarrh eine Mittelohrentzündung entstehen. Die Ohrtrompete sorgt normalerweise für den Ausgleich zwischen äußerem Luftdruck und dem Mittelohr. Bei einem raschen Höhenwechsel kann dieser Druckunterschied oft nicht rasch genug ausgeglichen werden. Darum kommt es auch im Flugzeug oder beim Bergauffahren häufig zu leichtem Ohrenschmerz, Druckgefühl und dem Empfinden, das Ohr sei verstopft. Meistens hilft es, wenn die Atemluft mit zugehaltener Nase in die Tube gepresst wird (sogenannter Druckausgleich). Dabei entsteht ein knackendes Geräusch, und das Ohr ist wieder frei.

Vorsicht

- Ebenso wie die Augen sind auch die Ohren hochempfindliche und vor allem hirnnahe Sinnesorgane. Bei heftigen oder anhaltenden Beschwerden sollten Sie daher unbedingt einen Arzt aufsuchen. Vor allem eine Mittelohrentzündung birgt Gefahren, weil sie auf die Schädelknochen und das Gehirn übergreifen kann.
- Anhaltende Ohrgeräusche bedürfen immer einer genauen ärztlichen Abklärung. Ihnen kann eine mitunter schwere Erkrankung im Bereich des Innenohrs zugrunde liegen.

Ohrenschmerzen

Kleinkinder mit einer Mittelohrentzündung weinen heftig und fassen sich immer wieder an das entzündete Ohr.

Ohrenschmerzen sind in vielen Fällen Ausdruck einer Entzündung der Ohrtrompete (Tubenkatarrh) oder des Mittelohrs. Dazu kommt es meist während oder im Anschluss an einen Infekt im Bereich der oberen Atemwege. Die Betroffenen klagen über Ohrenschmerzen, Druckgefühl im Ohr und hören alles wie aus weiter Ferne. Eine akute Mittelohrentzündung (Otitis media) ist in aller Regel von sehr heftigen Ohrenschmerzen, Kopfweh und Fieber begleitet. Ein Druck auf das Ohr oder Ziehen am Ohrläppchen wird als äußerst unangenehm empfunden. Vergrößerte Rachenmandeln oder Nasenpolypen begünstigen ihre Entstehung.

Kinder fiebern bei einer Mittelohrentzündung meist außerordentlich hoch, wobei die Ohrenschmerzen vielfach von Bauchweh und Erbrechen begleitet sind. Bei Kleinkindern, die ihre Schmerzen noch nicht benennen können, erkennt man eine Otitis daran, dass sie heftig weinen, kaum zu beruhigen sind und sich immer wieder an das entzündete Ohr fassen.

Eine nicht ausgeheilte Mittelohrentzündung kann chronisch werden. Sie äußert sich dann weniger durch Schmerzen als vielmehr durch das sogenannte Ohrenlaufen – eine ständige Absonderung eitrigen oder dünnflüssigen Sekrets.

Wann zum Arzt?

- Wenn Ohrenschmerzen sich durch Ihre Selbstbehandlung nicht innerhalb eines Tages deutlich bessern.
- ⊞ Bei Fieber – welches auf eine Mittelohrentzündung hindeutet. Diese kann nämlich auf die angrenzenden Knochenstrukturen übergreifen und schlimmstenfalls zur Hirnhautentzündung (Meningitis) führen.
- Bei Abfließen von Eiter oder Flüssigkeit aus dem Gehörgang.
- Bei einer chronischen Mittelohrentzündung, weil dann im Trommelfell Löcher entstehen können.

Worauf Sie achten sollten

Reinigen Sie Ihre Ohren nur sehr vorsichtig, und verzichten Sie dabei auf die beliebten Wattestäbchen. Diese können Krankheitserreger möglicherweise tiefer in den Gehörgang befördern.
Bei Löchern im Trommelfall oder akuten Entzündungen des Innenohrs darf kein Wasser in die Ohren gelangen – nicht einmal in der Badewanne.

Welche Einzelhomöopathika können bei Ohrenschmerzen helfen?

Beschwerdebild	Ihnen fällt auf	Besser 🙂 Schlimmer 🙁	Mittel + Dosierung
Heftig brennende oder reißende Ohrenschmerzen, verbunden mit Fieber, Hals- oder Kopfschmerzen. Mögliche Auslöser sind eine Erkältung, eine Infektion des Gehörganges, Feuchtigkeit und Nässe.	Die Schmerzen fühlen sich an, als wäre Pfeffer tief ins Ohr hineingerieben worden. Sie sind druckempfindlich hinter den Ohren, fühlen sich müde, erschöpft, frösteln und sind verdrießlicher Stimmung. Sie möchten zu Hause und allein sein und verlangen nach Stimulanzien wie Kaffee oder Alkohol.	● Hitze ● Essen ● Draußen ● Zugluft ● Aufdecken im Bett	**Capsicum annuum (S. 305)** D4–D8 akut alle 2 Stunden 5 Globuli, später 3 x täglich 5 Globuli oder D12 1 x täglich 5 Globuli 🦆 Für Kinder Je nach Alter 1–4 Globuli
Sie leiden an pochenden, pulsierenden und brennenden Ohrenschmerzen, die rechts besonders ausgeprägt sind, verbunden mit rasch ansteigendem Fieber und Hitzegefühl des ganzen Körpers. Auslöser waren eine Verkühlung, Nasswerden des Kopfes oder Zugluft.	Die Beschwerden haben ganz plötzlich und heftig eingesetzt und verschlimmern sich rapide. Das erkrankte Ohr ist hochrot und äußerst berührungsempfindlich. Auch das Gesicht ist gerötet. Trotz des allgemeinen Hitzegefühls sind Ihre Beine und Füße eiskalt. Sie verspüren wenig Durst, obwohl Ihr Mund trocken ist. Ihre Augen schmerzen im hellen Licht.	● Frische Luft ● Halb aufrechtes Sitzen im Bett ● Wärme ● Berührung ● Bewegung ● Erschütterung ● Helles Licht	**Belladonna (S. 300)** D4–D8 akut alle 2 Stunden 5 Globuli, später 3 x täglich 5 Globuli D12 1 x täglich 5 Globuli 🦆 Für Kinder Je nach Alter 1–4 Globuli
Pulsierende Ohrenschmerzen, die sich nicht plötzlich, sondern allmählich im Rahmen einer Erkältungskrankheit entwickeln. Ihr Allgemeinbefinden ist dabei nicht sonderlich beeinträchtigt.	Alle Ihre Beschwerden entwickeln sich allmählich, das Fieber steigt langsam und der Schnupfen wird langsam schlimmer. Ihr Gesicht ist blass, errötet aber auffallend häufig.	● Kühle Anwendungen und kalte Getränke ● Bewegung ● Wärme und warme Getränke	**Ferrum phosphoricum (S. 313)** D4–D8 3–5 x täglich 5 Globuli oder D12 1 x täglich 5 Globuli 🦆 Für Kinder Je nach Alter 1–4 Globuli

Welche Komplexmittel helfen?

Die Beschwerden
→ Ohrenschmerzen / Tubenkatarrh

Hier ist **Capsicum Oligoplex** eine geeignete Kombination. Die darin enthaltenen Homöopathika haben einen günstigen Einfluss auf entzündliche Prozesse im Bereich der Ohren wie auch der oberen Atemwege.

Capsicum Oligoplex enthält:

Capsicum annuum D4 (Spanischer Pfeffer, Paprika) verfügt über eine heilende Wirkung bei Schleimhautentzündungen, die zur Vereiterung neigen. Es findet deshalb vielfach Anwendung bei Infektionen der Mund- und Rachenschleimhaut und bei Hals- und Ohrenschmerzen.

Bitte beachten Sie:
In der Schwangerschaft und Stillzeit sowie bei Säuglingen und Kleinkindern sollte dieses Mittel nicht eingesetzt werden. Dasselbe gilt für eine bekannte Überempfindlichkeit gegen Brom und Chinin. Wenn Sie an einer Erkrankung der Schilddrüse leiden, sollten Sie das Mittel nicht ohne ärztlichen Rat anwenden.

Arsenicum album D8 (Arsentrioxid) ist ein Mittel mit tiefgreifender Wirkung auf alle Körpergewebe. Es hilft vor allem bei brennenden Schmerzen sowie bei tosenden Ohrgeräuschen.

Bromum D5 (Brom) wirkt besonders auf die Atemwege, wenn die Beschwerden von einem Erstickungsgefühl begleitet sind. Es ist deshalb ein wichtiges Mittel bei Bronchitis und Asthma. Es hilft bei wund machenden Absonderungen und verhärteten Drüsenschwellungen, die zur Vereiterung neigen.

China D3 (Chinarinde) ist ein Heilmittel, das bei fieberhaften Atemwegsinfekten hilft – vor allem in den späteren Stadien der Erkrankung.

Kalium jodatum D4 (Kaliumjodid) hilft bei bohrenden Ohrenschmerzen und Ohrgeräuschen. Das Leitsymptom ist ein wässriger scharfer Fließschnupfen, der mit Schmerzen in der Stirnhöhle verbunden ist.

Mercurius cyanatus D6 (Quecksilbercyanid) ist ein wichtiges Heilmittel bei akuten Infektionskrankheiten, die mit einer Gewebszerstörung einhergehen. Es hilft bei einer eitrigen Mandelentzündung mit dicken Belägen und starken Schluckschmerzen.

● **Dosierung:** 3-mal täglich 15 Tropfen auf 1 EL Wasser vor dem Essen einnehmen.

Die Beschwerden
→ Sehr heftige Ohrenschmerzen / beginnende Mittelohrentzündung

Sie können bei sehr ausgeprägten Beschwerden möglicherweise die Entwicklung einer Mittelohrentzündung verhindern, wenn Sie **Capsicum Oligoplex** rechtzeitig im Wechsel mit **Mercurius Oligoplex** einnehmen. Diese Kombination beinhaltet zusätzlich wirksame homöopathische Heilmittel, die sich besonders in der Behandlung entzündlicher Schleimhauterkrankungen mit Vereiterungsneigung bewährt haben.

Bitte beachten Sie:
In der Schwangerschaft und Stillzeit sowie bei Säuglingen und Kleinkindern sollte dieses Mittel nicht eingesetzt werden. Dasselbe gilt für eine bekannte Jodüberempfindlichkeit und Nierenfunktionsstörungen. Wenn Sie an einer Erkrankung der Schilddrüse leiden, sollten Sie das Mittel nicht ohne ärztlichen Rat anwenden.

Mercurius solubilis Oligoplex enthält:
Mercurius solubilis Hahnemanni D4 (Metallisches Quecksilber) ist ein großes Heilmittel bei einer Vielzahl entzündlicher Erkrankungen der Haut und Schleimhäute, vornehmlich in Mund und Rachen sowie bei Entzündungen im Bereich der Ohren, Zähne, Knochen und Lymphwege. Es wirkt besonders, wenn die Beschwerden mit übelriechenden Absonderungen und Eiterbildung einhergehen.
Aurum chloratum natronatum D5 (Goldchlorid-Chlornatrium) hat in erster Linie eine ausgeprägte Wirkung auf die weiblichen Geschlechtsorgane. Es wirkt aber auch bei entzündlichen Prozessen der Haut und Schleimhäute.

Calcium sulfuricum D3 (Calciumsulfat) hilft bei Drüsenschwellungen und Eiterungen der Schleimhäute von Nase, Mund und Ohren, die durch dicke, gelbe, klumpige Absonderungen gekennzeichnet sind.
Kalium jodatum D3 (Kaliumjodid) siehe Seite 60.
Kalium phosphoricum D3 (Kaliumphosphat) ist eines der größten Heilmittel bei mangelnder Nervenkraft, Hinfälligkeit und Erschöpfung. Es hilft besonders gut bei jüngeren Menschen und wenn die Beschwerden durch Erregung, Überarbeitung oder Sorgen ausgelöst wurden.
Natrium nitricum D3 (Natriumnitrat) wird bei Entzündungen und Infekten wie beispielsweise einer Grippeerkrankung eingesetzt, besonders wenn die Schleimhäute leicht zu bluten beginnen.

● **Dosierung:** 3-mal täglich 1–2 Tabletten langsam im Mund zergehen lassen.

Die Beschwerden
➜ Chronische Mittelohrentzündung

Wenn Sie unter »Ohrenlaufen« aufgrund einer chronischen Mittelohrentzündung leiden, können Sie – aber unbedingt nur in Absprache mit Ihrem Arzt – einen Behandlungsversuch mit **Hepar sulfuris Oligoplex** unternehmen. Es besteht vorwiegend aus Homöopathika, die eine breite Wirkung auf eitrige Gewebsprozesse ausüben.

Bitte beachten Sie:
Bei Jodüberempfindlichkeit darf dieses Mittel nicht angewandt werden. Wenn Sie an einer Erkrankung der Schilddrüse leiden, sollten Sie das Mittel nicht ohne ärztlichen Rat anwenden.

Hepar sulfuris Oligoplex enthält:
Hepar sulfuris D3 (Kalkschwefelleber) ist eines der wichtigsten Mittel bei Eiterabszess. Es bewirkt dessen Einschmelzung und öffnet ihn, so dass der Eiter abfließen kann. Deshalb wird Hepar sulfuris auch als das »homöopathische Messer« bezeichnet.
Calcium carbonicum D3 (Austernschalenkalk) ist ein wirksames Mittel gegen Stauungen in den Lymphwegen mit Tendenz zu schlechter Wundheilung. Es hilft bei Entzündungen des Mittelohrs.
Calcium fluoratum D3 (Calciumfluorid) hat eine hervorragende Heilwirkung bei Drüsen- und Gewebsverhärtungen, bei denen Eiterung droht.
Calcium phosphoricum D2 (Calciumphosphat) ist wie alle Calcium-Verbindungen ein starkes Gewebemittel, mit besonderer Wirkung auf das Knochengewebe. Es hilft außerdem bei schlecht heilenden Fisteln.
Kalium jodatum D3 (Kaliumjodid) siehe Seite 60.
Manganum aceticum D3 (Manganacetat) wirkt bei vielen Arten von Schmerzen und bei Hauteiterungen.
Myristica sebifera D6 (Talgmuskatnussbaum) hat eine große Heilkraft bei Entzündungen der Haut und bei infizierten

Wunden. Ähnlich wie Hepar sulfuris erspart es vielfach die operative Öffnung eines Abszesses.

● **Dosierung:** 3-mal täglich 1 Tablette vor dem Essen im Mund zergehen lassen.

Andere Komplexmittel:
Aconitum napellus D6, Capsicum annuum D4, Chamomilla D0, Echinacea purp. D0, Hydrargyrum bicyanatum D6, Hydrastis canadensis D4, Jodum D4, Natrium tetraboracicum D4, Sambucus nigra D0, Sanguinaria canadensis D0 (enthalten in Otovowen®)

■ **Allgemeine Empfehlungen bei Ohrenschmerzen**

Bei Ohrenschmerzen während eines fieberhaften Infektes sollten Sie möglichst strikte Bettruhe einhalten. Je nachdem, welche Anwendung als angenehm empfunden wird, können warme oder kühlende Umschläge, auf das Ohr gelegt, die Beschwerden lindern. Schmerzstillend wirken manchmal Kompressen, die mit lauwarmem Olivenöl getränkt, nicht zu tief in den äußeren Gehörgang eingebracht werden.

Tinnitus

Die für einen Tinnitus typischen permanenten Ohrgeräusche können so quälend sein, dass sie Betroffene regelrecht zur Verzweiflung treiben. Dabei gibt es eine außerordentliche Vielfalt an Tonvarianten, vom Brausen, Summen, Brummen, Knistern bis hin zum Klingeln, Pfeifen, Pochen, Ticken oder Glockenläuten. Die Medizin unterscheidet zwischen dem subjektiven und dem objektiven Tinnitus. Der subjektive Tinnitus ist die mit Abstand am häufigsten auftretende Form der Erkrankung. Hierbei leidet der Betroffene unter Ohrgeräuschen, die nicht zuzuordnen sind, sondern nur von ihm allein wahrgenommen werden. Vom selteneren objektiven Tinnitus spricht man dagegen, wenn der behandelnde Arzt das den Patienten quälende Geräusch auf eine organische Ursache zurückführen kann.

Ohrgeräusche (Tinnitus) können sehr unterschiedliche Tonqualitäten aufweisen und die Lebensqualität erheblich beeinträchtigen.

Ohrgeräusche kommen besonders bei nervösen, gestressten Menschen vor. Auch Frauen in den Wechseljahren leiden häufig darunter. Sie können aber auch Ausdruck von Durchblutungsstörungen oder Irritationen im Bereich des Innenohrs sein. Über eine gestörte Durchblutung des Kopfes begünstigen Muskelverspannungen im Bereich der Halswirbelsäule das Auftreten von Ohrgeräuschen. Manchmal können Ohrgeräusche durch einen lauten Knall ausgelöst werden. Nicht selten bleiben die störenden Tinnitusgeräusche aber auch als Folge eines Hörsturzes zurück.

Im fortgeschrittenen Lebensalter ist der Tinnitus oft durch eine sogenannte Otosklerose bedingt – darunter versteht man eine Verkalkung der Gehörknöchelchen. In aller Regel werden die Geräusche als pulsierend empfunden und gehen mit einem zunehmenden Nachlassen des Hörvermögens einher. Sie sind grundsätzlich schwer zu beeinflussen. Auch eine Verlegung des Gehörganges durch einen Pfropf aus verhärtetem Ohrenschmalz kann Ohrgeräusche verursachen. In diesen Fällen ist eine Spülung, die der Arzt nach vorherigem Aufweichen des Pfropfes vornimmt, die beste Therapie. Wenn Ohrgeräusche im Rahmen eines Infektes zusammen mit einem Tubenkatarrh oder einer Mittelohrentzündung auftreten, so werden sie wie diese behandelt.

Wann zum Arzt?

- Bei länger bestehenden Beschwerden.
- Bei plötzlich auftretenden, sehr heftigen, anhaltenden Beschwerden.

Dann sollten Sie grundsätzlich die Ursache vom Arzt abklären lassen, denn anhaltende Ohrgeräusche können auf eine schwere Erkrankung im Bereich des Innenohrs oder des Hörnerven hindeuten, zum Beispiel ein Akustikusneurinom (gutartiger Tumor im Bereich des Hörnervs).

Welche Einzelhomöopathika können bei Ohrgeräuschen helfen?

Beschwerdebild	Ihnen fällt auf	Besser 🙂 Schlimmer 🙁	Mittel + Dosierung
Sie leiden an klopfenden, pochenden, klingenden oder widerhallenden Ohrgeräuschen, ausgelöst durch Kummer, Sorgen, Aufregungen, Schreck oder nach einer überstandenen Krankheit, die Sie sehr geschwächt hat.	Sie hören insbesondere die eigene Stimme im Ohr nachklingen, menschliche Stimmen hören Sie schlechter als sonst und haben das Gefühl eines Fremdkörpers im Ohr. Die Geräusche verursachen Schwindelgefühl. Sie sind nervös, empfindlich, geschwächt, erschrecken leicht bei lauten Geräuschen und fürchten sich vor Gewitter.	● Ruhe ● Druck bessert das Fremdkörpergefühl im Ohr ● Liegen ● Nachts ● Aufregungen	**Phosphorus (S. 325)** **D12** 1 x täglich 5 Globuli oder **C30** höchstens 1 x alle 3 Wochen 5 Globuli
Singendes Ohrgeräusch, das erst im linken Ohr auftritt und später in beiden. Als Auslöser vermuten Sie Überanstrengung, Angst, Schreck, finanzielle Sorgen oder Liebeskummer. Bei Frauen kann ein Zusammenhang mit einer Entbindung oder den Wechseljahren bestehen.	Sie sind niedergeschlagen und deprimiert, Sie fühlen sich, als läge eine schwarze Wolke über Ihnen und befürchten möglicherweise geisteskrank zu werden. Wenn Sie sich unterhalten, springen Sie oft von einem Thema zum anderen.	● Ruhe ● Draußen ● Bewegung ● Kälte ● Zugluft	**Cimicifuga racemosa (S. 308)** **D1–D3** 3 x täglich 5 Globuli

Welche Komplexmittel helfen?

Die Beschwerden
→ Ohrgeräusche / bei Tubenkatarrh /
  bei Muskelverspannungen der Halswirbelsäule

Hier kann das Komplexmittel **Capsicum Oligoplex** Linderung verschaffen. Darin sind Homöopathika enthalten, die entzündliche Vorgänge günstig beeinflussen und sich gleichzeitig bei Ohrgeräuschen bewährt haben.

Bitte beachten Sie die auf Seite 60, 61 angegebenen Gegenanzeigen.

Capsicum Oligoplex enthält – (Näheres dazu auf Seite 60):
Capsicum annuum D4 (Spanischer Pfeffer) siehe Seite 60.
Arsenicum album D8 (Arsentrioxid) siehe Seite 60.
Bromum D5 (Brom) siehe Seite 60.
China D3 (Chinarinde) siehe Seite 60.
Kalium jodatum D4 (Kaliumjodid) siehe Seite 60.
Mercurius cyanatus D6 (Quecksilbercyanid) siehe Seite 60.

● **Dosierung:** 3-mal täglich 15 Tropfen auf 1 EL Wasser vor dem Essen einnehmen.

Die Beschwerden
→ Ohrgeräusche / bei Durchblutungsstörungen / bei Otosklerose

4

Ohrenbeschwerden

Bei Ohrgeräuschen, die auf Durchblutungsstörungen oder eine Otosklerose zurückzuführen sind, können Sie – bitte wiederum nur in Absprache mit dem Arzt – eine unterstützende Behandlung mit **Kalium jodatum Oligoplex** versuchen. Es enthält einige Homöopathika, die auf die Durchblutung im Bereich des Gehirns und Innenohrs sowie auf die Gefäßverkalkung eine günstige Wirkung entfalten.

Bitte beachten Sie:
Bei Überempfindlichkeit gegen Korbblütler darf Kalium jodatum Oligoplex nicht eingenommen werden. Bei Schilddrüsenerkrankungen nicht ohne ärztlichen Rat anwenden.

Kalium jodatum Oligoplex enthält:
Kalium jodatum D4 (Kaliumjodid) siehe Seite 60.
Arnica montana D4 (Bergwohlverleih) ist ein wichtiges Verletzungsmittel, das eitrigen Entzündungen vorbeugt. Es wirkt aber auch bei Durchblutungsstörungen, die durch einen Blutandrang in den Gefäßen hervorgerufen werden. Arnika hilft bei Ohrgeräuschen mit schießenden Schmerzen sowie bei dumpfem Gehör. Typisch ist, dass die Beschwerden beim Liegen, vor allem bei tiefer Kopflage, nachlassen.

4

Ohrenbeschwerden

Crataegus D2 (Weißdorn) ist in erster Linie ein Herzmittel. Es hilft bei unregelmäßigem Herzschlag, Herzschwäche mit Schlaflosigkeit und wird in der Homöopathie auch bei Gefäßverkalkung eingesetzt.

Euphorbia cyparissias D3 (Zypressen-Wolfsmilch) hilft bei Haut- und Schleimhautreizungen und ist ein Mittel zur Ausleitung von schädigenden Stoffen aus dem Körper.

Manganum chloratum D4 (Mangan-II-Chlorid) erstreckt seine Wirkung auf Beschwerden im Bereich des Nervensystems und wirkt Verkalkungsprozessen im Bereich der Gehirngefäße entgegen.

Sanguinaria D3 (Kanadische Blutwurz) beeinflusst besonders die Schleimhäute der Atemwege und hilft bei Nervenschmerzen im Kopfbereich. Ein Schlüsselsymptom sind brennende Schmerzen, so als seien die betroffenen Körperteile mit heißem Wasser in Berührung gekommen. Sanguinaria wirkt besonders gut, wenn die Symptome auf der rechten Seite auftreten.

● **Dosierung:** 3-mal täglich 10–15 Tropfen auf 1 EL Wasser vor dem Essen einnehmen.

....

Die Beschwerden
➜ Ohrgeräusche in den Wechseljahren

Wenn Sie das Gefühl haben, dass Ihre Ohrgeräusche durch das Einsetzen der

Wechseljahre bedingt sind, kann die in **Cimicifuga Oligoplex** enthaltene Komposition eventuell Ihre Beschwerden lindern. Einige der darin enthaltenen Arzneien haben speziell auf das Klimakterium der Frau eine breite Wirkung. Sie sind kombiniert mit durchblutungsfördernden Mitteln und solchen, die nervöse Beschwerden mindern: Cimicifuga Oligoplex (Zusammensetzung und Dosierung siehe Seite 228).

Andere Komplexmittel:
Bryonia D3, Arnica D3, Chenopodium anthelminticum D3, China D2, Petroleum rectificatum D5 (enthalten in Capillaron®)

■ **Allgemeine Empfehlungen bei Ohrgeräuschen**

Wenn Sie unter Tinnitus leiden, sollten Sie besonders auf eine ausgewogene Lebensführung achten. Dazu gehören ausreichender Schlaf, möglichst viel Bewegung an der frischen Luft und eine gesunde, fettarme Kost. Vermeiden Sie Stress und seelische Belastungen. Eine sanfte Massage im Nackenbereich fördert die Durchblutung des Kopfes und kann auch einen Tinnitus günstig beeinflussen.

Mögliche Ursachen im Überblick

Art	Ursachen
Subjektiver Tinnitus	
ohrbedingt	lärmbedingter Hörverlust; Altersschwerhörigkeit; Verknöcherungen im Ohr, meist des ovalen Fensters; Ohrenentzündung; Pfropf aus Ohrenschmalz; Hörsturz; Menière-Krankheit; andere Gründe für Hörverlust
nervenbedingt	Kopfverletzungen; Schleudertrauma; Multiple Sklerose; gutartige Tumoren des Hörnervs (Akustikus-Neurinom); andere Tumoren im Bereich des Hörnervs und Kleinhirns
infektionsbedingt	Mittelohrentzündung; Folgeerscheinung der Lyme-Borreliose; Hirnhautentzündung; andere Infektionen, die Hörorgane beeinträchtigen können
medikamentenbedingt	häufige Nebenwirkung von zahlreichen Medikamenten, u. a. Schmerzmittel wie Ibuprofen oder Naproxen, Antibiotika wie Doxycyclin oder Ribavirin, entwässernde Medikamente (Diuretika) wie Furosemid oder Torasemid
sonstige	Fehlfunktionen des Kiefergelenks; Zahnerkrankungen
Objektiver Tinnitus	
vaskulär	Verkalkung der den Kopf versorgenden Hauptschlagadern (Karotis); Missbildungen bzw. Verformungen von Blutgefäßen; Tumoren der Blutgefäße; Herzklappenfehler; Verkalkung der großen Körperschlagader (Aorta); Zustände erhöhten Herzoutputs und dadurch ausgelöste Turbulenzen im Blutfluss (z. B. durch Blutarmut oder Medikamente ausgelöst)
muskulär	Muskelzuckungen des Gaumensegels; Krämpfe der Muskeln, die für die Spannung der Gehörknöchelchen und des Trommelfells verantwortlich sind; Belüftungsstörungen der Verbindungsröhre (eustachische Röhre) zwischen Mittelohr und Rachenraum
spontan	Dabei sendet das Innenohr Schallsignale, ohne einen akustischen Reiz empfangen zu haben.

Quelle: Nach Lockwood, 2002

4

Ohrenbeschwerden

Nasenbeschwerden

5

Im Frühjahr und in den Sommermonaten, wenn alles blüht und grünt, fühlen sich die meisten von uns wohl, beschwingt und heiter. Für viele Menschen beginnt jedoch eine Leidenszeit. Sie sind gegen Gräser oder Blütenpollen allergisch und werden vom Heuschnupfen geplagt. Dabei kommt es zu heftigen Niesanfällen, begleitet von einem reichlichen, wässrigen Fließschnupfen. Gleichzeitig entzünden sich meist die Augen, werden rot und beginnen zu tränen. Die Beschwerden halten so lange an, wie ein Kontakt mit den allergieauslösenden Substanzen stattfindet.

Lästiger Schnupfen

Bei kaltem, regnerischem Wetter kommt es hingegen leicht zu einem Erkältungsschnupfen, der von Viren verursacht wird. Bleibt er auf die Nase beschränkt, so ist der Erkältungsschnupfen harmlos und heilt im Allgemeinen innerhalb von neun Tagen von selbst wieder. Solange die Beschwerden erträglich sind, reicht deshalb eine abschwellende Behandlung der Nasenschleimhäute mit einem Nasenspray aus. Was Sie tun können, wenn ein Erkältungsschnupfen von Fieber, Halsschmerzen, Husten und Heiserkeit begleitet wird, können Sie im Kapitel Atemwegserkrankungen auf Seite 110 ff. nachschlagen.

Eine einfache Erkältung kann sich auf die tieferen Atemwege, die Bronchien oder die Lunge ausweiten.

Ein häufig wiederkehrender oder nicht ausheilender Schnupfen – sowohl allergischer wie auch infektiöser Natur – kann durch die entzündlichen Veränderungen der Nasenschleimhäute Bakterien den Weg bahnen und zur Nasennebenhöhlenentzündung führen.

Ein vielfach im Kindesalter anzutreffendes Problem ist das Nasenbluten. In den meisten Fällen wird es durch kleine Verletzungen der Nasenschleimhaut hervorgerufen.

Vorsicht

Länger anhaltende Nasenbeschwerden, die sich auch durch eine homöopathische Behandlung nicht bessern lassen, können auf die tieferen Atmungsorgane, Bronchien und Lungen übergreifen und bedürfen deshalb einer ärztlichen Untersuchung und Behandlung.

Sie suchen Hilfe bei:

- Heuschnupfen (S. 70)
- Nasennebenhöhlenentzündung (S. 73)
- Nasenbluten (S. 77)

Einzelmittel oder Komplexmittel?

Die Homöopathie stellt eine Reihe von Arzneimitteln zur Verfügung, die bei Nasenbeschwerden helfen können. Will man sie mit einem Einzelmittel behandeln, so müssen die mit der Erkrankung in Zusammenhang stehenden Erscheinungen möglichst genau mit den Symptomen übereinstimmen, die das jeweilige Mittel unverdünnt hervorrufen würde. Falls Sie bei der Suche nicht erfolgreich sind, empfiehlt es sich, ein Komplexmittel zu wählen. Näheres dazu finden Sie auf Seite 21.

Heuschnupfen

Der Heuschnupfen tritt bei Menschen, die gegen Pollen und Gräser allergisch sind, bevorzugt in den wärmeren Jahreszeiten während den Blütezeiten auf. Die allergieauslösenden Stoffe werden besonders bei schönem, trockenem Wetter durch den Wind oft über weite Strecken verbreitet und gelangen mit der Atemluft in die Nase. Dort reizen sie die Schleimhäute – heftige Niesattacken, ein wässriger Fließschnupfen, gerötete, entzündete und tränende Augen sind die Folge.

Wenn Sie Heuschnupfensymptome bei sich feststellen, ist es sinnvoll, den genauen Auslöser festzustellen, denn nicht immer sind Pollen und Gräser für die Beschwerden verantwortlich. Wenn nämlich ein »Heuschnupfen« über das ganze Jahr hinweg immer wiederkehrt, ist er meistens durch eine Hausstauballergie bedingt. Auch an Tierhaarallergie ist dann zu denken – selbst wenn Sie kein eigenes Haustier haben.

Die einfachste und zuverlässigste Möglichkeit, Überempfindlichkeiten gegen bestimmte Stoffe abzuklären, ist entweder der sogenannte »Prick-Test« – ein einfacher Hauttest, der anzeigt, auf welche Allergene der Patient reagiert. Es besteht aber auch die Möglichkeit, das aulösende Allergen durch eine Blutuntersuchung nachzuweisen.

Kennen Sie nun Ihre primären Allergieauslöser, ist auch ein Test auf mögliche Kreuzallergien empfehlenswert: Da sich die Eiweißstoffe vieler Pflanzen ähneln, reagiert der Allergiker oft nicht nur auf die Pollen der Pflanze, sondern auch auf Nahrungsmittel, die eine verwandte Eiweißstruktur aufweisen – dann spricht man von einer Kreuzallergie.

Bei Allergien ist es wichtig, den Kontakt mit der auslösenden Substanz so weit wie möglich zu vermeiden oder wenigstens stark einzuschränken.

Achten Sie also in jedem Fall darauf, ob beim Verzehr bestimmter Lebensmittel bekannte oder auch untypische allergische Symptome auftreten. Hat bereits ein Test gezeigt, welche Lebensmittelgruppe Ihnen Probleme bereitet, hilft es nur, diese konsequent zu meiden.

Wann zum Arzt?

- In jedem Fall ist es empfehlenswert, einen Allergietest machen zu lassen.
- Sofort, wenn Sie Atemnot oder Schwierigkeiten insbesondere beim Ausatmen bemerken! Hier kann es sich um allergisches Asthma handeln, welches gelegentlich auftritt, wenn ein ursprünglich auf die Nase beschränkter »Heuschnupfen« auf tiefere Regionen der Atemwege übergreift. In diesen Fällen spricht man auch von einem »Etagenwechsel«.

Welche Einzelhomöopathika können bei Heuschnupfen helfen?

Beschwerdebild	Ihnen fällt auf	Besser 😊 Schlimmer 😞	Mittel + Dosierung
Fließschnupfen, der mit heftigen Niesanfällen beginnt. Die Augen tränen heftig, und die Nase läuft so stark, dass Sie mit dem Schneuzen kaum nachkommen.	Das Sekret ist wässrig und klar wie Hühnereiweiß. Fließschnupfen und trockene, verstopfte Nase wechseln sich ab. Sie haben trockene, aufgesprungene Lippen und bemerken einen feinen Riss auf der Unterlippe. Sie haben großen Durst und verlangen nach salzigen Speisen. Sie sind grüblerischer Stimmung, möchten sich zurückziehen und vertragen keine tröstenden Worte.	• Frische Luft • Ruhe • Wenn Sie geschwitzt haben • Sonne • Feuchtigkeit • Wärme	**Natrium chloratum (S. 323)** **D4–D8** akut alle 2–3 Stunden 5 Globuli, später 3 x täglich 5 Globuli oder **D12** 1 x täglich 5 Globuli 🐦 **Für Kinder** Je nach Alter 1–4 Globuli
Heftiger Fließschnupfen, die Nase läuft und tropft unaufhörlich, auch die Augen tränen, Sie haben möglicherweise auch Stirnkopfschmerzen.	Sie fühlen sich, als hätten Sie in eine scharfe rohe Zwiebel gebissen. Das Nasensekret ist scharf, ätzend und macht die Oberlippe wund, während die Tränenflüssigkeit eher als mild empfunden wird. Das Einatmen kalter Luft verursacht Heiserkeit.	• Draußen • Frische Luft • Bewegung • Kühle Anwendungen • Abends • Warme Räume • Liegen	**Allium cepa (S. 297)** **D2–D4** stündlich 4–5 Globuli 🐦 **Für Kinder** Je nach Alter 1–4 Globuli
Sie haben eine stark laufende Nase verbunden mit gereizten, geröteten, stark juckenden Augen, heftigem Tränenfluss, aber nur geringem Niesreiz.	Das Nasensekret ist mild, während die Tränenflüssigkeit beißend ist und die Lider wund macht. Helles Licht empfinden Sie als äußerst unangenehm.	• Dunkelheit • Draußen • Kühle Anwendungen • Licht • Abends • Warme Räume • Anstrengung der Augen	**Euphrasia officinalis (S. 313)** **D2–D4** akut alle 2–3 Stunden 5 Globuli, später 3 x täglich 5 Globuli 🐦 **Für Kinder** Je nach Alter 1–4 Globuli

Welche Komplexmittel helfen?

Die Beschwerden
→ Heuschnupfen

Die in **Sinapis Oligoplex** enthaltene Komposition homöopathischer Arzneien übt einen besonders günstigen Einfluss auf die Krankheitszeichen eines Heuschnupfens aus. Sie hemmt die entzündlichen Erscheinungen im Bereich der Schleimhäute der oberen Atemwege und bewirkt eine Linderung des Schnupfens.

Sinapis Oligoplex enthält:

Sinapis nigra D3 (Schwarzer Senf) entfaltet seine Wirkung hauptsächlich im Bereich der Nase und oberen Atemwege. Es findet daher vor allem Anwendung bei Erkältungen, Rachenentzündung und Heuschnupfen. Leitsymptome sind trockene Nasenlöcher mit spärlichem, aber scharfem Nasensekret und Verstopfung des linken Nasenloches. Beim Hinlegen sind die Nasenlöcher abwechselnd verstopft.

Ailanthus glandulosa D3 (Götterbaum) hilft bei fieberhaften Erkrankungen, die mit großer Schwäche verbunden sind, bei blutigen oder wässrigen reichlichen Absonderungen aus der Nase.

Aralia racemosa D3 (Amerikanische Narde) entfaltet seine Wirkung hauptsächlich bei Heuschnupfen, häufigem Niesen und reichlicher Absonderung eines ätzenden Nasenschleims sowie bei asthmatischen Beschwerden.

Allium cepa D4 (Küchenzwiebel) hilft bei Fließschnupfen, Kopf- und Nervenschmerzen während einer Erkältungskrankheit, vor allem aber im Rahmen einer Allergie.

Sabadilla D4 (Läusesamen) hat eine vorzügliche Heilwirkung auf die Schleimhäute der Nase und die Tränendrüsen. Es wird bei Erkältungen und Heuschnupfen eingesetzt.

Salix alba D2 (Silberweide) hat einen schmerzstillenden und entzündungshemmenden Effekt bei vielen ganz unterschiedlichen Erkrankungen.

● **Dosierung:** 3-mal täglich 10–15 Tropfen auf 1 EL Wasser vor dem Essen einnehmen.

....

■ **Allgemeine Empfehlungen bei Heuschnupfen**

Bei Heuschnupfen ist es am besten, das auslösende Allergen weitgehend zu meiden. Dies ist natürlich nicht immer möglich. Mittlerweile gibt es jedoch sogenannte Pollenflugkalender, die Sie bei entsprechenden Beratungsstellen oder beim Arzt erhalten können. Bei einer Allergie gegen Hausstaub sollten Sie vor allem beim Kauf von Matratzen und Bettwäsche antiallergenes Material vorziehen und auf Teppichböden möglichst verzichten. Rauchen sollten Sie unter allen Umständen vermeiden. Selbst das passive Einatmen von Zigarettenrauch hat bei allergischen Kindern eine Verschlimmerung der entzündlichen Erscheinungen im Bereich der Luftwege zur Folge.

Nasennebenhöhlen-entzündung

Eine Entzündung der Nasennebenhöhlen (Sinusitis) kann oft im Anschluss an einen Schnupfen oder eine Erkältungskrankheit entstehen, die in aller Regel eine virale Ursache haben. Vor allem Menschen, die an einem Heuschnupfen oder anderen Allergien leiden, neigen häufiger dazu, eine Sinusitis zu entwickeln, als andere.

Bei der Entstehung einer Sinusitis schwellen die kleinen Verbindungsgänge zwischen Nase und Nebenhöhlen an. Dies kann dazu führen, dass das Nasensekret nicht abfließt und sich zurückstaut. Darüber hinaus werden die Nasennebenhöhlen nicht mehr ausreichend belüftet. Dies bietet einen idealen Nährboden für Bakterien. In diesen Fällen spricht man von einer bakteriellen Superinfektion.

Anzeichen für eine bakterielle Sinusitis sind in erster Linie zäher Schleim und grünlich gelbe Absonderungen aus der Nase. Meist ist bevorzugt eine Nasenhöhle betroffen, wodurch es auch zu einseitigen Gesichtsschmerzen kommen kann. Eine beidseitige Symptomatik spricht dagegen mehr für eine Beteiligung der Nasennebenhöhlen im Rahmen einer Erkältungskrankheit.

Typische Symptome einer jeden Nasennebenhöhlenentzündung sind die behinderte Nasenatmung und ein Stirnkopfschmerz, der besonders beim Bücken zunimmt oder zu pulsieren beginnt. Schmerzen im Bereich des Oberkiefers und der Zähne deuten dabei auf eine Kieferhöhlenentzündung hin. Treten sie hinter den Augen und in der Stirn auf, so liegt meist eine Stirnhöhlenentzündung zugrunde. Allgemein fühlen sich die Patienten abgeschlagen, klagen nicht selten über Schwindel, und vereinzelt zeigen sich auch äußerlich sichtbare Schwellungen im Gesichtsbereich.

Ein ziemlich sicheres Anzeichen für eine Sinusitis ist eine beim Beklopfen schmerzhafte Wangen- oder Nasenwurzelregion.

Wird das Beklopfen der Wangen- und Nasenwurzelregion mit dem Finger als schmerzhaft empfunden, liegt mit hoher Wahrscheinlichkeit eine Nasennebenhöhlenentzündung vor.

Wann zum Arzt?

- Wenn eine akute Entzündung der Nasennebenhöhlen trotz eines homöopathischen Behandlungsversuchs nach spätestens zwei bis drei Tagen keine Besserung zeigt.
- Wenn sich hohes Fieber und starke Kopfschmerzen einstellen.
- Wenn die Sinusitis einen chronischen Verlauf zeigt, also sich zwar bessert, aber immer wiederkehrt oder in abgemildeter Form bestehen bleibt.

Welche Einzelhomöopathika können bei Nasennebenhöhlenentzündung helfen?

Beschwerdebild	Ihnen fällt auf	Besser 🙂 Schlimmer 😟	Mittel + Dosierung
Sie leiden an zähflüssigem Schnupfen, der auf die Nasennebenhöhlen überzugreifen beginnt. Die Symptome sind begleitet von Geruchsverlust, Niesanfällen, einer häufig verstopften Nase und Stirnkopfschmerzen.	Die Nase sondert ein zähes, grünlich gelbes und fadenziehendes Sekret oder gallertige Klümpchen ab. Sie haben ein Druck- und Völlegefühl in Stirn- und Wangenhöhlen, manchmal meinen Sie, ein Haar auf der Zunge oder im linken Nasenloch zu haben, und räuspern sich häufig. Beim Entkleiden frösteln Sie.	🟢 Wärme 🟢 Heiße Anwendungen 🟢 Druck 🟢 Bewegung 🔴 Morgens zwischen 3 und 5 Uhr 🔴 Aufdecken und Entkleiden	**Kalium bichromicum (S. 318)** D4–D8 3 x täglich 5 Globuli oder D12 1 x täglich 5 Globuli 🦆 **Für Kinder** Je nach Alter 1–4 Globuli
Stockschnupfen mit überwiegend verstopfter Nase, die besonders morgens reichlich dickes, rahmiges, gelbliches, aber mildes Sekret absondert. Sie haben Schmerzen in den Wangenknochen und über dem rechten Auge.	Sie riechen und schmecken nichts mehr, sind weinerlicher Stimmung, bedauern sich selbst und haben das Bedürfnis, sich anzulehnen und getröstet zu werden. Sie verspüren kaum Durst und ekeln sich vor fetten Speisen.		**Pulsatilla pratensis (S. 326)** D6–D8 3 x täglich 5 Globuli oder D12 1 x täglich 5 Globuli 🦆 **Für Kinder** Je nach Alter 1–4 Globuli
Schnupfen mit Absonderung von dickem eitrigem Sekret und Bildung blutiger Krusten, verbunden mit Schmerzen und Rötung um die Augenregion.	Ein deutlicher Druckschmerz über der Nasenwurzel, fädiger Schleim rinnt ständig hinten in den Rachenraum ab und verursacht Reizhusten, besonders morgens beim Erwachen. Ihre Beschwerden wechseln häufig in ihrer Intensität.	🟢 Draußen 🟢 Nach dem Mittagessen 🟢 Ruhe 🔴 Nachts 🔴 Gehen	**Cinnabaris (S. 309)** D3–D8 3 x täglich 5 Globuli oder D12 1 x täglich 5 Globuli 🦆 **Für Kinder** Je nach Alter 1–4 Globuli

Welche Komplexmittel helfen?

Die Beschwerden
→ Sinusitis

Eine geeignete Kombination, mit der Sie eine Sinusitis behandeln können, ist **Kalium chloratum Oligoplex**. Dieses Arzneimittel enthält mehrere Homöopathika, die Schleimhautentzündungen günstig beeinflussen und Eiterungen entgegenwirken.

Zur Behandlung von Nasennebenhöhlenentzündungen haben sich homöopathische Mittel als äußerst wirksam erwiesen – vor allem bei chronischen Beschwerden.

Kalium chloratum Oligoplex enthält:
Kalium chloratum D4 (Kaliumchlorid) ist ein wirksames Heilmittel bei chronisch werdenden Entzündungen der Luftwege mit Absonderung dicken weißen Schleims, Neigung zu Drüsenschwellungen und weißem oder grauen Zungenbelag.
Arsenum jodatum D8 (Arsentrijodid) ist ein bedeutendes Mittel bei geschwollenen Schleimhäuten, die hartnäckig ein ätzendes Sekret absondern, das die Wundheit der Schleimhaut verstärkt. Arsenum jodatum hilft bei chronischem Nasenkatarrh, Heuschnupfen und Mittelohrentzündungen.
Hydrastis canadensis D4 (Kanadische Gelbwurz) erstreckt seine Heilwirkung

hauptsächlich auf die Schleimhäute. Es hilft bei Sinusitis mit dicken, fädigen, gelben Absonderungen aus der Nase.
Kalium jodatum D4 (Kaliumjodid) wirkt besonders auf das Bindegewebe und die Schleimhäute. Es hilft bei starkem wässrigem oder grünlich gefärbtem Schnupfen, der begleitet ist von Stirnkopfschmerzen, ferner bei Drüsenschwellungen und Gesichtsneuralgien. Kalium jodatum unterstützt die Reaktionsfähigkeit und Abwehrkraft des Körpers.
Lemna minor D3 (Wasserlinse) ist ein Mittel für Erkältungskrankheiten und hilft besonders bei chronischem Schnupfen sowie bei asthmatischen Beschwerden, die durch eine behinderte Nasenatmung verursacht werden. Wenn die Schleimhäute entzündlich geschwollen sind, vermindert Lemna die Verstopfung der Nase.
Manganum chloratum D4 (Mangan-II-Chlorid) hat eine Wirkung auf den Knochen. Es hilft bei bohrenden Schmerzen im Bereich der rechtsseitigen Schädelknochen und des Kiefergelenks sowie bei Schwindel, der vorzugsweise beim Bücken oder im Freien auftritt.
Marum verum D2 (Teucrium marum, Amberkraut) entfaltet seine Wirkung hauptsächlich bei Schnupfen und chronischen Entzündungen der Nase, begleitet von einer Absonderung übelriechender borkiger Krusten, Verlust des Riechvermögens und Kribbeln in den Nasenlöchern.
Phosphorus D6 (Gelber Phosphor) ist ein großes homöopathisches Mittel für entzündlich gereizte Schleimhäute mit der Tendenz zur Gewebszerstörung und Blutungsneigung.

Dosierung:
- 3-mal täglich 15 Tropfen auf 1 EL Wasser vor dem Essen einnehmen.
- 🦆 Kinder unter 10 Jahren nehmen 3-mal täglich 3–10 Tropfen.

....

Andere Komplexmittel:
Cinnabaris D8, Carbo vegetabilis D8, Silicea D8, Kalium bichromicum D4, Calcium sulfuricum D4, Hydrastis D4, Thuja D8 (enthalten in Sinuselect® N), Luffa operculata D4, Antimonium sulfuratum aurantiacum D8, Euphorbium D0, Kreosotum D3 (enthalten in Sinupas®), Arsenum jodatum D6, Kalium chloratum D4, Thuja D6 (enthalten in Sinusyx®)

■ Allgemeine Empfehlungen bei Nasennebenhöhlenentzündung

Bei Sinusitis ist es wichtig, dass die Schleimhäute abschwellen und die Nebenhöhlen wieder ausreichend belüftet werden. Mit Inhalationen oder Gesichtsdampfbädern aus Kamille können Sie die Behandlung unterstützen. Die Pflanzenwirkstoffe haben einen antientzündlichen, heilenden Effekt und können über tiefes Einatmen des feuchtheißen Dampfes meist gut bis in die Nebenhöhlen vordringen.

Auch die inzwischen in jedem Drogeriemarkt erhältlichen Nasenduschen haben sich in der Prophylaxe und Behandlung bewährt: Lösen Sie eine Prise Kochsalz in lauwarmem Wasser, befüllen Sie die Nasendusche damit und spülen Sie vorsichtig

Ihre Nase. Mehrmals täglich wiederholt, helfen die Anwendungen, die kleinen Verbindungsgänge in der Nasenhöhle zu reinigen und die Schleimhäute zu befeuchten. Für unterwegs eignet sich hier ein Nasenspray mit Meerwasser.

Wie auch bei jeder Erkältung, müssen Sie bei einer Sinusitis besonders darauf achten, viel zu trinken, damit der Schleim verflüssigt und abtransportiert werden kann.

Bedenken Sie auch immer: Durch das häufige Reinigen der Nase und die Entzündung werden die Schleimhäute sehr strapaziert, trocknen schnell aus und sind damit viel weniger in der Lage, Bakterien abzuwehren. Hier können Ölzubereitungen, beispielsweise Sesamöl, helfen. Als fertiges Spray aus der Apotheke oder in Bioqualität gekauft, pflegt es angenehm und macht die Schleimhaut widerstandsfähiger.

Nasenbluten

Beim Nasenbluten handelt es sich meist um eine mechanische Verletzung der Nasenschleimhaut, aber auch eine Erkältung kann mitunter dazu führen. Besonders Kinder neigen dazu, die Borken aus geronnenem Blut immer wieder mit dem Finger zu entfernen, und lösen dadurch vielfach eine erneute Blutung aus.

Kehren die mehr oder weniger starken Sickerblutungen häufig wieder, kann auch eine Gefäßwandschwäche die Ursache sein. Beim Erwachsenen wird Nasenbluten mitunter durch einen erhöhten Blutdruck ausgelöst.

Wann zum Arzt?

- Bei immer wiederkehrendem Nasenbluten sollte die Ursache unbedingt durch den Arzt abgeklärt werden. In manchen Fällen ist eine Blutkrankheit oder eine Blutgerinnungsstörung für die Beschwerden verantwortlich und muss behandelt werden.
- ⊞ Nasenbluten ist zwar meist harmlos, aber bei durch nichts zu stillenden oder sturzartigen Blutungen müssen Sie ärztliche Hilfe holen.
- ⊞ Sehr selten, aber wichtig: »Blutet« **nach einem Unfall** plötzlich helle Flüssigkeit aus der Nase, könnte es sich um Gehirnflüssigkeit handeln. Rufen Sie dann sofort einen Notarzt!

Erste Hilfe bei Nasenbluten

Setzt Nasenbluten ein, müssen Sie den Oberkörper möglichst aufrecht und den Kopf leicht nach vorn gebeugt halten – so kann das Blut am besten ablaufen und nicht unbemerkt den Rachen hinablaufen. Sollte dennoch Blut in den Rachen gelangen, so spucken Sie es aus – hinuntergeschlucktes Blut kann zu Übelkeit und Brechreiz führen. Mit Eis oder einer kalten Kompresse im Nacken (hier reicht im Notfall ein kaltes, nasses, zusammengerolltes Handtuch) und auf der Nase lassen sich Blutungen stoppen – denn Kälte verengt die Gefäße. Sie können auch versuchen, die Nasenflügel fest zusammenzudrücken und den Druck mindestens fünf Minuten zu halten – auf diese Weise werden die Blutgefäße abgeklemmt. Ist die Blutung gestoppt, sollten Sie für einen Zeitraum von 12 Stunden heftiges Schneuzen vermeiden, um den gebildeten Schorf nicht wieder zu lösen.

Welche Einzelhomöopathika können bei Nasenbluten helfen?

Beschwerdebild	Ihnen fällt auf	Besser 😄 Schlimmer 😟	Mittel + Dosierung
Häufiges starkes Nasenbluten, oft ausgelöst durch Naseputzen oder Niesen, manchmal auch beim Stuhlgang.	Es besteht eine allgemeine Blutungsneigung, auch kleine Wunden bluten oft lang und anhaltend. Sie sind nervös, vertragen keine starken Gerüche, erschrecken leicht bei lauten Geräuschen und fürchten sich vor Gewitter.	● Liegen auf der rechten Seite ● Berührung ● Abends	**Phosphorus (S. 325)** D12 1 x täglich 5 Globul oder D200 einmalig 5 Globuli 🦆 **Für Kinder** Je nach Alter 1–4 Globuli
Nasenbluten infolge einer Verletzung (bei Kindern kann oft auch Nasebohren die Ursache sein) oder ausgelöst durch Husten, beispielsweise Keuchhusten.	Ihr Gesicht ist rot, Sie haben das Gefühl, das Blut steigt in den Kopf. Möglicherweise haben Sie aber eine kalte Nase. Ihr Bett empfinden Sie als zu hart (egal wie weich es wirklich ist).	● Ruhe ● Hinlegen mit tiefliegendem Kopf ● Husten ● Schneuzen ● Nach Waschen des Gesichts	**Arnica montana (S. 299)** D6 alle 3 Stunden 5 Globuli 🦆 **Für Kinder** Je nach Alter 1–4 Globuli

Welche Komplexmittel helfen?

Die Beschwerden
→ Nasenbluten

Hier kann **Gentiana Oligoplex** helfen. Dieses Arzneimittel enthält eine Komposition von Homöopathika, welche die erhöhte Blutungsbereitschaft günstig beeinflussen, die Wundheilung fördern und gleichzeitig eine beruhigende Wirkung auf die gereizte Nasenschleimhaut ausüben.

Gentiana Oligoplex N enthält:

Gentiana lutea D2 (Gelber Enzian) ist ein Kräftigungsmittel, stärkt den Appetit und reguliert die Durchblutung. Es hilft bei Schwindel, Stirnkopfschmerz und trockenem Hals.

Acidum citricum D3 (Zitronensäure) fördert die Blutgerinnung und zeigt deshalb eine günstige Wirkung bei Blutungen.

Bovista D2 (Bovist) hat eine deutliche Wirkung auf die Haut und den Kreislauf. Es hilft bei Blutungsneigung, vor allem wenn die Beschwerden von Kraftlosigkeit und Mattigkeit begleitet sind.

Crocus sativus D4 (Safran) hilft bei Nasenbluten. Charakteristisch ist dunkles, klumpiges Blut, das in Fäden aus der Nase hängt.

Equisetum arvense D2 (Ackerschachtelhalm) beschleunigt die Heilung der Schleimhaut bei Nasenbluten.

Erigeron canadensis D2 (Kanadisches Berufskraut) ist ein Heilmittel zur Förderung der Wundheilung und hilft bei starken Blutungen, die eine hellrote Färbung aufweisen.

Dosierung:

- 3-mal täglich 10–15 Tropfen in 1 EL Wasser vor dem Essen einnehmen.
- 🦆 Kinder unter 10 Jahren nehmen 3-mal täglich 3–10 Tropfen.

....

■ Allgemeine Empfehlungen bei Nasenbluten

Um Nasenbluten vorzubeugen, sollten Sie zu kräftiges Schneuzen und andere grobe Einwirkungen im Bereich der Nasenhöhle vermeiden. Halten Sie die Nasenschleimhaut durch Meerwassersprays oder Inhalieren feucht und mit Nasensalben oder -ölen geschmeidig. Nehmen Sie darüber hinaus viel Flüssigkeit zu sich, und achten Sie auf ein nicht zu trockenes Raumklima.

Mund- und Zahnprobleme

6

Die Mundhöhle ist keineswegs keimfrei. Allein über die tägliche Nahrungsaufnahme steht sie im ständigen Kontakt mit körperfremden Stoffen. Die meisten der im Mund- und Rachenraum vorkommenden Mikroorganismen sind allerdings harmlos. Ein stetiger Speichelfluss sorgt dafür, dass schädigende Keime nicht überhandnehmen können. Aufgrund einer Schleimhautverletzung, wie sie manchmal schon durch unvorsichtiges Zähneputzen entsteht, aber auch als Folge mangelnder Mundpflege oder kranker Zähne kann es jedoch zur Mundschleimhautentzündung kommen. Auch zu kalte oder heiße Nahrung und schlecht sitzende Zahnprothesen können die Schleimhaut des Mundes und das Zahnfleisch so stark reizen, dass sie sich entzünden. Weitere Ursachen sind Vitamin-C-Mangel oder Stoffwechselstörungen und gelegentlich die Einnahme bestimmter Medikamente. Erkrankungen im Bereich des Mundes und der Zähne können häufig einen unangenehmen Mundgeruch verursachen.

Nicht nur Folge mangelnder Mundhygiene

Von Entzündungen kann nicht nur die Mundhöhle betroffen sein, sondern auch die Umgebung des Mundes. Dann bilden sich kleine Risse an den Mundwinkeln, sogenannte Mundwinkelrhagaden.
Besonders unangenehm und schmerzhaft ist der Herpes labialis, eine Bläschenerkrankung im Lippenbereich, die durch ein Virus bedingt ist und häufig auftritt, wenn das Immunsystem im Rahmen einer Infektionskrankheit geschwächt ist.

Sie suchen Hilfe bei:

- Mundschleimhautentzündung (Seite 82)
- Lippen-Herpes (Seite 86)
- Parodontitis (Seite 90)
- Zahnschmerzen (Seite 93)
- Zahnungsbeschwerden bei Kindern (Seite 97)

In der heutigen Zeit werden zu viele Süßigkeiten verzehrt. Dies ist eine der Hauptursachen für die Zahnkaries (Zahnfäulnis), die häufig schon im Kindesalter anzutreffen ist. Sie verursacht mitunter heftige Zahnschmerzen. Übermäßiger Süßigkeitenkonsum fördert – vor allem bei gleichzeitig nachlässiger Mundhygiene – die Vermehrung schädlicher Bakterien in der Mundhöhle und begünstigt damit auch die Entstehung einer entzündlichen Erkrankung wie der Parodontitis. Sie betrifft den Zahnhalteapparat und führt langfristig zu Zahnfleischschwund und Zahnverlust.

Vorsicht

Entzündliche Veränderungen der Mundschleimhaut können eine Begleiterscheinung schwerer Infektionskrankheiten sein. Bei starken Beschwerden, die mit hohem Fieber verbunden sind, sollten Sie deshalb besser den Arzt zu Rate ziehen. Zahnprobleme bedürfen grundsätzlich immer einer sachkundigen Behandlung, um bleibenden Schäden oder Zahnverlust vorzubeugen.

Einzelmittel oder Komplexmittel?

Um das richtige homöopathische Einzelmittel zu finden, ist es wichtig, nicht nur das jeweilige Symptom wie etwa Zahnschmerz zu berücksichtigen, sondern alle charakteristischen Anzeichen, die mit den Beschwerden in Zusammenhang stehen.
In der Selbstbehandlung ist es deshalb manchmal einfacher, eine ausgewogene Kombination zu wählen. Näheres dazu steht auf Seite 21.
Besonders schwierig ist die Behandlung mit einem Einzelhomöopathikum bei der Parodontitis, da es sich hier um eine chronische und tiefgreifende Erkrankung handelt. Hier können Sie zwar bei akutem Aufflammen von entzündlichen Prozessen eine Behandlung mit einem Einzelmittel versuchen. Es ist jedoch sicherer, bei dieser Erkrankung ein Komplexmittel unterstützend zur zahnärztlichen Behandlung anzuwenden.

6

Mund- und Zahnprobleme

81

Mundschleimhautentzündung

Eine Mundschleimhautentzündung (Stomatitis) entsteht, wenn Bakterien in die Schleimhaut eindringen. Sie rötet sich dann, schwillt an und verursacht oft erhebliche Schmerzen. Es kommt zu verstärkter Speichelbildung, Belägen auf Schleimhaut und Zunge sowie zu üblem Mundgeruch.

Eine Infektion mit dem Hefepilz Candida albicans äußert sich bei Kleinkindern in einem typischen weißlichen Belag (Soor) auf der Mundschleimhaut.

Manchmal können auch Viren eine Mundschleimhautentzündung hervorrufen. Die sogenannte Mundfäule (Stomatitis aphthosa) betrifft meist Kinder zwischen dem ersten und dritten Lebensjahr. Sie wird durch ein Herpes-Virus verursacht und ist von hohem Fieber, starkem Speichelfluss und Lymphdrüsenschwellungen begleitet. Man erkennt sie daran, dass die gesamte Mund- und Rachenschleimhaut mit Bläschen übersät ist. Wenn sie aufplatzen, entstehen kleine Geschwüre mit weißen Belägen (Aphthen) in der Mundschleimhaut. Sie können so starke Schmerzen verursachen, dass die Kinder weder essen noch trinken mögen. Normalerweise heilen sie nach fünf bis sieben Tagen wieder ab.
Wird eine Mundentzündung durch eine Pilzinfektion (Soor) verursacht, ist ärztliche Behandlung angezeigt. Die Infektion deutet meist auf eine gestörte Körperabwehr hin und ist erkennbar an dicken, weißen oder gelblichen Belägen auf der Mundschleimhaut und der Zunge.

Wann zum Arzt?

- Bei anhaltenden entzündlichen Veränderungen, die keiner Behandlung zugänglich sind, denn auch schwere Stoffwechselerkrankungen, wie zum Beispiel Diabetes, Vergiftungen oder eine Blutkrankheit, können Entzündungen im Mundbereich hervorrufen.
- Wenn Ihr Kind an Mundfäule leidet und dabei sehr hohes Fieber bekommt oder starke Schmerzen hat. Sie kann bei Kindern mitunter zu einem schweren Erkrankungszustand führen.
- Vor allem Säuglinge, die an einer Mundfäule leiden, müssen vom Kinderarzt behandelt werden; wenn sie nämlich nicht mehr trinken können, besteht die Gefahr der Austrocknung.

Reinigen Sie mindestens zweimal täglich Ihre Zähne und Zahnzwischenräume. Für Säuglinge sollten Schnuller und Sauger täglich sterilisiert oder abgekocht werden.

Welche Einzelhomöopathika können bei Mundschleimhautentzündung helfen?

Beschwerdebild	Ihnen fällt auf	Besser 😃 Schlimmer 😣	Mittel + Dosierung
Entzündete Mundschleimhaut mit brennenden oder stechenden Schmerzen. Es entwickeln sich möglicherweise kleine Geschwüre. Auslöser waren eine Infektion oder Verletzung im Mundbereich, begünstigt durch Schwäche oder Erschöpfung.	Sie haben einen trockenen Mund, großen Durst, trinken aber nur in kleinen Schlucken. Die Zunge ist gerötet und brennt. Sie sind ängstlich, unruhig und möchten nicht alleine sein.	● Warme Mundspülungen ● Warme Getränke ● Kälte ● Kalte, aber auch zu heiße Speisen und Getränke ● Mitternachts	**Arsenicum album (S. 300)** D12 1x täglich 5 Globuli 🦆 **Für Kinder** Je nach Alter 1–4 Globuli
Entzündung der Mundschleimhaut mit Bläschen, geschwürigen Veränderungen, rissigen Lippen und eingerissenen Mundwinkeln. Schon bei leichter Berührung blutet die Schleimhaut.	Sie haben vermehrten Speichelfluss, der Mund ist aber morgens oft trocken. Die Schmerzen sind stechend wie von Splittern. Selbst milde Speisen verursachen beißende Schmerzen. Auch der Urin ist auffallend scharf und übelriechend. Sie haben üblen Mundgeruch und einen säuerlichen Geschmack im Mund. Sie sind nervös, reizbar und fühlen sich schwach. Der Schweiß riecht säuerlich.	● Berührung ● Druck ● Abends	**Acidum nitricum (S. 295)** D12 1 x täglich 5 Globuli 🦆 **Für Kinder** Je nach Alter 1–4 Globuli
Entzündung der Mundschleimhaut, möglicherweise im Rahmen einer fieberhaften Erkrankung.	Die Schleimhaut ist dunkelrot, schwammig, blutet leicht und neigt zur Bildung von Geschwüren. Sie ist äußerst berührungsempfindlich, sogar die Nahrungsaufnahme ist deswegen kaum möglich.	● Kühle Anwendungen ● Einsetzen von Absonderungen (bei Frauen etwa der Monatsblutung) ● Morgens, beim Erwachen ● Geringste Berührung	**Lachesis (S. 320)** D12 1 x täglich 5 Globuli 🦆 **Für Kinder** Je nach Alter 1–4 Globuli

6

Mund- und Zahnprobleme

6

Mund- und Zahnprobleme

Welche Komplexmittel helfen?

Die Beschwerden
→ Stomatitis / Zahnfleischentzündung

Eine geeignete Kombination, die Ihnen hier helfen kann, findet sich in **Asa Oligoplex**. Dieses Mittel enthält mehrere Homöopathika, die eine ausgeprägte Wirkung auf entzündliche Veränderungen der Mundschleimhaut entfalten und gleichzeitig die allgemeine Abwehrkraft des Körpers stärken.

Bitte beachten Sie:
Asa Oligoplex dürfen Sie nicht anwenden bei Nierenfunktionsstörungen, in der Schwangerschaft und Stillzeit, bei Säuglingen und Kleinkindern, bei Tuberkulose, Leukämie, multipler Sklerose, HIV-Infektion, Autoimmunerkrankungen sowie bei Überempfindlichkeit gegen einen der Wirkstoffe.
Treten bei Einnahme von Asa Oligoplex Juckreiz, Hautausschlag, Gesichtsschwellung, Atemnot oder Schwindel auf, müssen Sie das Mittel absetzen und Ihren Arzt zu Rate ziehen.

Asa Oligoplex enthält:

Asa foetida D3 (Teufelsdreck, Stinkasant) wirkt auf das vegetative Nervensystem, die Knochen und die Schleimhäute des gesamten Verdauungsapparates, zu dem auch die Mundhöhle zählt. Charakteristische Symptome sind eine große Empfindlichkeit und pochende Schmerzen, die vor allem nachts auftreten.

Belladonna D4 (Tollkirsche) ist eines der größten Entzündungs- und Fiebermittel in der Homöopathie. Belladonna hilft besonders gut bei plötzlich auftretenden Erkrankungen mit pulsierenden Schmerzen, stark geröteten Schleimhäuten und hochgradiger Berührungsempfindlichkeit.

Echinacea angustifolia D2 (Schmalblättriger Sonnenhut) steigert die Abwehrkraft des Körpers und hat eine ausgeprägte Wirkung bei eitrigen Infektionen, Blutvergiftung und Lymphdrüsenentzündungen.

Kreosotum D4 (Buchenholzteerkreosot) hat einen günstigen Einfluss auf den gesamten Zahnbereich. Es ist ein ausgezeichnetes Heilmittel bei Zahnfleischschwund. Auffallend ist ein schwammiges, leicht blutendes Zahnfleisch mit dunkel verfärbten, fauligen Zähnen. Bei Kindern hilft es oft bei schmerzhaftem Zahndurchbruch. Charakteristisch sind heftige, reißende Nervenschmerzen, Missempfindungen im Oberkiefer und in den oberen Zahnreihen.

Mercurius sublimatus corrosivus D5 (Quecksilberchlorid) hilft bei ziehenden Zahnschmerzen, purpurrot verfärbtem, entzündetem und geschwollenem Zahnfleisch mit eitrigem Mundgeschmack. Die Schmerzen sind so heftig, dass das Schlucken schwerfällt. Sie strahlen oft bis in die Ohren aus.

Nux vomica D4 (Brechnuss) ist eine wirksame Arznei bei Reizzuständen der Schleimhäute, vor allem des Magen-

Darm-Kanals. Es wirkt besonders gut, wenn die Beschwerden von starker Reizbarkeit begleitet sind. Im Mund hilft es bei Aphthen und Zahnschmerzen.

Staphysagria D4 (Stephanskraut) entfaltet eine ausgeprägte Wirkung auf die Harnwege, die Haut und die Augen. Es hilft aber auch bei Zahnschmerzen, schwammigem, leicht blutendem Zahnfleisch, verbunden mit einer Schwellung der Unterkieferdrüsen.

Symphytum officinale D7 (Beinwell) ist ein bedeutendes Mittel bei Knochenverletzungen. Es bewirkt eine beschleunigte Heilung nach Brüchen, aber auch bei schlecht heilenden Geschwüren der Schleimhäute.

Thuja occidentalis D4 (Lebensbaum) wirkt auf die Haut, die Schleimhäute des Magen-Darm-Kanals, die Nieren und das Gehirn. Thuja hilft bei Zahnfleischschwund, empfindlichen Zahnhälsen und schmerzhaften weißen Bläschen im Mundbereich.

- **Dosierung:** 3- bis 5-mal täglich 10–15 Tropfen auf 1 EL Wasser vor dem Essen einnehmen.

....

Die Beschwerden
→ Mundfäule (Stomatitis aphthosa)

Hier empfiehlt es sich, **Asa Oligoplex** im Wechsel mit **Mercurius solubilis Oligoplex** einzunehmen, weil die darin enthal-

tenen Mittel vor allem eitrigen Schleimhautprozessen und Geschwürbildung entgegenwirken.

Bitte beachten Sie:
Bei Nierenfunktionsstörungen, in der Schwangerschaft und Stillzeit sowie bei Säuglingen und Kleinkindern darf Mercurius solubilis Oligoplex nicht angewandt werden. Bei Schilddrüsenerkrankungen sollten Sie vorher unbedingt ärztlichen Rat einholen.

Mercurius solubilis Oligoplex enthält:

Mercurius solubilis Hahnemanni D4 (Metallisches Quecksilber) ist ein großes Heilmittel bei einer Vielzahl entzündlicher Erkrankungen der Haut und Schleimhäute sowie bei Entzündungen im Bereich der Zähne, Knochen und Lymphwege. Es wirkt besonders, wenn das Gewebe abstirbt, sich Geschwüre bilden und die Beschwerden mit übelriechenden Absonderungen und Eiterbildung einhergehen.

Aurum chloratum natronatum D5 (Goldchlorid-Chlornatrium) hat in erster Linie eine ausgeprägte Wirkung auf die weiblichen Geschlechtsorgane. Es hat aber auch einen günstigen Einfluss auf entzündliche Prozesse der Haut und Schleimhäute.

Calcium sulfuricum D3 (Calciumsulfat) ist bei Drüsenschwellungen und Eiterungen der Schleimhäute von Nase und Mund wirksam, wobei dicke, gelbe, klumpige Absonderungen kennzeichnend sind.

Kalium jodatum D3 (Kaliumjodid) wirkt auf Drüsenschwellungen und Nervenschmerzen im Gesichtsbereich. Es hat

6

Mund- und Zahnprobleme

außerdem eine deutliche Wirkung auf das Bindegewebe und unterstützt die Reaktionsfähigkeit und Abwehrkraft des Körpers.

Kalium phosphoricum D3 (Kaliumhydrogenphosphat) ist eines der größten Heilmittel bei mangelnder Nervenkraft und zeigt eine deutliche Wirkung bei Schwäche, Hinfälligkeit und Erschöpfung.

Natrium nitricum D3 (Natriumnitrat) wird bei Entzündungen und Infekten eingesetzt, besonders wenn die Schleimhäute leicht zu bluten beginnen.

- **Dosierung:** 3-mal täglich 1–2 Tabletten vor dem Essen im Mund zergehen lassen.

....

Allgemeine Empfehlungen bei Mundschleimhautentzündung

Wichtig ist, neben einer gesunden Ernährung auf eine sorgfältige Mund- und Zahnpflege zu achten. Bei einer akuten Entzündung der Mundschleimhaut können Spülungen mit Kamillen- und Salbeitee die Beschwerden lindern. Sie reinigen die Mundhöhle, hemmen das Bakterienwachstum und haben zugleich einen heilenden Effekt.

Lippen-Herpes

Der Lippen-Herpes (Herpes labialis) tritt als sogenanntes Fieberbläschen meistens während oder im Anschluss an eine Infektionskrankheit auf, beispielsweise eine Grippe, einen Magen-Darm-Infekt oder eine Lungenentzündung. Dabei kommt es zur Bildung eines oder auch mehrerer juckender, teils sehr schmerzhafter Bläschen im Bereich des Lippenrots oder am Übergang zur Gesichtshaut. Meistens ist der Lippen-Herpes Ausdruck einer Erschöpfung der Abwehrkräfte. Bei manchen Menschen kehrt er selbst bei geringsten Anlässen, wie beispielsweise unter Stressbelastung oder während der weiblichen Regelblutung, immer wieder. Auch starke Sonnenbestrahlung oder ein Sonnenbrand können als Auslöser für die Entstehung eines Lippen-Herpes in Frage kommen.

Wann zum Arzt?

- Bei ungewohnt heftigen oder sehr ausgeprägten Beschwerden.
- Wenn die Bläschen sich sehr stark auszubreiten oder möglicherweise sogar auf das Auge überzugreifen beginnen. Ein Befall der Hornhäute des Auges durch das Herpes-Virus kann nämlich zu bleibender Beeinträchtigung des Sehvermögens führen.

Welche Einzelhomöopathika können bei Lippen-Herpes helfen?

Beschwerdebild	Ihnen fällt auf	Besser 🙂 Schlimmer 🙁	Mittel + Dosierung
Schmerzhafte Bläschen auf den Lippen oder in der unmittelbaren Umgebung des Mundes, möglicherweise auch auf der Zunge. Die Herpesbläschen zeigen die Neigung, immer wiederzukehren. Auslöser sind meist Kummer, Stress, eine Kränkung oder auch Sonneneinstrahlung.	Sie haben eine trockene Mundschleimhaut und einen salzigen Geschmack im Mund, Ihre Lippen sind geschwollen und aufgesprungen oder es zeigt sich ein tiefer Einriss an der Unterlippe. Sie haben großen Durst, sind niedergeschlagen und haben das Bedürfnis, sich zurückzuziehen.	● Frische kühle Luft ● Anstrengung ● Sonne ● Meer ● Wärme ● Berührung	**Natrium chloratum (S. 323)** D6 akut alle 2–3 Stunden 5 Globuli, später 3 x täglich 5 Globuli oder D12 1 x täglich 5 Globuli
Sie leiden an kleinen, stark geröteten, nässenden Herpesbläschen auf den Lippen oder in der Mundregion. Auslöser waren körperliche Überanstrengung, Nässe oder ein fieberhafter Infekt. Möglicherweise neigen Sie gleichzeitig zu rheumatischen Beschwerden.	Die Bläschen verursachen brennende Schmerzen und zeigen die Neigung, sich auszubreiten oder zusammenzufließen. Sie sind ruhelos, müssen sich ständig bewegen und sind empfindlich gegen Kälte.	● Ständige Bewegung ● Wärme ● Ruhe ● Kälte ● Nässe ● Nachts	**Rhus toxicodendron (S. 327)** D12 1 x täglich 5 Globuli 🦆 Für Kinder Je nach Alter 1–4 Globuli

6

Mund- und Zahnprobleme

87

Welche Komplexmittel helfen?

Die Beschwerden
→ Lippen-Herpes

Die in **Rhus toxicodendron Oligoplex** enthaltene Komposition homöopathischer Arzneien übt einen besonders günstigen Einfluss auf Entzündungen und blasenbildende Hautausschläge aus und eignet sich zur Behandlung des Lippen-Herpes.

Rhus toxicodendron Oligoplex enthält:

Rhus toxicodendron D4 (Giftsumach) wirkt bei rheumatischen Schmerzen und hat eine besondere Beziehung zur Haut und zu den Schleimhäuten. Es ist eines der wichtigsten Heilmittel bei bläschenbildenden Hautausschlägen, wie zum Beispiel der Gürtelrose, Fieberbläschen an Mund und Kinn sowie bei Schmerzen im Kiefergelenk.

Bitte beachten Sie:
Bei Überempfindlichkeit gegen Giftsumachgewächse, Terpentin und Salicylate, in der Schwangerschaft und Stillzeit sowie bei Säuglingen und Kleinkindern darf Rhus toxicodendron nicht angewandt werden. Sollte vermehrter Speichelfluss auftreten, müssen Sie das Mittel absetzen.

Bryonia D3 (Zaunrübe) hat ebenfalls einen heilenden Einfluss auf die Schleimhäute und die Muskulatur.

Mercurius sublimatus corrosivus D5 (Quecksilberchlorid) hilft bei ziehenden Zahnschmerzen, purpurrot verfärbtem, entzündetem und geschwollenem Zahnfleisch mit eitrigem Mundgeschmack. Die Schmerzen sind so heftig, dass das Schlucken schwerfällt.

Oleum gaultheriae D2 (Wintergrünöl) hilft bei Nervenschmerzen und bei schmerzhafter, geröteter Haut, insbesondere wenn sich die Beschwerden durch Anwendung kalten Wassers verschlechtern.

Oleum terebinthinae D3 (Terpentinöl) hat einen ausgeprägten Einfluss auf die Schleimhäute. Es hilft bei juckenden bläschenartigen Ausschlägen sowie bei Entzündungen der Mundschleimhaut.

Salix alba D1 (Silberweide) hat einen schmerzstillenden und entzündungshemmenden Effekt.

● **Dosierung:** 3-mal täglich 15 Tropfen auf 1 EL Wasser vor dem Essen einnehmen.

Die Beschwerden
→ Häufig wiederkehrender Lippen-Herpes

Bei der Neigung zu wiederkehrendem Lippen-Herpes sollte nach Abklingen der akuten Erscheinungen für die Dauer von 1–3 Wochen **Echinacea Oligoplex** zur Nachbehandlung eingenommen werden. Die darin enthaltenen Arzneimittel bewirken eine gezielte Umstimmung und Steigerung der Abwehrkräfte des Körpers.

Echinacea Oligoplex enthält:

Echinacea angustifolia D2 (Schmalblättriger Sonnenhut) steigert die Abwehrkraft und hat eine besondere Wirkung auf eitrige Infektionen, Blutvergiftung und Lymphdrüsenentzündungen. Es hilft bei Zahnfleischschwund und bei rissigen Mundwinkeln.

Arctium lappa D4 (Klette) erstreckt seine Hauptwirkung auf die Haut. Es hilft bei Akne und Hautausschlägen im Kopf-, Gesichts- und Halsbereich.

Baptisia D2 (Wilder Indigo) ist ein wichtiges Fiebermittel, vor allem wenn eitrige Erscheinungen und Muskelschmerzen die Beschwerden begleiten.

Treten bei Einnahme von Echinacea Oligoplex Juckreiz, Hautausschlag, Gesichtsschwellung, Atemnot oder Schwindel auf, müssen Sie das Mittel absetzen und Ihren Arzt zu Rate ziehen.

Colocynthis D4 (Koloquinte) lindert krampfartige Schmerzen des Magen-Darm-Kanals, hilft aber auch bei schießenden Nervenschmerzen im Bereich des Gesichts und der Zähne.

Lachesis muta D8 (Buschmeister, Lanzenotter) ist ein hervorragendes Heilmittel bei vielen Entzündungen, die mit der Neigung zu starken Blutungen einhergehen. Es wirkt bei rissiger, roter und trockener Mundschleimhaut, die stark geschwollen ist und brennende Schmerzen verursacht.

Mercurius cyanatus D4 (Quecksilbercyanid) gilt als stark wirksame Arznei bei akuten Infektionen, wenn Abszessbildung und Gewebszerfall drohen.

Rhus toxicodendron D4 (Giftsumach) siehe Seite 88.

Sulfur D6 (Sublimierter Schwefel) entfaltet eine tiefgreifende Wirkung auf alle Körpergewebe und ist eine der bedeutendsten Arzneien bei vielerlei Hauterkrankungen. Seine Charakteristika sind brennende Hitze, Jucken und eine deutliche Verschlechterung durch Kratzen oder Waschen. Sulfur erhöht die Reaktionsbereitschaft des Körpers.

● **Dosierung:** 3-mal täglich 15 Tropfen auf 1 EL Wasser vor dem Essen einnehmen.

■ **Allgemeine Empfehlungen bei Lippen-Herpes**

Bei akuten Fieberbläschen sollten Sie möglichst jedes Kratzen sowie längere Sonneneinstrahlung und insbesondere eine Übertragung der Viren auf die Augenregion vermeiden. Stabilisieren Sie vor allem Ihre Körperabwehr durch eine gesunde Lebensweise.

Parodontitis

Die Parodontitis (fälschlicherweise auch als Paradontose oder Zahnfleischschwund bezeichnet) entsteht durch bakteriendurchsetzte Ablagerungen an den Zähnen und beschreibt eine entzündliche Erkrankung des Zahnhalteapparats. Die Keime führen zur chronisch schwelenden Entzündung des Zahnfleisches, die allmählich bis in die Zahnalveole vordringt. Dort bilden sich dann sogenannte Zahnfleischtaschen, die mitunter sehr tief werden können. Wenn die Entzündung aufflammt, verursacht sie Schmerzen. Bei weiterem Fortschreiten kommt es zum Abbau des darunterliegenden Kieferknochens, der Zahn lockert sich und fällt schließlich aus.

In den meisten Fällen ist die Parodontitis Folge mangelhafter Mundhygiene und Zahnpflege. Stoffwechselerkrankungen, zum Beispiel ein Diabetes, Stress, Rauchen, Fehlernährung mit viel zuckerhaltigen Speisen sowie Abwehrschwäche, möglicherweise auch hormonelle Faktoren begünstigen ihre Entstehung.

Die Behandlung der chronischen Parodontitis mit einem Einzelmittel ist kaum möglich, Sie können aber akut aufflammende Entzündungserscheinungen damit zu behandeln versuchen (siehe auch Seite 82 ff.).

Wann zum Arzt?

● Die Behandlung einer Parodontitis gehört grundsätzlich in die Hand eines fachkundigen Zahnarztes. Eine Selbstbehandlung darf deshalb immer nur unterstützend erfolgen.

Richtige Pflege und Vorbeugung

Neben einer gesunden Ernährung sind sorgfältige Zahnpflege und gewissenhafte Mundhygiene das Allerwichtigste im Kampf gegen die Parodontitis. Reinigen Sie daher die Zahnzwischenräume vor dem eigentlichen Zähneputzen stets mit Zahnseide oder Interdentalbürsten. Dies beseitigt bakterielle Ablagerungen und beugt einer erneuten Ansiedlung von Bakterien vor. Eventuell empfiehlt sich auch die Entfernung von Belägen auf der Zunge mit einem speziell dafür konstruierten Schaber. Eine zahnärztliche Behandlung mit regelmäßigen Kontrollbesuchen ist bei dieser Erkrankung aber in jedem Fall unerlässlich. Lassen Sie vor allem etwa alle 3–6 Monate eine professionelle Zahn(taschen)reinigung durchführen.

Welche Einzelhomöopathika können bei Parodontitis helfen?

Beschwerdebild	Ihnen fällt auf	Besser 😊 Schlimmer ☹	Mittel + Dosierung
Zahnfleischschwund mit häufigen Entzündungen, die zur Eiterung und Geschwürbildung neigen. Das Zahnfleisch ist schwammig, blutet leicht, die Zähne sind dunkel verfärbt.	Das Zahnfleisch ist geschwollen und blaurot verfärbt. Sie haben reißende Nervenschmerzen und Missempfindungen im Oberkiefer und den oberen Zahnreihen. Ihre Lippen sind auffallend rot. Sie bemerken oft Mundgeruch und einen fauligen Mundgeschmack.	• Wärme • Bewegung • Warme Nahrung • Draußen • Ruhe • Bei Frauen nach der Menstruation	**Kreosotum** **(S. 319)** D12 1x täglich 5 Globuli
Schwammiges Zahnfleisch, das sich leicht entzündet und schon bei leichter Berührung oder beim Zähneputzen zu bluten beginnt.	Ein starker, übelriechender Speichelfluss. Die Wangenschleimhäute sind bläulich verfärbt. Sie haben großen Durst und sind überaus empfindlich gegenüber Temperaturschwankungen (Sie reagieren ähnlich wie ein Thermometer). Nachts bricht oft klebriger Schweiß aus. Sie sind misstrauisch, ängstlich und unruhig.	• Gleichmäßige Temperaturen • Ruhe • Temperaturschwankungen • Nachts	**Mercurius solubilis** **Hahnemanni** **(S. 322)** D12 1x täglich 5 Globuli

6

Mund- und Zahnprobleme

Welche Komplexmittel helfen?

Die Beschwerden
→ Parodontitis / Zahnfleischschwund

Eine geeignete Kombination, mit der Sie die zahnärztliche Behandlung der Parodontitis unterstützen können, ist **Silicea Oligoplex**. Dieses Arzneimittel enthält mehrere Homöopathika, die entzündliche Schleimhautveränderungen günstig beeinflussen und eine straffende Wirkung auf das Bindegewebe ausüben. Sie haben sich bei Zahnfleischschwund besonders bewährt.

Silicea Oligoplex enthält:
Silicea D3 (Kieselsäure) hat eine tiefgreifende Wirkung auf das Bindegewebe und vermag das lockere Zahnfleisch bei Parodontitis wieder zu straffen. Silicea hilft bei Zahnfleischeiterungen, Abszessen, Fisteln, aber auch bei Knochenerkrankungen.

Antimonium crudum D2 (Schwarzer Spießglanz) erstreckt seine Hauptwirkung auf den Magen und wird vorwiegend bei Verdauungsstörungen mit Sodbrennen, Aufstoßen, Übelkeit und Erbrechen eingesetzt. Es hilft aber auch bei Zahnfleischschwund.

Arnica D3 (Bergwohlverleih) ist ein wichtiges Heilmittel bei Durchblutungsstörungen und Verletzungen. Es vermag eitrigen Entzündungen vorzubeugen. Arnica übt eine hervorragende Wirkung auf Zahnfleischverletzungen, beispielsweise infolge einer Zahnextraktion, aus.

Calcium fluoratum D4 (Calciumfluorid) hat einen günstigen Einfluss auf Drüsen- und Gewebsverhärtungen, die von einer Eiterung bedroht sind.

Equisetum arvense D1 (Ackerschachtelhalm) besitzt eine vorrangige Heilwirkung auf Niere und Harnwege. Dort hilft es bei Entzündungen und Störungen beim Wasserlassen.

Thuja D3 (Lebensbaum) wirkt auf die Haut, die Schleimhäute des Magen-Darm-Kanals, die Nieren und das Gehirn. Es hilft bei Zahnfleischschwund, empfindlichen Zahnhälsen und schmerzhaften weißen Bläschen im Mundbereich, vor allem wenn die Zungenspitze mit betroffen ist.

Dosierung:
- 3-mal täglich 2 Tabletten vor dem Essen im Mund zergehen lassen.
- Nach 8 Wochen sollten Sie eine Behandlungspause von mindestens 8 Wochen einlegen.

Die Beschwerden
→ Akute Entzündung bei Parodontitis

Bei einem entzündlichen Aufflammen der Parodontitis empfiehlt sich dieselbe Kombination wie bei der Mundschleimhautentzündung, nämlich **Asa Oligoplex**. Die darin enthaltenen Mittel üben eine besonders günstige Wirkung auf entzündliche Prozesse sowohl der Mundschleimhaut als auch des Zahnfleisches aus. Bitte beachten Sie die auf Seite 84 angegebenen Gegenanzeigen.

Asa Oligoplex enthält:

Asa foetida D3 (Teufelsdreck, Stinkasant) siehe Seite 84.

Belladonna D4 (Tollkirsche) siehe Seite 84.

Echinacea angustifolia D2 (Schmalblättriger Sonnenhut) siehe Seite 84.

Kreosotum D4 (Buchenholzteerkreosot) siehe Seite 84.

Mercurius sublimatus corrosivus D5 (Quecksilberchlorid) siehe Seite 84.

Nux vomica D4 (Brechnuss) siehe Seite 84.

Staphysagria D4 (Stephanskraut) siehe Seite 85.

Symphytum officinale D7 (Beinwell) siehe Seite 85.

Thuja occidentalis D4 (Lebensbaum) siehe Seite 85.

● **Dosierung:** 3- bis 5-mal täglich 15 Tropfen auf 1 EL Wasser vor dem Essen einnehmen.

....

Zahnschmerzen

Zahnschmerzen sind häufig Folge der Zahnfäulnis (Karies). Der Zahnschmelz wird dabei durch Bakterien angegriffen, so dass ein Loch entsteht. Wenn die Zerstörung weiter fortschreitet, kann der Zahnnerv gereizt werden und quälende Schmerzen hervorrufen. Die Sanierung des kranken Zahnes steht bei der Behandlung an erster Stelle.

Allerdings kann es auch nach einer Zahnbehandlung – als Folge einer Verletzung oder Quetschung des Zahnfleisches – sowie durch eine Überreizung der Zahnnerven zu heftigen Schmerzen kommen. Sie machen sich meistens erst nach Abklingen der örtlichen Betäubung bemerkbar. Diese Beschwerden können Sie mit Homöopathika zu lindern versuchen.

Wann zum Arzt?

● Zahnschmerzen haben immer eine Ursache, die vom Zahnarzt abgeklärt und behandelt werden muss.

● Treten speziell nach einer Zahnbehandlung anhaltend Probleme auf, so sollten Sie ebenfalls wieder bei Ihrem Arzt vorstellig werden. Zwar ist hier häufig der gereizte Zahnnerv für die Schmerzen verantwortlich, doch gerade wenn der Zahn pocht, kann dies auch auf eine Infektion hindeuten.

6

Mund- und Zahnprobleme

Welche Einzelhomöopathika können bei Zahnschmerzen helfen?

Beschwerdebild	Ihnen fällt auf	Besser 😊 Schlimmer 😠	Mittel + Dosierung
Zahnschmerzen nach einem zahnärztlichen Eingriff, bei dem das Zahnfleisch gequetscht oder verletzt wurde. Sie haben möglicherweise Blutergüsse im Mundbereich.	Sie haben ein rotes Gesicht, die Wange der betroffenen Seite ist geschwollen, die geringste Erschütterung macht die Schmerzen unerträglich, beim Liegen auf der betroffenen Seite erscheint Ihnen sogar das Kissen zu hart.	● Hinlegen mit tiefliegendem Kopf ● Berührung ● Druck ● Geringste Erschütterung	**Arnica montana (S. 299)** D4–D6 stündlich 4–5 Globuli 🦆 Für Kinder Je nach Alter 2–4 Globuli
Sie leiden an Zahnschmerzen, die so heftig sind, dass Sie meinen, sie kaum ertragen zu können.	Die Wange der betroffenen Seite ist rot, heiß und möglicherweise geschwollen. Sie sind überaus gereizter Stimmung, die Schmerzen machen Sie zornig, Sie sind unruhig und wollen Ihre Ruhe haben.	● Kühlende Umschläge und Mundspülungen ● Zuwendung ● Wärme ● Nachts ● Ärger	**Chamomilla (S. 307)** D3–D6 stündlich 5 Globuli 🦆 Für Kinder Je nach Alter 1–4 Globuli
Sie haben anhaltende Schmerzen nach einem zahnärztlichen Eingriff, bei dem das Zahnfleisch stark gequetscht wurde, oder es wurde eine Wurzelbehandlung durchgeführt. Die Schmerzen treten allmählich auf, sobald die örtliche Betäubung nachlässt.	Sie haben trockene, heiße Lippen und einen faden oder blutigen Mundgeschmack. Die Schmerzen strahlen in den Gesichtsbereich aus. Sie sind niedergeschlagen und nervös.	● Ruhe ● Liegen auf der betroffenen Seite ● Berührung ● Kälte und feuchte Luft	**Hypericum perforatum (S. 317)** D3–D6 stündlich 5 Globuli 🦆 Für Kinder Je nach Alter 1–4 Globuli

Welche Komplexmittel helfen?

Die Beschwerden
→ Schmerzen nach Zahnbehandlung

Bei schmerzhafter Reizung der Zahnnerven nach einer Sanierung kann **Aranea Oligoplex** helfen. Dieses Komplexmittel enthält eine Komposition von Homöopathika, die Reizzustände und Irritationen der Nerven im Kopf- und Mundbereich günstig zu beeinflussen vermögen und gleichzeitig Entzündungen entgegenwirken.

Bitte beachten Sie:
Bei Überempfindlichkeit gegen Giftsumachgewächse, Nierenfunktionsstörungen, in der Schwangerschaft und Stillzeit sowie bei Säuglingen und Kleinkindern sollten Sie Aranea Oligoplex nicht anwenden.

Aranea Oligoplex enthält:
Aranea diadema D4 (Kreuzspinne) hat eine ausgeprägte Wirkung bei Nervenschmerzen, die durch eine extreme Kälteempfindlichkeit gekennzeichnet sind. Die Betroffenen haben ein Gefühl, als seien ihre Körperteile vergrößert, und leiden an Kälteschauern, die bis in die Knochen vordringen und durch nichts zu bessern sind. Auffällig ist, dass sich die Beschwerden durch Rauchen bessern.
Asperula odorata D2 (Waldmeister) hilft bei Kopfschmerzen.

Mercurius sublimatus corrosivus D5 (Quecksilberchlorid) hilft bei ziehenden Zahnschmerzen, purpurrot verfärbtem, entzündetem und geschwollenem Zahnfleisch mit eitrigem Mundgeschmack.
Plantago major D1 (Breitwegerich) findet vielfach Anwendung bei Schmerzen, die durch faulige Zähne oder eine Ohrentzündung bedingt sind. Typisch ist, dass die Schmerzen zwischen den Ohren und Zähnen hin und her wandern.
Rhus toxicodendron D4 (Giftsumach) hat eine besondere Beziehung zu Haut und Schleimhäuten und hilft bei geschwürigen Rissen der Mundwinkel, bei wundem Zahnfleisch sowie bei Schmerzen im Kiefergelenk.
Staphysagria D4 (Stephanskraut) findet bei vielen nervösen Beschwerden Anwendung. Es entfaltet eine ausgeprägte Wirkung bei schmerzhaften Schnittverletzungen und hilft auch bei Zahnschmerzen.

● **Dosierung:** 3-mal täglich 10–15 Tropfen auf 1 EL Wasser vor dem Essen einnehmen.

Die Beschwerden
→ Zahnschmerzen, sehr heftige Schmerzen nach Zahnbehandlung

Hier können Sie **Aranea Oligoplex** im Wechsel mit **Gelsemium Oligoplex** einnehmen. Es enthält mehrere Homöopathika, die sich bei Schmerzen im gesamten Kopfbereich bewährt haben.

6

Mund- und Zahnprobleme

Gelsemium Oligoplex enthält:

Gelsemium D4 (Wilder Jasmin) hilft bei dumpfen, meist plötzlich einsetzenden Schmerzen im hinteren Bereich des Kopfes und im Nacken mit Schwindel und Benommenheit.

Aconitum napellus D4 (Blauer Eisenhut) ist eines der wichtigsten Mittel bei plötzlich einsetzendem hohem Fieber und Beschwerden, die mit Angst, Furcht, Schreck und einer starken Unruhe verbunden sind. Es hilft bei heftigem pulsierendem oder berstendem Kopfschmerz.

Chininum hydrochloricum D4 (Chininhydrochlorid) wirkt bei Kopf- und Nervenschmerzen, besonders wenn gleichzeitig eine Blutarmut besteht.

Gnaphalium polycephalum D2 (Vielköpfiges Ruhrkraut) hat vielfach eine lindernde Wirkung bei Nervenschmerzen. Es findet häufig bei Ischiasbeschwerden und Schmerzen im Bereich des Oberkiefers Anwendung.

Mezereum D4 (Seidelbast) hat eine starke Wirkung auf die Haut, die Knochen und das Nervengewebe. Es hilft bei unterschiedlichsten Schmerzzuständen, die von Frösteln und Empfindlichkeit gegen kalte Luft begleitet sind.

Paris quadrifolia D2 (Einbeere) wirkt bei Schmerzen im Scheitelgebiet und dem Gefühl, als würde sich die Kopfhaut zusammenziehen oder ein Faden durch die Augen bis in den Hinterkopf gezogen.

Es hilft ferner bei ziehenden, klopfenden Zahnschmerzen.

Ranunculus bulbosus D3 (Knollenhahnenfuß) beeinflusst vor allem das Muskelgewebe und die Haut, es lindert Nerven- und Kopfschmerzen, die besonders in Stirn und Augäpfeln verspürt werden.

● **Dosierung:** 3-mal täglich 10–15 Tropfen auf 1 EL Wasser vor dem Essen einnehmen.

■ **Allgemeine Empfehlungen bei Zahnschmerzen**

Durch regelmäßige Kontrolluntersuchungen beim Zahnarzt lassen sich Karies und dadurch verursachte Schmerzzustände vermeiden. Achten Sie vor allem auf eine regelmäßige Zahnpflege. Die Zähne sollten jeweils morgens und abends sorgfältig geputzt werden. Besonders etwa nach dem Genuss von Süßspeisen sollten Sie die Zähne gründlich reinigen, da Zucker das Bakterienwachstum in der Mundhöhle fördert.

Zahnungsbeschwerden bei Kindern

Säuglinge bekommen beim Durchbruch der ersten Zähnchen häufig erhebliche Beschwerden. Sie haben dann einen vermehrten Speichelfluss, sind weinerlich und versuchen ständig, auf etwas Festes zu beißen. Einige Kinder bekommen sogar Fieber. Wenngleich das Zahnen einen normalen Vorgang und keine Erkrankung im eigentlichen Sinne darstellt, kann es in einigen Fällen so quälend sein, dass es notwendig wird, den Kindern ihre Beschwerden zu erleichtern.

Wann zum Arzt?

● 🦷 Wenn Ihr Baby während des Zahnens Fieber bekommt. Der Durchbruch des Milchgebisses bei Säuglingen kann nämlich zufällig mit dem Auftreten einer Infektionskrankheit zusammentreffen. Zu diesem Zeitpunkt schwindet allmählich der Schutz durch mütterliche Abwehrstoffe, die ihnen im Mutterleib verliehen wurden.

Im späteren Alter kann der Durchbruch der Weisheitszähne bei Erwachsenen ähnliche Beschwerden verursachen wie das Zahnen bei den Kleinsten.

6

Mund- und Zahnprobleme

Was das Zahnen leichter macht

Obschon viele Kinderärzte und auch Zahnärzte der Auffassung sind, dass der Durchbruch der ersten Zähnchen nicht allzu schmerzhaft sein kann, plagen sich doch die meisten Säuglinge damit. Viele weinen in dieser Zeit häufiger, einige sind sehr anhänglich und möchten am liebsten herumgetragen werden, andere wiederum können die Nerven der Eltern durch unaufhörliches Schreien oft erheblich strapazieren. In der Regel vertragen die Kinder dann auch Wärme schlechter und fühlen sich eher in kühlen Räumen wohl. Bei fast allen Kindern hat sich aber der sogenannte Beißring bewährt. Gut gekühlt hilft er gegen Schmerzen und lindert zudem das Druckgefühl, wenn die Kinder daraufbeißen.

Welche Einzelhomöopathika können bei Zahnungsbeschwerden bei Kindern helfen?

Beschwerdebild	Ihnen fällt auf	Besser 🙂 Schlimmer 🙁	Mittel + Dosierung
Ihr Kind hat Schmerzen beim Zahnen, es schreit und weint deswegen ununterbrochen und ist kaum zu beruhigen.	Das Kind ist unleidlich, zornig und empfindlich gegen Berührung. Nur eine Gesichtshälfte ist rot und heiß. Es will ständig am Daumen lutschen und schreit so lange, bis es auf den Arm genommen und herumgetragen wird.	● Zuwendung und getragen werden ● Hitze ● Nachts ● Draußen ● Wind	**Chamomilla (S. 307)** 🐾 Für Säuglinge D3–D6 mehrmals täglich 1–2 Globuli
Ihr Kind hat Zahnungs-schmerzen, verbunden mit plötzlich ansteigendem Fieber und einem hochroten Gesicht.	Das Kind ist unruhig, die betroffene Wange ist äußerst berührungs-empfindlich, die Zahn-fleischerhebungen sind dick geschwollen, hochrot und glänzend.	● Essen und Trinken ● Berührung ● Nachts ● Bewegung ● Mitternachts	**Belladonna (S. 300)** 🐾 Für Säuglinge D12 2 x täglich 1–2 Globuli
Schmerzhafter und stark ver-zögerter Durchbruch der Weisheitszähne bei älteren Kindern oder Jugendlichen.	Eine stark verstopfte Nase und Taubheitsge-fühl im Wangenbereich.		**Cheiranthus cheiri (S. 308)** D12 1 x täglich 4–5 Globuli

Zahnungstropfen Escatitona Lösung enthält:

Wenn Ihr Baby unter Schwierigkeiten beim Zahnen leidet, können Sie mit Zahnungstropfen **Escatitona** Lösung die Beschwerden Ihres Kindes lindern. Diese Kombination enthält Homöopathika, die sich bei schwierigem Zahnen und bei Schmerzen im Mund- und Kieferbereich im besonderen Maße bewährt haben.

Bitte beachten Sie:
Bei bekannter Überempfindlichkeit gegen einen der Wirkstoffe sollten Sie dieses Mittel nicht anwenden.

Apis mellifica D4 (Honigbiene) wirkt bei Schwellungen, Entzündungen und stechenden Schmerzen, die sich bei der leichtesten Berührung verschlimmern.

Chamomilla D3 (Echte Kamille) wirkt krampflösend und entzündungshemmend auf alle gereizten Schleimhäute. Es hilft bei vielen Schmerzzuständen, die begleitet sind von Unruhe, heftiger Gereiztheit und Anfällen von Zorn.

Cuprum D10 (Metallisches Kupfer) hilft bei Krämpfen und Schmerzen.

Mercurius solubilis Hahnemanni D8 (Metallisches Quecksilber) ist ein großes Heilmittel bei einer Vielzahl entzündlicher Erkrankungen der Haut und Schleimhäute sowie bei Entzündungen im Bereich der Zähne, Knochen und Lymphwege. Es wirkt besonders, wenn das Gewebe abstirbt, sich Geschwüre bilden und die Beschwerden mit übelriechenden Absonderungen und Eiterbildung einhergehen. Typisch sind ein starker Speichelfluss, übler Mundgeruch sowie Empfindlichkeit gegenüber jeglichen Temperaturschwankungen.

Gelsemium D4 (Wilder Jasmin) siehe Seite 96.

● **Dosierung:** nach Rücksprache mit dem Arzt alle halbe bis ganze Stunde, höchstens jedoch 12-mal täglich je 2–3 Tropfen mit etwas Kräutertee ins Fläschchen geben.

6

Mund- und Zahnprobleme

Halsbeschwerden

Der Hals ist nicht nur das Bindeglied zwischen Kopf und Rumpf, sondern er enthält wichtige Organe. Der Kehlkopf beispielsweise ist ein kompliziert aufgebautes knorpeliges Gebilde. Er liegt in der mittleren vorderen Halsregion und ist am Klang der Stimme beim Sprechen und Singen maßgeblich beteiligt. Ein weiteres wichtiges Organ ist die gleichfalls im vorderen Halsbereich gelegene Schilddrüse. Sie gehört zum Hormonsystem und ist unter anderem an vielen Stoffwechselvorgängen beteiligt. Außerdem ist der Hals mit zahlreichen Lymphdrüsen ausgestattet, die bei Erkrankung der Halsorgane anschwellen können.

Halsbeschwerden reichen von leichten Reizungen der Schleimhäute bis hin zu schwersten Entzündungen des Rachenraumes, der Mandeln und des Kehlkopfes. Mandelentzündungen beginnen oft ganz harmlos mit einfachem Halsweh. Wenn sich dazu noch Fieber einstellt und ein starkes Krankheitsgefühl auftritt, ist Vorsicht geboten.

Die Mandeln – Abwehrposten des Immunsystems

Die Mandeln bestehen aus einer Ansammlung von Lymphgewebe, das die Funktion der Abwehr gegen körperfremde oder schädigende Stoffe erfüllt. Sie liegen im hinteren Rachenbereich an einer strategisch günstigen Stelle. Keime sowohl aus der Mundhöhle, aber auch aus der Atemluft müssen diesen wichtigen Abwehrposten erst überwinden, um in den Körper gelangen zu können. Im Rahmen eines Atemwegsinfekts entzünden sich daher Rachen und Mandeln oft als Erstes. Es kommt zu Halsschmerzen, begleitet von Schluckbeschwerden oder einem Engegefühl des Schlundes. Oft bestehen gleichzeitig Fieber, Kopfweh, Schnupfen oder Husten.

Heiserkeit, ein »rauher Hals«, Stimmverlust oder Schwierigkeiten beim Sprechen können Ausdruck einer Kehlkopfentzündung (Laryngitis) sein. Neben Infekten kommen hier auch starke Reize durch allergieauslösende Stoffe, Überanstrengung der Stimme, Einatmen schädlicher Dämpfe oder Rauchen als Auslöser in Betracht.

Halsbeschwerden können aber auch äußerlich sichtbar in Erscheinung treten, wie beispielsweise in Form eines Kropfes. Diese Vergrößerung der Schilddrüse, auch Struma genannt, entsteht meist durch Jodmangel. Ebenso kann eine Über- oder Unterfunktion des Organs dafür verantwortlich sein.

Vorsicht

Halsbeschwerden können mitunter durch gefährliche Bakterien, beispielsweise den Erreger des Scharlachs oder der Diphtherie, verursacht werden und unbehandelt zu schwerwiegenden Folgeerkrankungen an Herz und Nieren führen. Bei sehr heftigen Schmerzen, die mit hohem Fieber und schwerem Krankheitsgefühl einhergehen, sollten Sie deshalb den Arzt aufsuchen.

Eine Vergrößerung der Schilddrüse bedarf grundsätzlich einer genauen ärztlichen Untersuchung, um eine schwere Störung ihrer Funktion auszuschließen.

Sie suchen Hilfe bei:

- Halsschmerzen (Seite 102)
- Kropf (Seite 106)

Einzelmittel oder Komplexmittel?

Stimmen die Charakteristika einer homöopathischen Arznei mit den Erkrankungszeichen überein, so ist sie in der Lage, die Halsbeschwerden oft innerhalb kurzer Zeit zu lindern und eine Heilung herbeizuführen. Wenn Sie unter den Einzelmitteln nicht das passende Similie finden können, ist es sicherer, ein geeignetes Komplexmittel zu wählen (Näheres dazu finden Sie auf Seite 21).

7

Halsbeschwerden

Halsschmerzen

In den meisten Fällen sind Halsschmerzen erstes Anzeichen einer allgemeinen Erkältung. Dazu kommt es häufig infolge Durchnässung oder Unterkühlung, manchmal allein schon nach Kaltwerden der Füße oder des Kopfes, beispielsweise nach dem Haarewaschen. Rachen und Mandeln sind dabei hellrot und leicht geschwollen und werden von Fieber, Kopf- und Schluckschmerzen begleitet.

Meist stellen sich in der Folge die typischen Symptome eines grippalen Infektes – Schnupfen oder Husten – ein. Gewöhnlich wird diese leichtere Form einer Halsentzündung von Viren verursacht (siehe Seite 112).

Halsschmerzen, die mit hohem Fieber verbunden sind, sollten Sie unbedingt ernst nehmen. Dies könnte Anzeichen einer eitrigen Angina sein, die durch den Scharlacherreger verursacht ist und unbehandelt Herz und Nieren schädigen kann.

Aber auch bestimmte Bakterien können die Mandeln befallen und zu schweren Entzündungen führen. Die Mandeln schwellen dann stark an, färben sich dunkelrot und weisen eitrige Stippchen oder kleine Geschwüre auf, die sich zu weißlichen Belägen ausdehnen können. Oft zeigt sich die Entzündung erst auf einer Seite, um im weiteren Verlauf der Erkrankung auch auf die andere Mandel überzugreifen.

Meistens schwellen bei einer solchen Mandelentzündung, in der medizinischen Fachsprache auch Angina tonsillaris genannt, gleichzeitig die Lymphknoten am Kieferwinkel an, und der Kranke fiebert sehr hoch. Die Schmerzen können so stark sein, dass Nahrung oder Flüssigkeiten nur mühsam geschluckt werden können und selbst der äußere Halsbereich hochgradig berührungsempfindlich ist.

Behandelt man Halsschmerzen frühzeitig, kann eine Ausweitung der Infektion manchmal verhindert werden.

Wann zum Arzt?

- Wenn die Mandeln bereits eitrige Stippchen und Beläge aufweisen, hohes Fieber und ein schweres Krankheitsgefühl bestehen, denn die Entzündung kann dann durch den Scharlacherreger verursacht sein. Diese Form der Halsentzündung muss vom Arzt mit Antibiotika behandelt werden, da sie sonst schwerwiegende Organschäden nach sich ziehen kann, beispielsweise einen Herzklappenfehler oder eine Nierenschädigung.
- Wenn Ihr Kind hoch fiebert, Schüttelfrost hat und Rachen oder Mandeln dunkelrot geschwollen sind. Bei Kindern äußert sich Scharlach – noch bevor der charakteristische Hautausschlag auftritt – stets in Form einer schweren Halsentzündung.

Welche Einzelhomöopathika können bei Halsschmerzen helfen?

Beschwerdebild	Ihnen fällt auf	Besser 😊 Schlimmer 😞	Mittel + Dosierung
Plötzlich auftretende Halsschmerzen, die als brennend, pochend oder pulsierend empfunden werden und rechts besonders stark ausgeprägt sind. Die Mandeln sind entzündet, hochrot und weisen möglicherweise eitrige Stippchen auf. Auslöser waren eine Infektion, eine Verkühlung oder Nasswerden des Kopfes.	Die Beschwerden haben ganz plötzlich begonnen und verschlimmern sich rasch, Sie haben ein hochrotes Gesicht, eine »Erdbeerzunge«, sind empfindlich gegen helles Licht, der Hals ist äußerst berührungsempfindlich. Ihr Körper ist heiß, die Füße und Beine dagegen sind kalt.	● Halb aufrechtes Sitzen im Bett ● Frische Luft ● Wärme ● Geringste Berührung ● Bewegung ● Geräusche ● Helles Licht	**Belladonna (S. 300)** **D6** akut 4 x täglich 5 Globuli, später 2–3 x täglich 5 Globuli oder **D12** 1–2 x täglich 5 Globuli 🦆 *Für Kinder* Je nach Alter 1–4 Globuli
Sie haben stechende Halsschmerzen, die bis in die Ohren ausstrahlen, ausgelöst durch einen Infekt. Die Mandeln sind stark entzündet, dunkelrot und weisen eitrige Stippchen auf.	Sie haben üblen Mundgeruch, vermehrten Speichelfluss und einen kupferartigen Geschmack im Mund. Die Zunge ist geschwollen und gelblich belegt.	● Wärme ● Gleichbleibende Temperaturen ● Ruhe ● Temperaturschwankungen ● Schweißausbruch ● Nachts ● Liegen auf der rechten Seite	**Mercurius solubilis Hahnemanni (S. 322)** **D4–D6** alle 2–3 Stunden 5 Globuli oder **D12** 1x täglich 5 Globuli 🦆 *Für Kinder* Je nach Alter 1–4 Globuli
Halsschmerzen, die rechts besonders stark ausgeprägt sind und durch einen Infekt ausgelöst wurden. Die Mandeln sind dunkelrot, geschwollen und weisen grau-weißliche bis gelbliche Beläge auf.	Der Hals fühlt sich wund an, der Rachenring ist bläulichrot verfärbt. Heißes zu schlucken ist fast unmöglich, schon beim Schlucken von Speichel schießt der Schmerz bis in beide Ohren.	● Ruhe ● Wärme ● Trockenes Wetter ● Aufdecken ● Bewegung ● Nasses Wetter	**Phytolacca decandra (S. 326)** **D3–D6** alle 3–4 Stunden 5 Globuli oder **D12** 1 x täglich 5 Globuli 🦆 *Für Kinder* Je nach Alter 1–4 Globuli

7

Halsbeschwerden

Beschwerdebild	Ihnen fällt auf	Besser 😊 Schlimmer 😣	Mittel + Dosierung
Sie leiden an einer fieberhaften Mandelentzündung, die auf der linken Seite besonders ausgeprägt ist. Auslöser waren eine Infektion, warmes Wetter oder Zugluft.	Mandeln und hinterer Rachen sind dunkelrot bis bläulich verfärbt. Der Hals ist extrem berührungsempfindlich, nicht einmal die Berührung eines Schals können Sie ertragen. Sie haben ein Engegefühl im Hals. Er schmerzt vor allem beim Leerschlucken und Schlucken von Flüssigkeiten, während feste Speisen merkwürdigerweise leichter aufgenommen werden können.	• Wärme • Einsetzen von Absonderungen, etwa Schweiß oder Menstruation • Morgens beim Erwachen • Berührung • Druck • Heiße Getränke	**Lachesis (S. 320)** **D12** 1–2 x täglich 5 Globuli 🦆 **Für Kinder** Je nach Alter 1–4 Globuli

Welche Komplexmittel helfen?

Die Beschwerden
→ Halsentzündung / Angina tonsillaris

Hier findet sich in **Mercurius cyanatus Oligoplex** eine bewährte Kombination. Sie enthält einige Homöopathika, die stark auf entzündliche und eitrige Prozesse im Bereich des Rachenraumes einwirken.

Mercurius cyanatus Oligoplex enthält:
Mercurius cyanatus D5 (Quecksilbercyanid) ist ein wichtiges Heilmittel bei akuten Infektionskrankheiten, die mit Gewebszerstörung und der Neigung zu Blutungen einhergehen. Es hilft primär bei eitrigen Mandelentzündungen mit dicken Belägen und starken Schluckschmerzen.

Ailanthus glandulosa D3 (Götterbaum) hat eine ausgeprägte Wirkung auf eitrige Halsentzündungen, die von Hautausschlägen begleitet sind. Typisch sind eine purpurn bis bläulich verfärbte Haut, tränende Augen und ein innerlich wie äußerlich stark geschwollener, hoch empfindlicher Hals mit trockenen Schleimhäuten.
Ammonium bromatum D3 (Ammoniumbromid) findet vor allem Anwendung bei Infekten des Rachenraumes und des Kehlkopfes, die von nächtlichem, trockenem Krampfhusten und Kopfschmerzen begleitet sind.
Baptisia D3 (Wilder Indigo) ist ein wichtiges Fiebermittel und eignet sich zur Behandlung vieler Infektionskrankheiten. Es hilft bei dunkel geröteten Mandeln und Rachen, vor allem wenn sich der Hals anfühlt, als sei er zusammengeschnürt. Die Halssymptome sind begleitet von üblem Mundgeruch.

Echinacea angustifolia D1 (Schmalblättriger Sonnenhut) steigert die Abwehrkraft und hat eine besondere Wirkung bei eitrigen Infektionen, Blutvergiftung und Lymphdrüsenentzündungen.

Spongia marina tosta D2 (Gerösteter Meerschwamm) entfaltet seine heilende Wirkung auf die Atemwege und das Herz. Das Homöopathikum eignet sich bei trockenem, brennendem, wundem Rachen mit Heiserkeit und trockenem, bellendem Husten.

Dosierung:

● Bei schweren Erscheinungen: Stündlich 10 Tropfen.

● Nach Besserung: 3-mal täglich 10–15 Tropfen auf 1 EL Wasser vor dem Essen einnehmen.

....

Bitte beachten Sie:
Mercurius cyanatus Oligoplex dürfen Sie nicht anwenden bei Nierenfunktionsstörungen, in der Schwangerschaft und Stillzeit, bei Säuglingen und Kleinkindern, bei Tuberkulose, Leukämie, multipler Sklerose, HIV-Infektion, Autoimmunerkrankungen sowie bei Überempfindlichkeit gegen einen der Wirkstoffe. Treten bei Einnahme von Mercurius cyanatus Oligoplex Juckreiz, Hautausschlag, Gesichtsschwellung, Atemnot oder Schwindel auf, müssen Sie das Mittel absetzen und Ihren Arzt zu Rate ziehen. Auch bei Schilddrüsenerkrankungen sollten Sie dieses Präparat nicht ohne ärztlichen Rat anwenden.

Die Beschwerden
➔ Halsentzündung / Schwellung der Halslymphknoten

Wenn Sie feststellen, dass die Halslymphknoten anschwellen, empfiehlt sich die zusätzliche Einnahme von **Agnus castus Oligoplex**. Neben Arzneien, die bei Halsentzündung helfen, enthält diese Komposition mehrere Homöopathika, die sich bei entzündlichen Schwellungen des Lymphgewebes bewährt haben.

Agnus castus Oligoplex enthält:

Agnus castus D2 (Keuschlamm) wirkt in erster Linie auf die Geschlechtsorgane. Es hilft aber auch bei Verrenkungen, Verstauchungen, Mundgeschwüren und wirkt günstig auf den Lymphabfluss.

Apis mellifica (Honigbiene) ist ein wichtiges Mittel für alle Krankheitserscheinungen, die Ähnlichkeit mit einem Bienenstich aufweisen, nämlich Schwellung, Rötung und brennenden Schmerz. Es hilft besonders gut bei glasiger Schwellung der Mandeln.

Belladonna D4 (Tollkirsche) ist eines der wichtigsten Scharlachmittel in der Homöopathie. Es wirkt bei plötzlich und stürmisch einsetzenden Mandelentzündungen, die bevorzugt auf der rechten Seite auftreten.

Glonoinum D4 (Nitroglycerin) ist in erster Linie ein Kopfschmerzmittel, es hat jedoch auch eine Wirkung bei Blutandrang im Rachen, der mit einem Völle- und Erstickungsgefühl im Hals verbunden ist.

Juglans D3 (Walnussbaum) ist ebenfalls primär ein Kopfschmerzmittel, hilft aber gleichzeitig bei Halsschmerzen, die besonders die Mandelregion betreffen.

Phosphorus D6 (Gelber Phosphor) ist ein großes homöopathisches Mittel für entzündlich-gereizte Schleimhäute mit der Tendenz zur Gewebszerstörung und Blutungsneigung. Es hat eine ausgeprägte Wirkung auf den Kehlkopf.

Dosierung:

- In akuten Fällen: Alle 2 Stunden 15 Tropfen einnehmen.
- Nach Besserung: 3-mal täglich 15 Tropfen auf 1 EL Wasser vor dem Essen.

Allgemeine Empfehlungen bei Halsschmerzen

Bei Schmerzen können warme Halswickel hilfreich sein. Hohes Fieber kann zusätzlich durch kühle Wadenwickel gesenkt werden. Sie dürfen aber nicht zu kalt sein, sondern sollen etwa 2–3 °C unter der Körpertemperatur liegen.

Gurgeln mit Thymian- oder Salbeitee lindert die Schmerzen. Die darin enthaltenen Pflanzenwirkstoffe beruhigen die gereizten Schleimhäute, desinfizieren die Mundhöhle und wirken einer Ausbreitung der Entzündung entgegen.

Kropf

Die Schilddrüse ist ein Organ, das dem Hormonsystem angehört, viele Stoffwechselvorgänge steuert und außerdem die Herz-Kreislauf-Funktionen beeinflusst. Für die Bildung ihrer Hormone benötigt sie Jod. Deshalb kommt es bei Menschen, die in Jodmangelgebieten leben, beispielsweise in fernab vom Meer gelegenen Bergregionen, besonders häufig zur Kropfbildung (Struma).

Auch in Zeiten der Hormonumstellung, beispielsweise während einer Schwangerschaft oder in der Pubertät, kann es zur vorübergehenden Vermehrung des Schilddrüsengewebes kommen. Dabei ist die Funktion des Organs in aller Regel nicht gestört.

Eine Schilddrüsenvergrößerung kann sowohl durch eine Über- wie auch eine Unterfunktion des Organs bedingt sein, wobei das Gewebe entweder weich anschwillt oder auch harte, knotige Veränderungen zeigen kann. Die Störung ist von vielfältigen, den gesamten Organismus betreffenden Erscheinungen begleitet. So kommt es bei Unterfunktion durch den verlangsamten Stoffwechsel zu Gewichtszunahme, Verstopfung, Müdigkeit, Kältegefühl und Anstieg der Fettwerte im Blut, während eine Überfunktion sich vor allem in Herzrhythmusstörungen, Herzrasen, Hitzeunverträglichkeit, Schweißausbrüchen, Durchfällen und rascher Erschöpfbarkeit ausdrückt. Nicht selten liegt solchen Funktionsstörungen eine Entzündung der Schilddrüse zugrunde.

Welche Einzelhomöopathika können bei Kropf helfen?

Wenn Sie die ärztliche Behandlung mit einem Einzelhomöopathikum unterstützen wollen, beachten Sie bitte ganz besonders die Hinweise zur Behandlung chronischer Erkrankungen auf Seite 18.

Beschwerdebild	Ihnen fällt auf	Besser 😀 Schlimmer 😡	Mittel + Dosierung
Sie leiden an einer Vergrößerung der Schilddrüse, die durch eine Unterfunktion bedingt ist. Sie neigen zu Übergewicht, haben eine helle, teigige, empfindliche Haut und einen im Verhältnis zum übrigen Körper relativ großen Kopf.	Sie sind träge, Ihnen ist meistens kalt, und Sie neigen zu Lymphdrüsenschwellungen und häufigen Infekten. Sie machen sich um alles Sorgen, Ihre größte Angst ist es, den Verstand zu verlieren. Sie mögen gerne Eier und schwerverdauliche Speisen. Wenn Sie Beschwerden haben, verschlechtern sich diese bei Vollmond.	● Trockenes, warmes Wetter ● Wärme im Allgemeinen ● Kälte jeglicher Art ● Feuchte Witterung ● Anstrengung ● Vollmond	**Calcium carbonicum Hahnemanni (S. 303)** C30 alle 2–4 Wochen 5 Globuli
Sie leiden an einer Struma aufgrund einer Schilddrüsenüberfunktion mit Herzklopfen, Kurzatmigkeit und Hitzewallungen. Sie sind schlank und ein eher hellhäutiger, hellhaariger Typus.	Geringste Anstrengungen erschöpfen Sie stark, manchmal haben Sie Missempfindungen und ein Engegefühl in der Herzgegend. Oft wachen Sie deswegen nachts auf und haben Angst, besonders gegen Mitternacht. Der Hals ist hochgradig berührungsempfindlich. Sie erröten leicht, weil Ihnen das Blut heiß in den Kopf steigt.	● Sitzen ● Essen und Trinken ● Feuchtes Wetter ● Berührung ● Bewegung ● Schlucken und Sprechen ● Kalter Wind ● Mitternachts ● Süßigkeiten	**Spongia marina tosta (S. 333)** D12 1 x täglich 5 Globuli oder C30 alle 2–4 Wochen 5 Globuli

7

Halsbeschwerden

Wann zum Arzt?

● Diagnose und Behandlung jeder Schilddrüsenstörung gehören grundsätzlich in die Hand des Arztes. Eine homöopathische Behandlung darf deshalb stets nur begleitend und in Absprache mit dem behandelnden Arzt erfolgen.

Welche Komplexmittel helfen?

Die Beschwerden
→ Struma / Kropf

Eine geeignete Kombination, mit der Sie – allerdings nur in Rücksprache mit dem Arzt – die Behandlung der Schilddrüsenvergrößerung unterstützen können, ist **Badiaga Oligoplex**. Dieses Arzneimittel enthält mehrere Homöopathika, die Drüsenschwellungen und -verhärtungen günstig beeinflussen und gleichzeitig auf die Schilddrüse und auf die von ihr gesteuerten Organe günstig einwirken.

Bitte beachten Sie:
Bei Überempfindlichkeit gegen Jod darf Badiaga Oligoplex nicht angewandt werden.

Badiaga Oligoplex enthält:
Badiaga D2 (Fluss-Schwamm) entfaltet seine Hauptwirkung auf Muskeln und Drüsen. Es hilft bei Störungen der Schilddrüsenfunktion vor allem bei der sogenannten Basedow-Krankheit, bei der die Augäpfel aus den Augenhöhlen hervortreten. Badiaga enthält außerdem das für die Schilddrüse wichtige Jod.

Barium carbonicum D4 (Bariumcarbonat) zeigt einen günstigen Einfluss bei Gedächtnisverlust, geistiger Schwäche, Verwirrtheit und Demenz. Barium hat außerdem eine deutliche Wirkung auf geschwollene Drüsen.

Cerium oxalicum D4 (Cerooxalat) hilft bei vielen krampfartigen Zuständen, beispielsweise bei Krampfhusten, aber auch beim Erbrechen sowie bei ausgeprägter Nervenschwäche.

Lycopus virginicus D3 (Virginischer Wolfstrapp) hilft bei den typischen Anzeichen einer Schilddrüsenüberfunktion, wie beispielsweise Herzrasen, oder einem auf Überfunktion beruhenden Kropf.

Spartium scoparium D2 (Besenginster) besitzt eine vorrangige Heilwirkung auf das Herz. Dort hilft es bei Rhythmusstörungen und stärkt die Herzkraft.

Spongia marina tosta D3 (Gerösteter Meerschwamm) hat ebenfalls eine ausgeprägte Wirkung auf die Herzfunktion, die Schilddrüse und die Atemwege.

● **Dosierung:** 3-mal täglich 1 Tablette vor dem Essen im Mund zergehen lassen.

Es hat sich bewährt, Badiaga Oligoplex im täglichen Wechsel mit **Vespa Oligoplex** einzunehmen. Die darin enthaltenen Mittel fördern den Lymphfluss in drüsigen Organen, wirken gutartigen Gewebswucherungen entgegen und haben einen regulierenden Einfluss auf das Hormonsystem.

Nicht ohne ärztlichen Rat anwenden. Bei Überempfindlichkeit gegen Bienengift darf Vespa Oligoplex nicht eingenommen werden.

Vespa Oligoplex enthält:

Vespa crabro D4 (Hornisse) wirkt bei Lymphstau in drüsigen Organen, der zur Gewebsverhärtung führt.

Apis mellifica D3 (Honigbiene) ist ein wichtiges Mittel für alle Krankheitserscheinungen, die Ähnlichkeit mit einem Bienenstich aufweisen, nämlich Schwellung, Rötung und brennenden Schmerz. Es fördert ebenso wie Vespa crabro den Lymphabfluss.

Arsenicum album D8 (Arsentrioxid) besitzt eine tiefgreifende Wirkung auf alle Körpergewebe und den Stoffwechsel. Es wirkt besonders gut, wenn die Beschwerden von großem Kältegefühl, Unruhe, Ängstlichkeit und Durst begleitet sind.

Hypophysis D4 (Extrakt aus der Hirnanhangsdrüse) übt eine regulierende Wirkung auf die Schilddrüse und andere dem Hormonsystem angehörende Organe aus.

Kalium jodatum D4 (Kaliumjodid) wirkt vornehmlich auf das Bindegewebe und die Drüsen. Dort hilft es bei Schwellungen und Wucherungen. Es erhöht die Reaktionsfähigkeit des Körpers besonders bei chronischen Erkrankungen.

Lycopus virginicus D2 (Virginischer Wolfstrapp) siehe Seite 108.

Spongia marina tosta D5 (Gerösteter Meerschwamm) siehe Seite 108.

● **Dosierung:** 3-mal täglich 15 Tropfen auf 1 EL Wasser vor dem Essen einnehmen.

....

■ Allgemeine Empfehlungen bei Kropf

Wie bei allen chronischen Erkrankungen sollten Sie bei Veränderungen der Schilddrüse auf eine ausgewogene Lebensführung achten. Dazu gehört eine gesunde, vitaminreiche Ernährung und ausreichend Bewegung an der frischen Luft. Starke Reizmittel wie beispielsweise Kaffee, Nikotin oder Alkohol sollten Sie besser meiden.

Sprechen Sie eventuell mit Ihrem Arzt über eine Nahrungsergänzung mit dem Spurenelement Selen. Dieses ist für die Gesundheit der Schilddrüse von Bedeutung. Es zeigt vor allem dann einen günstigen Einfluss, wenn der Funktionsstörung eine Entzündung (Hashimoto-Thyreoiditis) zugrunde liegt.

7

Halsbeschwerden

Atemwegsbeschwerden

Bei nasskaltem Wetter in den Wintermonaten und Übergangsjahreszeiten kommt es besonders leicht zu Infekten der oberen Luftwege. Diese Erkältungskrankheiten werden in aller Regel von Viren verursacht. Sie entstehen, wenn der Körper durch Unterkühlung oder Erschöpfung geschwächt ist und die Abwehrkraft versagt, um diese Erreger abzuwehren. Die Nase beginnt zu laufen, und es entwickeln sich die typischen Symptome Schnupfen, Fieber, Kopf- und Gliederschmerzen, begleitet von Halsweh, Heiserkeit und Husten. Von diesen sogenannten grippalen Infekten ist die echte Virusgrippe zu unterscheiden. Sie tritt epidemieartig auf und stellt eine schwere Infektionskrankheit dar. Besonders für alte Menschen und Kleinkinder, aber auch für Personen, die bereits an einer anderen Vorerkrankung leiden, kann sie mitunter bedrohlich werden.

Husten reinigt die Bronchien

Der Husten ist ein wichtiger Mechanismus, mit dessen Hilfe schädigende Substanzen, wie zum Beispiel Krankheitserreger, Staubpartikel, aber auch allergieauslösende Stoffe, wieder aus den Luftwegen entfernt werden. Die Schleimhäute unseres gesamten Bronchialsystems bilden fortlaufend ein schleimiges Sekret. Auf ihrer Oberfläche sind sie mit kleinen Flimmerhärchen versehen. Diese transportieren den Schleim und mit ihm Substanzen, von denen die Atemwege befreit werden müssen, in Richtung Rachen und Mundhöhle. Produzieren die Schleimhäute zu viel Sekret, wie es beispielsweise im Rahmen einer Entzündung der Fall sein kann, so wird es über Hustenstöße nach oben befördert. Während eines Infektes ist es deshalb meist wichtiger, den Schleim zu verflüssigen und damit das Abhusten zu erleichtern, als den Hustenreiz zu unterdrücken.

Bei langjährigen und starken Rauchern sind diese Flimmerhärchen zum Teil unwiderruflich geschädigt. Bei ihnen stellt der sogenannte Raucherhusten den Versuch des Bronchialsystems dar, die schädigenden Partikel des Zigarettenrauchs wieder aus den Luftwegen zu entfernen. Ein Husten kann auch trocken sein, dann ist er meistens durch einen Reiz wie etwa Staub bedingt. Ein starker Husten ist häufig Anzeichen dafür, dass auch die tieferen Atemwege, wie zum Beispiel die Luftröhre oder die Bronchien, in Mitleidenschaft gezogen sind. Er ist das Leitsymptom der Bronchitis, kann aber auch im Rahmen eines Asthma bronchiale oder einer Lungenentzündung auftreten.

Vorsicht

Atemwegsinfekte können manchmal schwere Komplikationen nach sich ziehen, chronisch werden oder zu bleibenden Schäden an den Bronchien und der Lunge führen. Bei sehr heftigen oder anhaltenden Beschwerden sollten Sie deshalb den Arzt konsultieren. Ein fortgesetzter Husten bedarf stets einer ärztlichen Abklärung der Ursache, weil er auch Ausdruck einer schweren Lungenerkrankung sein kann.

8

Atemwegsbeschwerden

Sie suchen Hilfe bei:

- Erkältung (Seite 112)
- Husten und Bronchitis (Seite 118)
- Keuchhusten (Seite 124)

Einzelmittel oder Komplexmittel?

Bei der Behandlung mit einem homöopathischen Einzelmittel müssen alle Erscheinungen, die im Zusammenhang mit der Erkrankung auftreten, möglichst genau mit den charakteristischen Symptomen des gewählten Homöopathikums übereinstimmen. Sollten Sie kein geeignetes Einzelhomöopathikum finden, können Sie auf ein Komplexmittel ausweichen. Näheres dazu finden Sie auf den Seiten 21 ff.

Erkältung

Eine Erkältungskrankheit (grippaler Infekt) beginnt meist mit Abgeschlagenheit, Benommenheitsgefühl, Halsweh, Fieber, Kopf- und Gliederschmerzen. Die Nasenschleimhäute entzünden sich und sondern reichlich wässriges, schleimiges Sekret ab, das im weiteren Verlauf der Erkrankung eindickt und eine weiß-gelbliche Färbung annimmt. Oft ist gleichzeitig die Nase verstopft. Dies kann vor allem nachts sehr quälend sein und den Schlaf rauben. Heiserkeit und Husten, der häufig als wund oder brennend empfunden wird, sich aber auch als trockener Reizhusten äußern kann, begleiten die Beschwerden.

Ein bis zwei Erkältungen pro Jahr sind bei einem Erwachsenen durchaus normal. Bei Kindern gelten bis zu sechs jährliche Erkältungen als unbedenklich.

Die Erkältungskrankheit gehört zu den häufigsten Beschwerden überhaupt. Tritt sie beim Erwachsenen ein- bis zweimal pro Jahr auf, so ist das durchaus normal. Entgegen der landläufigen Meinung liegt bei dieser Häufigkeit keine Abwehrschwäche vor, sondern eine durchaus »gesunde« Reaktionsfähigkeit des Körpers, weil sich die Abwehr gegenüber Krankheitserregern auf den oberflächlichen Schleimhäuten und nicht im Körperinneren abspielt. Wenngleich die Symptome quälend sein können, mag es ein gewisser Trost sein, dass eine unkomplizierte Erkältungskrankheit in gewissem Sinne ein »Training« für das Immunsystem darstellt.

Deshalb sollten einfache Erkältungsbeschwerden ebenso wie Fieber nicht immer gleich unterdrückt werden. Fieber, das besonders bei Kindern mitunter recht hoch ansteigen kann, ist nämlich eine wirksame Abwehrstrategie des Körpers, um die verursachenden Viren zu bekämpfen. Die meisten dieser Erreger sterben bei einer Körpertemperatur von etwa 39 °C ab.

Unter wiederkehrenden Erkältungskrankheiten leiden besonders Kinder zwischen zwei und fünf Jahren. In diesem Alter gilt eine jährliche Häufigkeit von bis zu sechs (im Schulalter bis zu drei) solcher Infekte noch als unbedenklich. Sie müssen sich deswegen also keine Sorgen machen, denn der Kontakt mit den verschiedenen Erregern ist auch für die Entwicklung der kindlichen Abwehrkraft unbedingt notwendig.

Häufigere Infekte allerdings oder die Neigung zu Komplikationen, die insbesondere bei alten Menschen zu finden ist, deuten jedoch auf eine Abwehrschwäche hin. In diesen Fällen sollte das Abwehrsystem gestärkt werden.

Daneben kann es sinnvoll sein, größere Menschenansammlungen zu meiden, wenn verstärkt Viren im Umlauf sind, denn Erkätungskrankheiten sind in aller Regel hochansteckend.

Welche Einzelhomöopathika können bei Erkältungskrankheiten helfen?

Beschwerdebild	Ihnen fällt auf	Besser 😊 Schlimmer 😟	Mittel + Dosierung
Grippaler Infekt, der urplötzlich mit Schüttelfrost begonnen hat, gefolgt von einem stürmischen Fieberanstieg. Mögliche Auslöser waren kalter Wind oder Zugluft.	Sie sind unruhig und sehr ängstlich. Ihre Haut ist heiß und trocken, das Gesicht ist im Liegen hochrot, wird aber beim Aufsetzen im Bett oder beim Aufstehen erschreckend blass. Ihre Beschwerden sind so heftig, dass Sie glauben, daran sterben zu müssen. Sie haben Durst auf Wasser, alle anderen Getränke schmecken bitter.	● Frische Luft ● Ruhe ● Wärme ● Rauch ● Geräusche ● Kalter Wind	**Aconitum napellus (S. 296)** D6–D8 alle 2 Stunden 5 Globuli 🦆 **Für Kinder** Je nach Alter 1–4 Globuli
Fieberhafter Infekt, mit Erkältungssymptomen und plötzlich einsetzendem Fieber, das rasch ansteigt und möglicherweise mit Fieberkrämpfen einhergeht. Auslöser waren eine Verkühlung des Kopfbereiches, beispielsweise nach dem Haarewaschen.	Ihr Körper ist heiß und feucht, während Beine und Füße eiskalt sind. Sie haben ein hochrotes Gesicht, pulsierende Kopfschmerzen und einen trockenen Mund. Trotzdem verspüren Sie kaum Durst. Sie sind sehr empfindlich gegen Berührung und helles Licht.	● Halb aufrechtes Sitzen im Bett ● Ruhe ● Frische Luft ● Sinneseindrücke ● Berührung ● Helles Licht	**Belladonna (S. 300)** D4–D8 anfangs alle 2 Stunden 5 Globuli, später 3 x täglich 5 Globuli 🦆 **Für Kinder** Je nach Alter 1–4 Globuli
Fieberhafte Erkältung mit heftigen Kopf- und Gliederschmerzen, trockenem Husten und Wundgefühl in der Brust. Mögliche Auslöser waren feuchtwarmes Wetter, eine Sommergrippe oder Schwächung der Abwehrkräfte durch Stress.	Das Fieber hat mit heftigem Schüttelfrost begonnen, so dass Sie am ganzen Körper zittern und am liebsten festgehalten werden möchten. Danach haben Sie wechselhaftes Fieber mit Benommenheit, Kopf- und Augenschmerzen. Sie fühlen sich wie zerschlagen. Die Gesellschaft anderer lehnen Sie ab, möchten aber trotzdem nicht allein sein.	● Nach einem Schweißausbruch ● Wasserlassen ● Frische Luft ● Morgens ● Vorm Einschlafen ● Sonne und Hitze ● Feuchtes, nebliges Wetter ● Denken an die Beschwerden	**Gelsemium (S. 314)** D4–D8 alle 2 Stunden 5 Globuli 🦆 **Für Kinder** Je nach Alter 1–4 Globuli

8

Atemwegsbeschwerden

Beschwerdebild	Ihnen fällt auf	Besser 🙂 Schlimmer 🙁	Mittel + Dosierung
Fieberhafte Erkältungskrankheit mit Schüttelfrost, Schnupfen, Niesen, Heiserkeit und schmerzhaftem Husten, der nachts besonders schlimm ist. Mögliche Auslöser waren eine Unterkühlung bei feuchtkaltem Wetter.	Der Schüttelfrost ist zwischen 7 und 9 Uhr aufgetreten, Sie haben starke Knochen- und Gliederschmerzen, fühlen sich wie zerschlagen. Sie sind ausgesprochen reizbar und haben großen Durst.	● Zu Hause ● Hinknien mit zum Kissen gewandtem Gesicht ● Draußen ● Kälte ● Liegen auf dem Rücken	**Eupatorium perfoliatum (S. 312)** D4–D8 3–4 x täglich 5 Globuli 🦆 Für Kinder Je nach Alter 1–4 Globuli
Sie leiden an einer fieberhaften Erkältungskrankheit, die noch im Frühstadium ist. Sie fühlen sich zwar schwach, die Symptome sind aber nicht sonderlich heftig und ihr Allgemeinbefinden ist kaum beeinträchtigt. Am liebsten möchten Sie wieder aufstehen.	Alle Beschwerden entwickeln sich langsam. Das Fieber steigt allmählich, und auch Schnupfen und Husten setzen zögernd ein. Sie haben ein blasses Gesicht, das aber rasch die Farbe wechseln kann und besonders bei Aufregung errötet. Ihr Puls ist schnell und schwach. Vor dem Fieberanstieg haben Sie Schüttelfrost, der meist nachmittags einsetzt.	● Kühle Anwendungen ● Bewegung ● Berührung ● Morgens zwischen 4 und 6 Uhr	**Ferrum phosphoricum (S. 313)** D4–D8 3–4 x täglich 5 Globuli 🦆 Für Kinder Je nach Alter 1–4 Globuli

Wann zum Arzt?

- Wenn das Fieber sehr hoch ansteigt und ein zunehmend starker Husten, Atembeschleunigung, Kopfschmerzen und schweres Krankheitsgefühl hinzukommen. Ein grippaler Infekt verläuft zwar in den meisten Fällen unproblematisch, er kann aber durchaus Komplikationen nach sich ziehen, beispielsweise eine schwere Entzündung der Mandeln, des Kehlkopfes, der Nasennebenhöhlen oder der Bronchien – schlimmstenfalls sogar der Lungen.

- Wenn Ihr Baby – selbst während eines banalen Schnupfens – nicht trinken will. Bei Säuglingen kann eine Erkältungskrankheit nämlich die Nasenatmung behindern und das Trinken erschweren. Sie sollten dann besser den Kinderarzt zu Rate ziehen, da ein Flüssigkeitsmangel bei Babys rasch bedrohlich werden kann.

- Manche Kinder neigen bei hohem Fieber zu Krämpfen. Wenn sich dafür Anzeichen zeigen, sollten Sie einen Arzt rufen.

Welche Komplexmittel helfen?

Die Beschwerden
→ Erkältung / grippaler Infekt

Eine geeignete Kombination, die Ihnen hier helfen kann, findet sich in **Eupatorium Oligoplex**. Dieses Mittel enthält Homöopathika, die eine ausgeprägte Wirkung auf die oberen Atemwege entfalten und sich bei fieberhaften Erkrankungen bewährt haben.

Eupatorium Oligoplex enthält:

Eupatorium perfoliatum D3 (Wasserhanf) ist ein Heilmittel für Erkältungskrankheiten und Grippe. Typischerweise sind die Beschwerden von Knochenschmerzen und Zerschlagenheitsgefühl begleitet.

Aconitum napellus D4 (Blauer Eisenhut) wirkt bei plötzlich einsetzenden hoch fieberhaften Erkrankungen, die von starker Unruhe, Angst, oft auch von der Furcht zu sterben, begleitet sind.

Bryonia alba D3 (Weiße Zaunrübe) hat eine Wirkung auf entzündete, trockene Schleimhäute. Es hilft bei Schnupfen mit Stirnkopfschmerzen, besonders wenn die Kranken reizbar sind und weder sprechen noch sich bewegen wollen. Kennzeichnend für dieses Mittel ist, dass sich die Beschwerden durch Druck bessern. Deshalb hält der Bryonia-Patient oft die Brust mit den Händen, wenn er husten muss.

Echinacea angustifolia D2 (Schmalblättriger Sonnenhut) steigert die Abwehrkraft des Körpers und hat eine ausgeprägte Wirkung bei eitrigen Infektionen und Lymphdrüsenentzündungen.

Tartarus stibiatus D4 (Brechweinstein) hilft bei fieberhaften Erkrankungen der Atemwege, die von Benommenheit und Erschöpfung begleitet sind. Leitsymptom ist ein Schleimrasseln während der Atmung, allerdings mit nur geringem Auswurf.

Veratrum album D4 (Weißer Germer) wirkt bei Kreislaufschwäche, verbunden mit extremem Kältegefühl und der Neigung, ohnmächtig zu werden.

Dosierung:

- 🦆 Kinder: 40 Tropfen in 1 Glas Wasser schluckweise über den Tag verteilt trinken lassen.
- Erwachsene: 1 Teelöffel in 1 Glas Wasser schluckweise über den Tag verteilt trinken.

....

Bitte beachten Sie:

Eupatorium Oligoplex dürfen Sie nicht anwenden bei schweren Erkrankungen wie Tuberkulose, Leukämie, multipler Sklerose, HIV-Infektion, Autoimmunerkrankungen sowie bei Überempfindlichkeit gegen einen der Wirkstoffe. Treten bei Einnahme von Eupatorium Oligoplex Juckreiz, Hautausschlag, Gesichtsschwellung, Atemnot oder Schwindel auf, müssen Sie das Mittel absetzen und Ihren Arzt zu Rate ziehen.

Die Beschwerden
➔ Infektanfälligkeit

Wenn Sie häufig an Erkältungskrankheiten leiden, empfiehlt es sich, die Abwehrkraft für die Dauer von 1–3 Wochen mit **Echinacea Oligoplex** zu stärken. Die darin enthaltenen Mittel fördern die Funktionen des Immunsystems und wirken entzündlichen Erkrankungen entgegen.

Bitte beachten Sie:

Für Echinacea Oligoplex gelten dieselben Gegenanzeigen wie auf dieser Seite für Eupatorium Oligoplex beschrieben.

Echinacea Oligoplex enthält:

Echinacea angustifolia D2 (Schmalblättriger Sonnenhut) steigert die Abwehrkraft und hat eine besondere Wirkung auf eitrige Infektionen, Blutvergiftung und Lymphdrüsenentzündungen.

Arctium lappa D4 (Klette) erstreckt seine Hauptwirkung auf die Haut. Es hilft bei Akne und Hautausschlägen im Kopf-, Gesichts- und Halsbereich.

Baptisia D2 (Wilder Indigo) ist ein wichtiges Fiebermittel, vor allem wenn eitrige Erscheinungen und Muskelschmerzen die Beschwerden begleiten.

Colocynthis D4 (Koloquinte) lindert krampfartige Schmerzen. Es hilft aber auch bei schießenden Nervenschmerzen im Bereich des Gesichts und eignet sich für Beschwerden, die in den Übergangsjahreszeiten auftreten.

Lachesis muta D8 (Buschmeister, Lanzenotter) ist ein hervorragendes Heilmittel bei Fieber und vielen Entzündungen, die mit der Neigung zu starken Blutungen einhergehen. Lachesis ist eine bedeutende Arznei bei Mandelentzündung.

Mercurius cyanatus D4 (Quecksilbercyanid) gilt als stark wirksame Arznei bei akuten Infektionen, wenn Abszessbildung und Gewebszerfall drohen. Es findet deshalb vielfach Anwendung bei eitriger, geschwüriger Halsentzündung und ist eines der Hauptmittel bei Diphtherie.

Rhus toxicodendron D4 (Giftsumach) wirkt bei rheumatischen Schmerzen und hat eine besondere Beziehung zur Haut und den Schleimhäuten. Es findet aber auch häufig Anwendung bei grippalen Infekten mit hohem Fieber, Benommenheit und Schwindel.

Sulfur D6 (Sublimierter Schwefel) entfaltet eine tiefgreifende Wirkung auf alle Körpergewebe und ist eine der bedeutendsten Arzneien bei verschiedenen Hauterkrankungen. Sulfur erhöht die Reaktionsbereitschaft des Körpers.

● **Dosierung:** 3-mal täglich 15 Tropfen auf 1 EL Wasser vor dem Essen einnehmen.

....

Andere Komplexmittel bei grippalen Infekten:
Aconitum D4, Bryonia D4, Lachesis D12, Eupatorium perfoliatum D3, Phosphorus D5 (enthalten in Gripp Heel®), Aconitum D3, Nux vomica D4, Eupatorium perfoliatum D1, Gelsemium D3, Kalium phosphoricum D3 (enthalten in Influvit®)

■ **Allgemeine Empfehlungen bei Erkältungskrankheiten**

Bei einer Erkältungskrankheit ist es am besten, zumindest bis zum Abklingen des Fiebers, Bettruhe einzuhalten. Diese benötigt der Körper dringend, um sein Abwehrsystem zu mobilisieren. Mit Lindenblütentee, der schweißtreibend wirkt, kann die Heilung manchmal beschleunigt werden. Hohes Fieber (um 39 °C) können Sie sanft mit feuchtkühlen Wadenwickeln senken. Sie dürfen jedoch nicht eiskalt sein, sollten aber in jedem Fall einige Grad (2–3 °C) unter der Körpertemperatur liegen. Wenn die Beine ohnehin als kalt empfunden werden, legen Sie am besten gleichzeitig eine Wärmflasche an die Fußsohlen.

Die Abwehrkräfte gezielt stärken

Ist Ihre Immunabwehr geschwächt, können Sie mit den folgenden Maßnahmen einfach gegensteuern. Achten Sie auf eine ausgewogene, vitaminreiche Kost, machen Sie regelmäßig Wechselduschen oder Wadengüsse und bewegen Sie sich so oft wie möglich an der frischen Luft. Zudem ist die konsequente Anwendung einer Nasendusche ein bewährtes Mittel zur Vorbeugung gegen die Erkältungsviren.
Auch die Einnahme von Zink (am besten kombiniert mit Vitamin C) kann die Abwehrfunktionen unterstützen. Einen Mangel an diesem Spurenelement können Sie durch eine einfache Laboruntersuchung feststellen.

8

Atemwegsbeschwerden

Husten und Bronchitis

In den meisten Fällen ist Husten Ausdruck einer Entzündung der Luftröhre oder der Bronchien (Bronchitis). Eine Bronchitis kann für sich allein entstehen oder eine Erkältungskrankheit, eine Virusgrippe, aber auch bestimmte Kinderkrankheiten wie zum Beispiel Masern begleiten. Sie macht sich bemerkbar durch Fieber, einen zunächst trockenen Husten und einen brennenden, wunden Schmerz in der Brust und hinter dem Brustbein. In den meisten Fällen wird die Bronchitis durch Viren verursacht. In ihrem weiteren Verlauf können jedoch Bakterien die entzündeten Bronchialschleimhäute besiedeln und eine eitrige Bronchitis auslösen. Dies zeigt sich vor allem am Auswurf: Der zu Krankheitsbeginn meist weiße oder glasige Schleim beginnt dann eine gelbe bis grünliche Färbung anzunehmen. Eine chronische Bronchitis entwickelt sich meist, wenn es zur Schädigung der Bronchialwände gekommen ist. Ursache kann eine Infektion sein, aber auch ein chronischer Reiz durch allergieauslösende Stoffe, Ruß oder Rauch. Deshalb leiden besonders häufig Raucher und Asthmakranke an chronischer Bronchitis. Sie äußert sich durch einen ständigen Husten, der trocken sein kann, oft aber auch mit Auswurf verbunden ist.

Wann zum Arzt?

- Wenn das Fieber ansteigt, Atemnot besteht, die Atmung beschleunigt ist oder Sie einen blutigen Auswurf bemerken, sollten Sie den Arzt rufen. Eine Bronchitis kann nämlich auf die feinen Bronchialverästelungen und auf die Lunge übergreifen.
- Wenn Sie an Asthma leiden. Dann sind Sie während einer akuten Bronchitis besonders gefährdet. Sie sollten sich deshalb stets einer ärztlichen Behandlung unterziehen.
- Ein chronischer Husten bedarf grundsätzlich einer ärztlichen Abklärung der Ursache.

Das können Sie noch tun

Den Hustenreiz können Sie zusätzlich mit Brusttees, Press-Saft aus Spitzwegerich oder Thymian- und Efeuzubereitungen lindern – sie fördern darüber hinaus die Schleimlösung. Sorgen Sie für ausreichende Luftfeuchtigkeit in den Räumen, und vermeiden Sie auf jeden Fall das Rauchen oder Einatmen anderer Reizstoffe. Wenn Sie den Husten homöopathisch behandeln, verzichten Sie möglichst auf die Anwendung ätherischer Öle, die auch in vielen Brustbalsam-Präparaten enthalten sind. Einige von ihnen könnten die Wirkung der homöopathischen Arzneien mindern oder sogar aufheben.

Welche Einzelhomöopathika können bei Husten und Bronchitis helfen?

Beschwerdebild	Ihnen fällt auf	Besser 🙂 Schlimmer 🙁	Mittel + Dosierung
Trockener Husten, der sich eher langsam entwickelt, mit stechenden Schmerzen in der Brust. Sie haben möglicherweise auch Fieber und einen trockenen Mund. Auslöser waren eine Verkühlung infolge eines Wetterwechsels oder eine Schwäche des Immunsystems, die durch Stress und Sorgen hervorgerufen wurde.	Sie sind sehr gereizter Stimmung, wollen Ihre Ruhe haben, sich nicht bewegen und nicht sprechen – wenn, dann nur über geschäftliche oder finanzielle Dinge. Der Husten schmerzt so stark, dass Sie die Hände gegen die Brust drücken müssen.	• Fester Druck • Liegen • Ruhe • Kühle Anwendungen • Wärme • Bewegung und Anstrengung • Heißes Wetter	**Bryonia alba (S. 302)** D4–D8 3–4 x täglich 5 Globuli oder D12 1 x täglich 5 Globuli 🦆 Für Kinder Je nach Alter 1–4 Globuli
Fieberhafte Bronchitis mit trockenem, hohl klingendem Reizhusten, der sich rasch verschlimmert. Er ist möglicherweise begleitet von Atemnot und Erstickungsgefühl. Sie bekommen plötzlich auch stürmisch ansteigendes Fieber. Auslöser waren trockener kalter Wind oder Zugluft.	Die Beschwerden haben ganz plötzlich begonnen, Sie sind unruhig, ängstlich und befürchten sogar, an der Erkrankung zu sterben. Ihr Gesicht ist im Liegen rot, beim Aufstehen wird es blass.	• Frische Luft • Stickige, warme Räume • Rauch • Abends und nachts • Tabakrauch	**Aconitum napellus (S. 296)** D6–D8 3–4 x täglich 5 Globuli 🦆 Für Kinder Je nach Alter 1–4 Globuli
Bronchitis mit Husten, Heiserkeit, Schmerzen im Kehlkopf und starker Schleimansammlung. Die Hustenanfälle verursachen Übelkeit oder Brechreiz. Mögliche Auslöser waren Unterkühlung, Zugluft oder eine chronische Entzündung der Nasennebenhöhlen.	Der Schleim lässt sich nur schwer abhusten, ist zäh, gelblich und riecht käsig. Sie sind sehr gereizt und neigen ganz gegen Ihre sonstige Art dazu, boshaft zu sein. Kälte vertragen Sie gar nicht, Sie möchten möglichst warm eingepackt sein. Die geringste Kälteeinwirkung löst Hustenreiz aus. Sie bemerken, dass der Schweiß säuerlich riecht.	• Wärme • Einhüllen des Kopfes • Heiße Dämpfe • Warme Speisen und Getränke • Berührung • Druck • Kälte • Kalte Speisen und Getränke	**Hepar sulfuris (S. 316)** D4–D8 3–4 x täglich 5 Globuli 🦆 Für Kinder Je nach Alter 1–4 Globuli

8

Atemwegsbeschwerden

Beschwerdebild	Ihnen fällt auf	Besser 🙂 Schlimmer 😣	Mittel + Dosierung
Trockener, bellender Husten, der anfallsweise auftritt und mit Hochwürgen von Schleim verbunden ist.	Der Husten tritt auf, sobald Sie sich hinlegen und der Kopf das Kissen berührt.	● Druck ● Fortgesetzte Bewegung ● Frische Luft ● Hinlegen ● Nachts, besonders nach Mitternacht ● Trinken, Sprechen und Lachen	**Drosera rotundifolia (S. 312)** **D3–D8** 3–4 x täglich 5 Globuli 🦆 **Für Kinder** Je nach Alter 1–4 Globuli

Welche Komplexmittel helfen?

Die Beschwerden
→ Husten / akute Bronchitis

Eine ausgewogene Kombination, die Ihre Beschwerden hier lindern kann, findet sich in **Ipecacuanha Oligoplex**. Es enthält einige ausgezeichnete homöopathische Hustenmittel sowie Arzneien, die bei Infektionen der oberen Atemwege helfen.

Bitte beachten Sie:
Bei Überempfindlichkeit gegen Terpentinöl sollte Ipecacuanha Oligoplex nicht eingenommen werden.

Ipecacuanha Oligoplex enthält:

Ipecacuanha D4 (Brechwurzel) erstreckt seine Heilwirkung auf die vegetativen Nerven des Magens und der Brust. Es hilft besonders bei Verkrampfungen in diesem Bereich. Deshalb findet es Anwendung bei Bronchitis, Asthma, Keuchhusten, aber auch bei krampfartigem Erbrechen.

Hyoscyamus niger D4 (Bilsenkraut) ist ein wirksames Heilmittel bei Erkrankungen des Gehirns und Nervensystems. Hyoscyamus ist häufig hilfreich bei trockenem, nächtlichem Krampfhusten, der von nervösen Erregungszuständen begleitet ist und sich beim Hinlegen verschlimmert. Aufsetzen in vornübergebeugter Haltung hingegen erleichtert ihn.

Lactuca virosa D4 (Giftlattich) erstreckt seine Effekte auf Gehirn und Kreislauf, wird aber auch eingesetzt bei kitzelndem, unaufhörlichem, krampfartigem Husten, der mit Schwierigkeiten beim Atmen verbunden ist.

Oleum terebinthinae D4 (Terpentinöl) wirkt auf die Schleimhäute und ist hilfreich bei Atemwegsbeschwerden mit blutigem Auswurf.

Senega D4 (Kreuzblume) ist ein bedeutendes Heilmittel bei Atemwegsinfekten, insbesondere älterer Menschen, sowie bei Asthma. Es wirkt sehr gut bei Heiserkeit, Schmerzen in der Brust, rasselnden Atemgeräuschen und hackendem Husten, der häufig mit Niesen endet. Der zähe Schleim kann nur schwer abgehustet werden.

Dosierung:
- Zu Beginn: Stündlich 15 Tropfen vor dem Essen ohne Wasser einnehmen.
- Nach Besserung: Die Dosis auf 4-mal täglich 15 Tropfen reduzieren.

....

Für die Behandlung einer chronischen Bronchitis stehen mehrere Komplexmittel zur Verfügung. Bei ihrer Auswahl ist es wichtig, nicht nur die Art des Hustens, sondern vor allem die Beschaffenheit des Auswurfs zu berücksichtigen.

Die Beschwerden
→ Husten / zäher weißer Auswurf

Eine Behandlung mit **Cetraria islandica Oligoplex** eignet sich für die Behandlung einer chronischen Bronchitis, die von der Bildung eines zähen weißen Sekrets begleitet ist.
Diese Kombination enthält Homöopathika, die den Bronchialschleim verflüssigen, das Abhusten erleichtern und zusätzlich auch den Hustenreiz stillen.

Cetraria islandica Oligoplex enthält:
Cetraria islandica D3 (Isländisch Moos) ist hilfreich bei Infekten und Entzündungen der Luftwege, wenn die Beschwerden verbunden sind mit reichlichem, teils blutigem Auswurf und einem Kitzeln in der Luftröhre, das besonders beim Gehen auftritt.
Acalypha indica D2 (Indisches Brennkraut) hat eine deutliche Wirkung auf die Speiseröhre und Atemorgane. Es erleichtert harten Husten mit blutigem Auswurf.
Eucalyptus globulus D2 (Fieberbaum) ist ein Heilmittel für Grippe und viele andere fieberhafte Erkrankungen. Es findet außerdem Anwendung bei asthmatischen Beschwerden und Bronchitis mit Absonderung dicken weißen Schleims.
Ipecacuanha D4 (Brechwurzel) siehe Seite 120.
Polygonum aviculare D3 (Vogelknöterich) lindert die Beschwerden bei Kitzelhusten im Rahmen langwieriger Lungenerkrankungen, hilft aber auch bei Gefäßverkalkung.
Teucrium scorodonia D1 (Amberkraut) entfaltet seine Wirkung hauptsächlich bei Schnupfen mit Verlust des Riechvermögens sowie bei trockenem Husten mit einem kitzelnden Gefühl in der Luftröhre und reichlichem Auswurf.

- **Dosierung:** 3-mal täglich 15 Tropfen auf 1 EL Wasser vor dem Essen einnehmen.

....

8

Atemwegsbeschwerden

121

Die Beschwerden

➜ Husten / grünlich gelber Auswurf

Geht ein Husten hingegen mit der Absonderung eines grüngelben Auswurfs einher, empfiehlt sich die in **Kreosotum Oligoplex** enthaltene Komposition homöopathischer Mittel. Sie wirken abschwellend und reinigend auf die entzündeten Schleimhäute der Atemwege, fördern deren Heilung und erleichtern das Abhusten.

Bitte beachten Sie:
Bei Überempfindlichkeit gegen Terpentinöl sollte Kreosotum Oligoplex nicht eingenommen werden. Bei Schilddrüsenerkrankungen nicht ohne ärztlichen Rat anwenden.

Kreosotum Oligoplex enthält:

Kreosotum D4 (Buchenholzteerkreosot) hilft bei chronischen Nervenschmerzen und Entzündungen der Atemwege, die mit Heiserkeit, brennenden Schmerzen in der Brust und reichlichem eitrigem Auswurf verbunden sind.

Abrotanum D2 (Eberraute) findet bei Lungenfellentzündung Anwendung und hilft bei trockenem Husten mit Atemnot und Schmerzen im Brustbereich.

Arsenum jodatum D8 (Arsenjodid) ist ein bedeutendes Mittel bei geschwollenen Schleimhäuten, die hartnäckig ein ätzendes Sekret absondern, das die Schleimhaut wund macht. Arsenum jodatum hilft bei chronischer Bronchitis mit hackendem Husten bei gleichzeitig verstopfter, trockener Nase.

Equisetum arvense D2 (Ackerschachtelhalm) fördert Vernarbungsprozesse und beschleunigt auch die Heilung der Schleimhäute.

Herniaria glabra D3 (Kahles Bruchkraut) ist ein Blutreinigungsmittel und wirkt insbesondere auf das Lungengewebe.

Kalium jodatum D4 (Kaliumjodid) wirkt besonders auf das Bindegewebe und die Schleimhäute. Es hilft bei starkem, wässrigem oder grünlich gefärbtem Schnupfen, der begleitet ist von Stirnkopfschmerzen, ferner bei Drüsenschwellungen und Gesichtsneuralgien. Oft besteht ein rauhes Gefühl im Kehlkopf und ein Auswurf, der Seifenschaum ähnelt. Es unterstützt die Reaktionsfähigkeit und Abwehrkraft des Körpers.

Oleum terebinthinae D2 (Terpentinöl) wirkt auf die Schleimhäute und ist hilfreich bei Atemwegsbeschwerden mit blutigem Auswurf.

Teucrium scorodonia D2 (Amberkraut) entfaltet seine Wirkung hauptsächlich bei Schnupfen mit Verlust des Riechvermögens sowie bei trockenem Husten mit einem kitzelnden Gefühl in der Luftröhre und reichlichem Auswurf.

● **Dosierung:** 3-mal täglich 15 Tropfen auf 1 EL Wasser vor dem Essen einnehmen.

Die Beschwerden

→ Bronchitis bei allergischem Asthma

Wenn eine Bronchitis bei Betroffen mit allergischem Asthma bronchiale auftritt, kann die ärztliche Behandlung mit **Yerba santa Oligoplex** unterstützt werden. Dieses Komplexmittel enthält homöopathische Arzneien, die sich bei Entzündungen im Bereich der Atemwege bewährt haben und gleichzeitig allergische Reaktionen dämpfen.

Yerba santa Oligoplex enthält:

Yerba santa (Eriodictyon californicum) D2 (Heiliges Kraut) ist ein Heilmittel für Asthma und Erkrankungen der Bronchien. Es hilft bei Husten, der im Anschluss an einen grippalen Infekt entsteht, und bei chronischer Bronchitis mit vermehrter Schleimbildung. Abhusten von Auswurf erleichtert die Beschwerden.

Aralia racemosa D3 (Amerikanische Narde) wirkt bei Schnupfen und bei Asthma mit einem Husten, der sich beim Hinlegen verschlimmert und häufig um Mitternacht auftritt. Gleichzeitig haben die Betroffenen eine verstopfte Nase und das Gefühl eines Fremdkörpers im Kehlkopf.

Belladonna D4 (Tollkirsche) hilft vor allem bei bellendem Husten mit Schmerzen im Kehlkopf und pfeifenden Atemgeräuschen.

Ephedra vulgaris D2 (Meerträubchen) wirkt bei Kopfschmerzen und Schilddrüsenerkrankungen, beeinflusst aber auch das vegetative Nervensystem.

Hypophysis D4 (Hypophysen-Extrakt) übt eine regulierende Wirkung auf das vegetative Nervensystem, die Schilddrüse und andere dem Hormonsystem angehörende Organe aus.

Lobelia inflata D4 (Aufgeblasene Lobelie) findet vorzugsweise bei Magenbeschwerden und bei Asthma Anwendung. Lobelia eignet sich besonders gut für hellhäutige Menschen, die zu Übergewicht neigen.

Stramonium D4 (Stechapfel) erstreckt seine Hauptwirkung auf das Gehirn. Es hilft besonders bei Krämpfen, Unruhe und Erregungszuständen. Typisch ist, dass der Anblick von hellen, glänzenden Flächen, wie beispielsweise ein Spiegel, aber auch Dunkelheit die Beschwerden verschlimmern.

● **Dosierung:** 3-mal täglich 15 Tropfen auf 1 EL Wasser vor dem Essen einnehmen.

....

Andere Kombinationen:

Drosera D3, Bryonia D4, Tartarus stibiatus D4, Spongia D6, Ipecacuanha D4 (enthalten in Bronchiselect®), Aconitum D3, Ipecacuanha D3, Bryonia D2, Eucalyptus D2 (enthalten in Tussistin® Lösung)

Keuchhusten

Der Keuchhusten, in der medizinischen Fachsprache auch als Pertussis bezeichnet, ist eine langwierige, ansteckende Kinderkrankheit, die durch Tröpfchen beim Niesen oder Anhusten übertragen wird. Die Inkubationszeit beträgt ein bis drei Wochen. Der Keuchhusten verläuft in drei Stadien. Ein bis drei Wochen nach der Ansteckung beginnt die Erkrankung wie eine ganz normale Erkältung mit Fieber, Rachenentzündung und einem uncharakteristischen Husten; sie kann häufig mit Lichtscheu oder einer Bindehautentzündung verbunden sein.

Die Keuchhustenerkrankung verläuft in drei Schüben. Auf dem Höhepukt der Erkrankung kommt es zu zahlreichen oft rasch aufeinanderfolgenden heftigen Hustenattacken.

Gegen Ende der zweiten Krankheitswoche treten dann die ersten typischen Attacken eines krampfartigen Stickhustens auf. Während des Anfalls ringen die Kinder nach Atem, ziehen die Luft mühsam mit einem lauten »hiih« ein, das Gesicht schwillt an und rötet sich, Tränen und Speichel fließen.
Die Anfälle können manchmal so heftig sein, dass sich das Gesicht bläulich verfärbt. Sie enden mit Hochwürgen eines weißen, zähen oder glasigen Schleims, mitunter auch mit Erbrechen. Die Anzahl der Hustenattacken kann dabei recht un-

terschiedlich sein – meist sind es auf dem Höhepunkt der Erkrankung etwa 15 bis 20 pro Tag. Es können jedoch auch erheblich mehr oder weniger Anfälle auftreten. Nach zwei bis vier Wochen nimmt die Anfallsfrequenz dann allmählich ab.
Während des typischen Krampfhusten-Stadiums besteht meist kaum eine erhöhte Temperatur, und die Kinder machen in den anfallsfreien Intervallen oft einen völlig gesunden Eindruck. Die Gesamtdauer des Keuchhustens beträgt zwischen sechs und zwölf Wochen. Wenn die Erkrankung überstanden ist, ist der Körper gegen den Erreger gefeit, weil das Abwehrsystem ihn bei einem erneuten Kontakt erkennen und bekämpfen kann.
Im Allgemeinen verschreibt der Kinderarzt bei einer Keuchhustenerkrankung ein Antibiotikum. Sie können diese Therapie jedoch mit homöopathischen Mitteln wirksam unterstützen.

Wann zum Arzt?

- Wenn Ihr Kind Fieber bekommt, ununterbrochen hustet und einen schwerkranken Eindruck macht oder gar apathisch wirkt. Ein Keuchhusten kann nämlich zu Komplikationen wie beispielsweise einer Mittelohrentzündung, einer Bronchitis und schlimmstenfalls sogar zu einer Lungen- oder einer Gehirnentzündung führen.
- Wenn Sie ein Baby haben und in Ihrer Umgebung ein Keuchhustenfall auftritt, sollten Sie Ihr Baby in jedem Fall fernhalten und den Kinderarzt um Rat fragen. Für Säuglinge stellt der Keuchhusten eine lebensbedrohliche Erkrankung dar, die in der Klinik behandelt werden muss.

Welche Einzelhomöopathika können bei Keuchhusten helfen?

Beschwerdebild	Ihnen fällt auf	Besser 😀 Schlimmer 😞	Mittel + Dosierung
Trockener, bellender Husten, der in rasch aufeinanderfolgenden Anfällen auftritt. Während der Hustenanfälle läuft das Gesicht bläulich rot an. Sie enden mit Würgereiz, Erbrechen oder Hochwürgen von Schleim.	Die Hustenanfälle treten besonders häufig nach Mitternacht etwa bis 4 Uhr morgens auf. Auch beim Hinlegen hustet das Kind (sobald der Kopf das Kissen berührt). Die Hustenstöße folgen rasch aufeinander und nehmen nahezu den Atem. Danach ist das Kind jedoch kaum erschöpft.	😀 Frische Luft 😀 Druck 😀 Fortgesetzte Bewegung 😞 Nach Mitternacht 😞 Hinlegen und Warmwerden im Bett 😞 Trinken, Lachen, Sprechen und Singen	**Drosera rotundifolia (S. 312)** 🦆 D2– D6 je nach Alter 3–4 x täglich 2–4 Globuli
Krampfartiger, erstickender Husten mit starker Schleimansammlung in den Bronchien. Die Hustenanfälle führen zu Würgen und Erbrechen von Schleim oder Mageninhalt.	Die Hustenanfälle wollen kaum enden und sind durch nichts zu bessern, das Atmen ist erschwert. Die starke Verschleimung führt zu einem laut hörbaren rasselnden Atemgeräusch. Während der Hustenanfälle läuft das sonst blasse Gesicht bläulich an. Die Zunge des Kindes ist trotz des Erbrechens nicht belegt.	😀 Draußen bessert sich das Erstickungsgefühl 😞 Tiefes Einatmen 😞 Liegen 😞 Gehen in kalter Luft 😞 Feuchtes, warmes Wetter	**Ipecacuanha (S. 318)** 🦆 D6–D12 je nach Alter 3 x täglich 2–4 Globuli

8

Atemwegsbeschwerden

Welche Komplexmittel helfen?

Die Beschwerden
→ Keuchhusten

Hier ist **Drosera Oligoplex** eine geeignete Kombination, um die quälenden Hustenattacken zu lindern. Sie enthält Homöopathika, die erfahrungsgemäß einen besonders guten Einfluss auf die Symptome des Keuchhustens entfalten. Sie wirken krampflösend, lindern den Hustenreiz und mindern entzündliche Prozesse.

Keuchhusten ist weltweit noch immer eine der häufigsten Infektionskrankheiten bei Kindern und hochansteckend. Besonders gefährlich ist er für Säuglinge, aber auch Erwachsene können daran erkranken.

Drosera Oligoplex enthält:
Drosera D2 (Sonnentau) hilft vor allem bei krampfartigen, quälenden, rasch aufeinanderfolgenden Hustenanfällen. Ein Schlüsselsymptom ist, dass der Betroffene husten muss, sobald er sich hinlegt und der Kopf das Kissen berührt.
Aconitum D4 (Blauer Eisenhut) eignet sich besonders gut für das allererste Stadium einer fieberhaften Erkrankung. Typisch sind die äußerst heftig und stürmisch einsetzenden Beschwerden, begleitet von starker Unruhe und Furcht.
Belladonna D4 (Tollkirsche) hilft vor allem bei entzündlichen Erkrankungen so-

wie bei bellendem Husten mit Schmerzen im Kehlkopf und pfeifenden Atemgeräuschen.
Cupressus sempervirens D2 (Zypresse) hilft insbesondere bei Erkrankungen der Luftwege, die von Reizhusten begleitet sind, sowie bei Kopf- und Gelenkschmerzen.
Ipecacuanha D4 (Brechwurzel) erstreckt seine Heilwirkung auf die vegetativen Nerven des Magens und der Brust und hilft besonders bei Verkrampfungen in diesem Bereich. Es ist deshalb eines der bedeutendsten Heilmittel bei Asthma, Keuchhusten, aber auch bei krampfartigem Erbrechen.
Mephitis putorius D6 (Stinktier) ist ein ausgezeichnetes Mittel für die Keuchhustenerkrankung, besonders wenn die Atmung rasselt, das Kind nicht mehr ausatmen kann und sich das Gesicht blau verfärbt. Die Kinder schlafen schlecht, wollen hochgehoben werden und verlangen nach eiskalten Anwendungen.
Thymus vulgaris D3 (Gartenthymian) wirkt entkrampfend, schleimlösend und dämpft den lästigen Hustenreiz sowohl bei Keuchhusten wie auch bei trockenem asthmatischem Husten.
Veratrum album D4 (Weißer Germer) ist ein wichtiges Kreislaufmittel. Es hilft auch bei Husten, insbesondere wenn er beim Trinken entsteht und mit Rasseln in der Brust sowie schwer abzuhustender Verschleimung verbunden ist.

● **Dosierung:** Geben Sie Ihrem Kind je nach Häufigkeit der Anfälle anfänglich alle 2–3 Stunden 20 Tropfen auf 1 EL Wasser.

Die Beschwerden

→ Keuchhusten / Krampfhustenstadium

Im Stadium der Krampfhustenanfälle, also auf dem Höhepunkt der Erkrankung, empfiehlt es sich, **Drosera Oligoplex** im Wechsel mit **Corallium rubrum Oligoplex** zu verabreichen, das zusätzlich Arzneien beinhaltet, die eine besondere Wirkung auf Krampfzustände entfalten.

Corallium rubrum Oligoplex enthält:

Corallium rubrum D2 (Edelkoralle) ist ein wirksames Mittel bei heftigen Hustenanfällen, die sehr rasch aufeinanderfolgen oder ineinanderübergehen. Die Kranken bekommen dabei ein purpurrotes Gesicht und haben das Gefühl zu ersticken. Es eignet sich deshalb besonders für den Höhepunkt einer Keuchhustenerkrankung. Die Beschwerden verschlimmern sich im Freien und bei Wechsel von einem warmen in ein kaltes Zimmer.

Belladonna D4 (Tollkirsche) hilft vor allem bei entzündlichen Erkrankungen sowie bei bellendem Husten mit Schmerzen im Kehlkopf und pfeifenden Atemgeräuschen.

Helleborus niger D4 (Christrose) hilft bei Schwächezuständen vor allem während schwerer chronischer oder langwieriger Erkrankungen. Es eignet sich bei unregelmäßiger keuchender Atmung und Einschnürungsgefühl in der Brust. Charakteristisch ist ein Empfinden des Sinkens und die Verschlimmerung der Beschwerden zwischen 16 und 20 Uhr.

Magnesium phosphoricum D4 (Magnesiumphosphat) ist ein großes Heilmittel bei Krämpfen, beispielsweise im Bereich der Muskulatur und im Bereich der Atemwege. Es findet deshalb bei Asthma und bei Keuchhusten Anwendung.

Zincum cyanatum D4 (Zinkcyanid) wirkt bei Krämpfen und bei Reizung der Hirnhäute, vor allem wenn die Erkrankten übellaunig, zornig oder sehr erregt sind.

● **Dosierung:** 3-mal täglich, bei häufigen Anfällen auch alle 3–5 Stunden 1 Tablette vor dem Essen im Mund zergehen lassen.

....

Andere Komplexmittel:

Ipecacuanha D3, Drosera D1, Cuprum aceticum D3 (enthalten in Viropect®)

■ **Allgemeine Empfehlungen bei Keuchhusten**

Gönnen Sie Ihrem Kind viel Ruhe während einer Keuchhustenerkrankung, und sorgen Sie dafür, dass es ausreichend Flüssigkeit zu sich nimmt. Hustentees, mit Honig gesüßt, können den Hustenreiz zusätzlich etwas lindern.

Lüften Sie das Zimmer stets gut durch, und achten Sie darauf, dass in der Wohnung oder in der Nähe des Kindes nicht geraucht wird.

Herz-Kreislauf-Beschwerden

9

Herz-Kreislauf-Erkrankungen haben in den letzten Jahrzehnten weltweit drastisch zugenommen und stehen heute als Todesursache an erster Stelle. Zu dieser wachsenden Bedrohung hat zum großen Teil unsere moderne Lebensweise beigetragen. Stress, Hektik, hoher Blutdruck, Rauchen, Übergewicht und hohe Blutfettwerte durch eine allzu üppige, fettreiche Ernährung, Bewegungsmangel sowie die Zuckerkrankheit gelten dabei als die wichtigsten Risikofaktoren. Sie begünstigen die Arterienverkalkung. In den Herzkranzgefäßen, die den Herzmuskel fortlaufend mit Sauerstoff und Nährstoffen versorgen, behindern die Kalkablagerungen den notwendigen Blutfluss. Die Betroffenen empfinden diese Mangelversorgung als Herzschmerzen, Engegefühl in der Brust (Angina Pectoris) und Atemnot.

Das Herz – ein Motor, der ununterbrochen laufen muss

Das Herz besteht aus Muskelgewebe. Es liegt im linken oberen Brustbereich und ist wie ein zentraler Motor in das Kreislaufsystem eingeschaltet. Ungefähr 65- bis 80-mal pro Minute zieht sich seine Muskulatur zusammen und entspannt sich wieder. Durch diese stetige Bewegung pumpt es in einem fortwährenden Kreislauf das Blut durch das Adersystem des gesamten Körpers – und das ohne Pause, unser ganzes Leben lang.

Patienten mit Herzerkrankungen müssen in jedem Fall immer auch ärztlich betreut werden.

Die rechte Herzhälfte nimmt das aus dem Körper kommende verbrauchte Venenblut auf und pumpt es in die Lungen. Dort wird es mit Sauerstoff aus der Atemluft angereichert, der für alle unsere Lebensfunktionen notwendig ist. Aus der Lunge gelangt das nun sauerstoffreiche Blut in die linke Herzkammer und wird von dort über die Hauptschlagader in die Blutgefäße (Arterien) des gesamten Körpers gepumpt. Auf seinem Weg gibt das Blut den Sauerstoff zur Versorgung an die Organe und Gewebe ab. Als venöses (sauerstoffarmes) Blut gelangt es schließlich wieder in die rechte Herzkammer, und der Kreislauf beginnt aufs Neue. Wegen der engen Verknüpfung mit dem kleinen Lungen- und großen Körperkreislauf kann es bei Erkrankungen des Herzens zu vielfältigen Symptomen wie Atemnot, Lungenwassersucht, Wasseransammlungen in den Beinen oder zu Durchblutungsstörungen, Kopfschmerzen und Schwindel kommen.

Auch seelische Vorgänge werden im Herzen empfunden

Das Herz hängt aber nicht allein mit dem Kreislauf zusammen, sondern auch viele seelische Vorgänge werden dort empfunden. Bei Angst kann es klopfen, als würde es zerspringen. Ein Kummer kann so schwer sein, dass er ein Wehgefühl im Herzen erzeugt, aber auch übergroße Freude spürt man meist an diesem zentralen Organ. Bei vielen Menschen kann es deshalb unter seelischen Belastungen, Stress, Sorgen und Angst zu nervösen Herzbeschwerden kommen. Sie können aber auch Ausdruck einer depressiven Verstimmung oder einer organischen Herzerkrankung sein.

Nervöse Herzbeschwerden – auch unter der Bezeichnung Herzneurose bekannt – können sich mit Herzklopfen, Herzstichen oder einem Beklemmungsgefühl in der Herzgegend äußern. Kann eine organische Ursache für die Beschwerden ausgeschlossen werden, spricht hier nichts gegen eine homöopathische Behandlung – gerade bei psychovegetativen Störungen sind Homöopathika oft hilfreich.

9

Herz-Kreislauf-Beschwerden

Im fortgeschrittenen Lebensalter lässt die Kraft des Herzmuskels allmählich nach. Es kommt zur Herzschwäche oder zum sogenannten Altersherz. Sie macht sich meist als Erstes durch Leistungsminderung, rasche Ermüdbarkeit und leichte Atemnot bei körperlicher Belastung bemerkbar. Eine Herzschwäche darf nur vorbeugend selbst behandelt werden.

Weitere häufige Probleme des Herz-Kreislauf-Systems, die auch schon in jüngeren Jahren auftreten können, sind Kreislaufstörungen und Durchblutungsstörungen.

Vorsicht

Verschließt sich ein Herzkranzgefäß plötzlich vollständig, so dass kein Blut mehr hindurchfließen kann, stirbt ein Teil des Herzmuskels ab – es kommt zum Herzinfarkt. Deshalb muss an dieser Stelle nachdrücklich darauf hingewiesen werden, dass Diagnose und Behandlung aller Herz-Kreislauf-Beschwerden grundsätzlich in die Hand des Arztes gehören. Erst durch eingehende und gezielte Untersuchungen wird er sich ein Urteil über eine mögliche Gefährdung bilden und entsprechend handeln. Eine Selbstbehandlung darf bei Herzproblemen deshalb ausschließlich in Absprache mit dem Arzt erfolgen.

Bei folgenden Symptomen müssen Sie sich umgehend in (not-)ärztliche Behandlung begeben:

- Herzschmerz, der in den linken Arm oder in die linke Schulter ausstrahlt.
- Unregelmäßigem Herzschlag, vor allem, wenn Ihnen gleichzeitig schwindlig ist.
- Herzschmerzen, die plötzlich oder bei Belastung erstmals auftreten und von Atemnot begleitet werden.

Ferner sollten Sie baldmöglichst Ihren Arzt aufsuchen bei:

- Atemnot und Reizhusten, die sich unter körperlicher Belastung verschlimmern.
- Schmerzen in den Beinen, die während des Laufens auftreten, so dass Sie anhalten müssen.
- Wasseransammlungen in den Beinen.

Sie suchen Hilfe bei:

- Nervösen Herzbeschwerden (Seite 131)
- Herzschwäche und Altersherz (Seite 134)
- Kreislaufproblemen (Seite 137)
- Durchblutungsstörungen (Seite 140)

Einzelmittel oder Komplexmittel?

Zur Erinnerung: Wann die Suche nach einem Einzelhomöopathikum erfolgversprechend ist und wann Sie besser eine geeignete Kombination wählen, können Sie auf Seite 21 nachlesen.

Nervöse Herzbeschwerden

Viele Menschen bekommen unter seelischen Belastungen, insbesondere bei Aufregung und Ärger, Herzklopfen, Herzstechen, einen unregelmäßigen Herzschlag oder Herzstolpern. Häufig sind die Beschwerden verbunden mit einem Angst- und Engegefühl in der Brust oder dem Empfinden, ein Kloß stecke im Hals oder hinter dem Brustbein. Meistens treten diese Beschwerden aber nicht unter Belastung auf, sondern erst dann, wenn die Betroffenen zur Ruhe kommen.

Wann zum Arzt?

● Wenn Sie an Herzbeschwerden leiden, müssen Sie grundsätzlich immer den Arzt zu Rate ziehen. Eine gefährliche Herzerkrankung, zum Beispiel eine Verengung der Herzkranzgefäße oder eine schwerwiegende Herzrhythmusstörung (Arrhythmie), kann nämlich ganz ähnliche Symptome hervorrufen.

Die Diagnose eines nervösen Herzens kann deshalb nur dann gestellt werden, wenn der Arzt durch eine eingehende Untersuchung der Herz-Kreislauf-Funktionen eine organische Erkrankung des Herzens ausgeschlossen hat.

Das sollten Sie beachten

Bei nervösen Herzbeschwerden ist eine geregelte Lebensweise mit ausreichend Schlaf und viel Bewegung an der frischen Luft besonders wichtig. Gönnen Sie sich in Belastungssituationen, zum Beispiel im Beruf, regelmäßige Erholungspausen, und vermeiden Sie Nikotin, Alkohol und zu viel Kaffee. Sie sind »Gift« für Herz und Adern. Bei nervösem Herzklopfen hilft es manchmal, einen Schluck kaltes Wasser zu trinken. Bei der Herzneurose haben sich auch Entspannungstechniken wie etwa Autogenes Training oder die Progressive Muskelrelaxation bewährt. Sie schaffen Ausgleich in Stresssituationen und stabilisieren langfristig das vegetative Befinden. Bessern sich die Beschwerden aber in absehbarer Zeit nicht und können organische Ursachen dafür ebenfalls ausgeschlossen werden, sollte hier auch an eine allgemeine Angststörung gedacht werden.

9

Herz-Kreislauf-Beschwerden

Welche Einzelhomöopathika können bei nervösen Herzbeschwerden helfen?

Beschwerdebild	Ihnen fällt auf	Besser 😊 Schlimmer ☹	Mittel + Dosierung
Herzstechen oder Herzstolpern mit starker Ruhelosigkeit, Beklemmungsgefühl in der Brust und hartem schnellem Puls. Ausgelöst wurden die Beschwerden durch einen Schreck oder ein Schockerlebnis.	Ihr Gesicht ist heiß und rot, die Beschwerden versetzen Sie in Panik, sie glauben sterben zu müssen. Die Beschwerden treten oft ganz plötzlich auf, nehmen rasch zu und vergehen aber meist genauso schnell.	● Frische Luft ● Ruhe ● Liegen auf dem Rücken ● Nachts ● Warme Räume ● Liegen auf der Seite	**Aconitum napellus (S. 296)** D6 akut 5 Tropfen in einem Glas Wasser auflösen und alle 5–10 Minuten 1 Teelöffel einnehmen oder D12 1 x täglich 5 Globuli
Anfallsweise auftretendes Herzklopfen mit Engegefühl in der Brust, Herzstechen und Atemnot. Möglicherweise wurden die Beschwerden ausgelöst, weil Sie zu viel geraucht haben. Auch Wetterwechsel zu feuchter stürmischer Witterung kommt als begünstigender Faktor in Frage.	Sie können nicht auf der linken Seite liegen, Sie haben einen schnellen Puls, sind berührungsempfindlich und frösteln.	● Ruhe und Liegen auf der rechten Seite, möglichst mit erhöhtem Kopf ● Bewegung ● Geräusche ● Berührung ● Liegen auf der linken Seite	**Spigelia anthelmia (S. 332)** D3 3–4 x täglich 5 Globuli
Herzklopfen, das besonders nachts auftritt, mit Engegefühl in der Brust und Atemnot. Die Beschwerden sind begleitet von Erschöpfungsgefühl und Schwäche.	Sie schrecken nach Mitternacht mit Erstickungsgefühl plötzlich aus dem Schlaf hoch, das Herz rast, Sie haben das Gefühl, die Brust würde zerspringen, und verspüren panische Todesangst, so dass Ihnen der Schweiß ausbricht.	● Liegen in horizontaler Lage ● Aufsetzen ● Bewegung ● Kalter Wind ● Tieflage des Kopfes ● Mitternachts	**Spongia marina tosta (S. 333)** D6 akut alle 2–3 Stunden 5 Globuli, später 3 x täglich 5 Globuli

Welche Komplexmittel helfen?

Die Beschwerden
→ Nervöse Herzbeschwerden

Eine geeignete Kombination, die Ihnen hier helfen kann, ist **Crataegus Oligoplex**. Es enthält homöopathische Mittel, die den Herzmuskel stärken und sich günstig auf die Durchblutung wie auch auf nervöse Störungen auswirken.

Crataegus Oligoplex enthält:
Crataegus oxyacantha D0 (Eingriffeliger Weißdorn) kräftigt den Herzmuskel und fördert seine Durchblutung. Es ist ein Heilmittel bei Herzrhythmusstörungen, Bluthochdruck, Herzschwäche, Herzenge und hilft außerdem bei Blutarmut. Es stützt das Herz während Infektionskrankheiten.

Aconitum napellus D4 (Blauer Eisenhut) ist eines der wichtigsten Mittel bei Beschwerden, die mit Angst, Furcht, Schreck und einer starken Unruhe verbunden sind.

Apocynum cannabinum D4 (Hanfartiger Hundswürger) schwemmt vor allem Wasseransammlungen aus dem Gewebe aus und wirkt bei Herzschwäche mit beschleunigtem schwachem und unregelmäßigem Pulsschlag.

Arnica montana D4 (Bergwohlverleih) wirkt auf Blutgefäße und Blutfluss. Es hilft bei Herz-Kreislauf-Beschwerden, die mit einem Blutandrang zum Kopf und Engegefühl in der Brust verbunden sind.

Cactus grandiflorus D3 (Königin der Nacht) erstreckt seine Heilwirkung auf die Kreislauforgane. Cactus löst Verkrampfungen der Blutgefäße, lindert die Beschwerden bei Herzenge und hilft bei Herzschwäche.

Glonoinum D5 (Nitroglycerin) hilft bei Kopfschmerzen, die durch Blutandrang und Durchblutungsstörungen im Gehirn bedingt sind. Ferner hat Glonoinum eine heilende Wirkung bei Herzschwäche mit starker Atemnot bei jeglicher Anstrengung.

● **Dosierung:** 3- bis 5-mal täglich 15 Tropfen auf 1 EL Wasser vor dem Essen einnehmen.

Andere Komplexmittel:
Crataegus D0, Cactus D3, Arnica D4, Spigelia D4 (enthalten in Cardioselect® N Tropfen)

9

Herz-Kreislauf-Beschwerden

Herzschwäche und Altersherz

Herzschwäche (Herzinsuffizienz) ist ein Nachlassen der Pumpleistung des Herzmuskels, die unbehandelt immer mehr zunimmt und schließlich zum Herzversagen führt. Sie kann durch eine Schädigung des Herzens, beispielsweise im Verlauf einer Infektionskrankheit oder im Rahmen eines Herzinfarktes, ausgelöst werden. Auch ein unbehandelter hoher Blutdruck oder eine Verkalkung der Herzkranzgefäße können langfristig in eine Herzschwäche münden.

Die Herzschwäche ist eine chronische Erkrankung, die sich allmählich verschlimmert und nach Angaben des Statistischen Bundesamtes auch die häufigste Ursache für einen Krankenhausaufenthalt ist.

Eine schleichende Form der Herzinsuffizienz ist das sogenannte Altersherz. Es entsteht, wenn im zunehmenden Lebensalter die Herzkraft – ebenso wie viele andere Organfunktionen – allmählich nachlässt.

Bei geschwächtem Herzen reicht die Pumpkraft nicht mehr aus, um die Organe ausreichend mit Blut und so auch mit dem notwendigen Sauerstoff versorgen zu können. Häufig bemerken Betroffene eine beginnende Insuffizienz nicht, sondern werden erst im fortgeschrittenen Stadium auf Beschwerden aufmerksam.

Erste Anzeichen der Herzschwäche sind rasche Ermüdbarkeit und Kurzatmigkeit unter stärkerer körperlicher Anstrengung, beispielsweise beim Treppensteigen. In späteren Stadien ist der Herzmuskel auch leichteren Belastungen nicht mehr gewachsen. Dann kommt es zu Wasseransammlungen (Ödemen) im Gewebe. In den Beinen zeigen sich Ödeme bevorzugt an den Fußknöcheln – meist am Abend oder nach Belastung –, während sie in der Lunge zum sogenannten Stauungskatarrh oder Herzasthma mit Husten und Atemnot führen. Wenn der Herzmuskel während der Nachtruhe entlastet ist, werden die Ödeme ausgeschwemmt. Deshalb müssen alte und herzschwache Menschen nachts häufig zum Wasserlassen.

Wann zum Arzt?

● Wenn es bereits zu den obengenannten Beschwerden gekommen ist, müssen Sie sich auf alle Fälle in ärztliche Behandlung begeben. Denn eine Herzschwäche darf nur vorbeugend oder im beginnenden Frühstadium selbst behandelt werden, das heißt, wenn der Arzt eigentlich noch keine medikamentöse Behandlung für unbedingt notwendig erachtet. Es gibt heute sehr wirksame Medikamente zur Verbesserung der Herzleistung, von denen nachgewiesen ist, dass sie bei rechtzeitiger, konsequenter Einnahme die Gefahr eines frühzeitigen Herztodes mindern.

● Die Hilfe eines (Sport-)Mediziners sollten Sie auch in Anspruch nehmen, wenn Sie sich sportlich betätigen wollen – was in jedem Fall sinnvoll ist.

Welche Einzelhomöopathika können bei Herzschwäche und Altersherz helfen?

Beschwerdebild	Ihnen fällt auf	Besser 😃 Schlimmer 😣	Mittel + Dosierung
Herzschwäche, möglicherweise im Gefolge einer Infektionskrankheit, begleitet von unregelmäßiger Atmung und leichter Luftnot, die bei Anstrengung auftritt.	Sie brauchen viel frisch Luft, haben schlecht durchblutete Hände und Füße, der Pulsschlag ist unregelmäßig, schwach und schnell oder setzt hin und wieder aus. Sie sind reizbar, niedergeschlagen, leicht verärgert und machen sich oft übermäßige Sorgen.	● Frische Luft ● Ausruhen ● Stille ● Warme Räume ● Stickige Luft ● Anstrengung	**Crataegus oxyacantha (S. 311)** D0–D2 2–3 x täglich 5 Globuli
Beginnende Herzschwäche mit Herzklopfen, Missempfindungen und Beklemmungsgefühl in der Brust sowie Blutandrang zum Kopf, der heftige Kopfschmerzen verursacht.	Die Beschwerden treten vozugsweise nachts sowie gegen 11 Uhr und 23 Uhr auf. Die Brust fühlt sich an, als wäre sie mit Drähten gefesselt. Sie haben ein banges Gefühl oder sogar Todesangst. Sie können nicht auf der linken Seite liegen.	● Draußen ● Liegen auf der rechten Seite ● Nachts ● Liegen auf der linken Seite ● Gehen ● Anstrengung	**Cactus grandiflorus (S. 302)** D4–D6 3–4 x täglich 5 Globuli

9

Herz-Kreislauf-Beschwerden

Welche Komplexmittel helfen?

Die Beschwerden
→ Herzschwäche / Altersherz

Eine geeignete Kombination, die hier – aber nur unter Rücksprache mit dem Arzt – helfen kann, ist **Crataegus Oligoplex**. Die darin enthaltenen homöopathischen Mittel stärken den Herzmuskel, fördern die Durchblutung und haben gleichzeitig eine entspannende, angstlösende Wirkung.

Solange der Arzt noch keine medikamentöse Therapie als unbedingt notwendig ansieht, kann Crataegus Oligoplex in der Selbstbehandlung eingesetzt werden, um einer beginnenden Herzschwäche und einem Altersherz vorzubeugen.

Crataegus Oligoplex enthält:
Crataegus oxyacantha DO (Eingriffeliger Weißdorn) kräftigt den Herzmuskel und fördert seine Durchblutung. Das Heilmittel hat einen günstigen Einfluss auf Kalkablagerungen in den Blutgefäßen. Wenn die Hände und Füße schlecht durchblutet und kalt sind, verbessert Crataegus den Blutfluss, es stützt das Herz während Infektionskrankheiten.

Aconitum napellus D4 (Blauer Eisenhut) ist eines der wichtigsten Mittel bei Beschwerden, die mit Angst, Furcht, Schreck und einer starken Unruhe verbunden sind. Es hilft, wenn das Herz rasch und heftig klopft oder stolpert und die Beschwerden ein panisches Angstgefühl hervorrufen.

Apocynum cannabinum D4 (Hanfartiger Hundswürger) schwemmt vor allem Wasseransammlungen aus dem Gewebe aus und wirkt bei Herzschwäche mit beschleunigtem schwachem und unregelmäßigem Pulsschlag.

Arnica montana D4 (Bergwohlverleih) wirkt auf Blutgefäße und Blutfluss. Es hilft bei Herz-Kreislauf-Beschwerden, die mit einem Blutandrang zum Kopf und mit einem Engegefühl in der Brust verbunden sind.

Cactus grandiflorus D3 (Königin der Nacht) erstreckt seine Heilwirkung auf die Kreislauforgane. Cactus löst Verkrampfungen der Blutgefäße, lindert die Beschwerden bei Herzenge und wirkt der Bildung von Blutgerinnseln entgegen.

Glonoinum D5 (Nitroglycerin) ist ein wirksames Heilmittel bei nervlichen Störungen, die mit Mattigkeit und Arbeitsunlust verbunden sind. Es hilft bei Kopfschmerzen, die durch Blutandrang und Durchblutungsstörungen im Gehirn bedingt sind, und hat eine heilende Wirkung bei Herzschwäche mit starker Atemnot während jeglicher Anstrengung.

● **Dosierung:** 3- bis 5-mal täglich 15 Tropfen auf 1 EL Wasser vor dem Essen einnehmen.

Andere Komplexmittel:
Crataegus D0, Cactus D3, Arnica D4, Spigelia D4 (enthalten in Cardioselect® N Tropfen)

■ **Allgemeine Empfehlungen bei Herzschwäche und Altersherz**

Wie alle anderen Muskeln kann auch der Herzmuskel trainiert werden. Regelmäßige Bewegung in sauerstoffreicher, frischer Luft im Freien ebenso wie gemäßigter Ausdauersport kann einer Herzschwäche vorbeugen. Wichtig ist, dass die körperliche Belastung dabei immer der Leistungskraft des Herzens angepasst wird. Gehen Sie möglichst nicht über Ihre Leistungsgrenze hinaus. Geeignete Sportarten, die sich günstig auf die Herz-Kreislauf-Funktionen auswirken, sind Radfahren, Schwimmen und flottes Gehen. Weniger günstig sind heftige, kurzfristige Belastungen. Rauchen ist »Gift« für das Herz und sollte dringend vermieden werden.

Kreislaufprobleme

Die häufigsten Kreislaufprobleme sind zu hoher und zu niedriger Blutdruck. Ihre Ursachen kennt man bis heute noch nicht in allen Einzelheiten, man vermutet aber, dass Stress und Hektik, aber auch eine individuelle Veranlagung ihren Teil zu dieser Fehlregulation beitragen.

Obwohl es sich um entgegengesetzte Phänomene handelt, verursacht sowohl hoher wie auch niedriger Blutdruck oft ähnliche Beschwerden, etwa Schwindel, Kopfschmerzen oder Ohrensausen.

Hoher Blutdruck verursacht meist nicht unmittelbar Beschwerden. Ärztliche Kontrolle ist so die beste Möglichkeit, Probleme rechtzeitig zu erkennen.

Den hohen Blutdruck, von dem auch schon jüngere Menschen betroffen sein können, spürt man allerdings zumindest in den Anfangsstadien kaum. Er ist langfristig jedoch gefährlich, da er zu Durchblutungsstörungen führt und das Herz belastet.

Weniger gefährlich ist in aller Regel der niedrige Blutdruck. Dafür ist er aber meist mit sehr lästigen Beschwerden verbunden. Menschen mit niedrigem Blutdruck klagen vielfach darüber, morgens »nicht richtig in Gang zu kommen«, sie sind müde, wetterfühlig und haben bei Witterungswechseln leicht Kopfweh. Oft wird ihnen beim Aufstehen vom Sitzen, Liegen oder aus der Hocke schwindlig und schwarz vor den Augen.

9

Herz-Kreislauf-Beschwerden

Welche Einzelhomöopathika können bei Kreislaufproblemen helfen?

Beschwerdebild	Ihnen fällt auf	Besser 🙂 Schlimmer 🙁	Mittel + Dosierung
Sie leiden an niedrigem Blutdruck und häufiger Kreislaufschwäche mit der Neigung zur Ohnmacht. Auslöser war möglicherweise eine Durchfallerkrankung oder Erbrechen.	Ein extremes Kältegefühl, Sie fühlen sich schwach, Ihre Haut ist bläulich verfärbt, sie fühlt sich auch eiskalt an und kalter Schweiß bricht aus.	● Ruhe ● Wärme ● Hinlegen ● Nachts ● Kälte ● Feuchtes Wetter	**Veratrum album (S. 338)** D12 1 x täglich 5 Globuli
Kreislaufschwäche mit der Neigung zum Kollaps, begleitet von Übelkeit oder Erbrechen, Blässe und Schwäche. Die Beschwerden wurden ausgelöst durch Schlafmangel oder Überanstrengung.	Ihnen ist sterbensübel, Sie zittern, kalter Schweiß bricht aus. Obwohl Sie frösteln, vertragen Sie es nicht, zugedeckt zu werden, sondern verlangen nach kühler, frischer Luft.	● Kühle frische Luft ● Zudecken ● Geringste Bewegung ● Öffnen der Augen	**Tabacum (S. 336)** D6 Tropfen alle 10 Minuten 4 Tropfen bis zum Verschwinden der Symptome
Kreislaufschwäche aufgrund niedrigen Blutdrucks, verbunden mit Übelkeit, Benommenheit, Frösteln, Ausbruch kalten Schweißes und der Neigung zur Ohnmacht. Auslöser waren möglicherweise eine vorangegangene Erkrankung oder eine Operation, von der Sie sich nicht richtig erholt haben.	Sie haben das Gefühl, alle Kräfte würden schwinden. Ihnen ist am ganzen Körper kalt, Sie empfinden das Kältegefühl sogar beim Atmen, im Mund und auf der Zunge. Die Haut ist schlecht durchblutet, eiskalt und möglicherweise bläulich verfärbt. Trotz des Fröstelns wollen Sie sich nicht zudecken.	● Wärme ● Bewegung ● Nachts ● Kälte ● Kalte Luft ● Berührung	**Camphora (S. 304)** D1–D3 stündlich bis zum Abklingen der Beschwerden 3–4 Tropfen mit etwas Wasser einnehmen
Sie leiden an Kreislaufproblemen (bedingt durch einen hohen Blutdruck), haben dabei oft Blutandrang zum Kopf. Dies verursacht Kopfschmerzen, Ohrensausen oder Nasenbluten. Die Beschwerden treten häufig nachts auf.	Sie haben ein hochrotes Gesicht, Kopf und die obere Körperhälfte sind heiß, die untere Körperhälfte hingegen kalt. Sie fühlen sich wie zerschlagen und sind sehr berührungsempfindlich. Wenn Sie sich hinlegen, empfinden Sie alles als zu hart – selbst das Bett, so weich es auch sein mag.	● Ruhe ● Berührung ● Erschütterung ● Nachts ● Anstrengung	**Arnica montana (S. 299)** D12 1 x täglich 5 Globuli Hinweis: nur unterstützend zur ärztlich verordneten Therapie anwenden

Wann zum Arzt?

- Bei anhaltenden oder immer wiederkehrenden Beschwerden sowie der Neigung zur Ohnmacht. Eine Herzschwäche, bestimmte Stoffwechselerkrankungen oder hormonelle Störungen können nämlich gleichfalls niedrigen Blutdruck hervorrufen.
- Bei hohem Blutdruck. Er muss immer – und vor allem rechtzeitig! – vom Arzt mit entsprechenden blutdrucksenkenden Medikamenten behandelt werden, um schwere Folgeschäden zu vermeiden. Eine homöopathische Selbstbehandlung darf hier nur unterstützend zur ärztlich verordneten Therapie erfolgen.

Welche Komplexmittel helfen?

Die Beschwerden
→ Niedriger Blutdruck/
  Kreislaufschwäche

Hier ist **Camphora Oligoplex** eine geeignete Komposition. Dieses Mittel enthält einige durchblutungsfördernde Arzneien, kombiniert mit Homöopathika, die sich bei der Neigung zu Kreislaufschwäche bewährt haben.

Bitte beachten Sie:
Bei Alkoholkranken und bei Kindern unter 12 Jahren sollte Camphora Oligoplex nicht angewandt werden.

Camphora Oligoplex enthält:

Camphora D4 (Kampferbaum) hilft bei Kreislaufzusammenbruch, der mit eisiger Kälte und enormem Schwächegefühl des gesamten Körpers einhergeht. Dieses Mittel ist deshalb sehr geeignet für Schwächezustände mit niedrigem Blutdruck, wie sie beispielsweise auch nach Operationen auftreten können. Die Betroffenen fühlen sich schwindlig, neigen zur Ohnmacht, ihr Gesicht ist kalt, blass oder bläulich verfärbt und von kaltem Schweiß bedeckt. Selbst Zunge, Mund und Atem sind kalt. Die Beschwerden verschlimmern sich durch Bewegung, nachts und durch kalte Luft, sie bessern sich durch Wärme.

Arnica montana D3 (Bergwohlverleih) hilft bei Herz-Kreislauf-Beschwerden, die mit einem Blutandrang zum Kopf verbunden sind. Deshalb sind Kopf und Gesicht gerötet, während der übrige Körper kühl ist.

Moschus D5 (Moschus) findet bei Ohnmachtsanfällen und Krämpfen Anwendung, vor allem wenn sie durch nervöse Störungen ausgelöst sind. Dieses Homöopathikum wirkt besonders gut, wenn die Betroffenen zittern und überaus empfindlich gegen kalte Luft sind.

Veratrum album D4 (Weißer Germer) findet Anwendung bei Durchfällen, die eine Kreislaufschwäche verursachen. Ähnlich wie bei Camphora sind die Betroffenen kalt, schwach und zeigen eine bläuliche Verfärbung der Haut.

9

Herz-Kreislauf-Beschwerden

Dosierung:

- Bei akuten Beschwerden: Jede halbe bis ganze Stunde höchstens jedoch 12-mal täglich je 5–10 Tropfen einnehmen.
- Bei chronischen Beschwerden: 1- bis 3-mal täglich 15 Tropfen vor dem Essen.

....

Andere Komplexmittel:
Crataegus D1, Laurocerasus D3, Oleander D3, Spartium scoparium D2 (enthalten in Hypotonie-Gastreu® R44-Tropfen)

■ **Allgemeine Empfehlung bei Kreislaufproblemen**

Bei Kreislaufstörungen sollten Sie in erster Linie auf eine ausreichende körperliche Bewegung und viel frische Luft achten. Sportliche Betätigung trainiert nicht nur die Muskulatur, sondern fördert auch die Durchblutung und Elastizität der Blutgefäße. Wenn Sie unter niedrigem Blutdruck leiden, hilft manchmal eine Tasse Kaffee, um den Druck anzuheben und den Kreislauf wieder in Schwung zu bringen. Bei hohem Blutdruck hingegen sollten Sie Kaffee aus diesem Grund meiden.
Rauchen ist für Menschen mit niedrigem Blutdruck, vor allem aber für Hochdruckkranke, äußerst schädlich. Es begünstigt die Fehlregulation des Kreislaufs und fördert Kalkablagerungen in den Adern.

Durchblutungsstörungen

Unter Durchblutungsstörungen leiden besonders Menschen im höheren Lebensalter, wenn die Adern an Geschmeidigkeit verlieren oder durch Kalkablagerungen verengt sind (Arteriosklerose). Auch zu dickes, zähflüssiges Blut kann im Bereich der kleineren Adern den Blutfluss behindern.

Die »Schaufensterkrankheit« bezeichnet Durchblutungsstörungen in den Beinarterien, die beim Gehen Schmerzen verursachen, so dass der Betroffene öfter stehen bleiben muss.

Die Folge ist eine mangelhafte Versorgung der Körpergewebe mit Sauerstoff und Nährstoffen, die sich in kalten Händen und Füßen, Ohrensausen, Schwindel und Kopfbeschmerzen äußert. Treten Schmerzen in den Beinen beim längeren Laufen auf, so weist dies auf eine Durchblutungsstörung der Beinarterien hin. Weil die Betroffenen immer wieder stehen bleiben müssen, bis der Schmerz abklingt, wird diese Form der Arterienverengung auch als »Schaufensterkrankheit« (periphere arterielle Verschlusskrankheit) bezeichnet. Als gefährlichster Risikofaktor gilt dabei das Rauchen.
Die Steuerung der Kreislauffunktionen ist eng mit dem unwillkürlichen, sogenannten vegetativen Nervensystem ver-

bunden. Deshalb können auch Stress und Hektik die Durchblutung stören. Selbst jüngere Leute klagen dann häufig über kalte Hände und Füße, Müdigkeit, Schwindel (siehe auch Seite 38 ff.), Kopfschmerz (siehe auch Seite 28 ff.) und Konzentrationsstörungen.

Aufgrund eines mechanischen oder Kältereizes können sich die Adern meist eines Fingers (manchmal auch der Zehen) plötzlich blitzschnell zusammenziehen, der Finger wird weiß, taub und wirkt wie abgestorben. Bevorzugt tritt dieses sogenannte Raynaud-Syndrom bei Frauen im jüngeren Lebensalter – meist zwischen 20 und 40 Jahren – auf.

Durchblutungsstörungen in den Venen sind durch eine Schwäche der Venenwände bedingt. Diese dehnen sich, das Blut staut sich darin, und es entstehen Krampfadern, die meist an den Beinen zu finden sind. In schweren Fällen kann es dabei zur Geschwürbildung (offenes Bein) kommen.

Wann zum Arzt?

- Bei Durchblutungsstörungen aufgrund einer Arteriosklerose (Arterienverkalkung). Diese Erkrankung bedarf grundsätzlich einer ärztlichen Behandlung.
- Bei länger währenden oder plötzlich auftretenden Durchblutungsstörungen, die sich durch Schmerzen, Kälte oder bläuliche Verfärbung in den betroffenen Körperteilen äußern. Ihnen kann ein plötzlicher vollständiger Gefäßverschluss zugrunde liegen. Deshalb sollten Sie umgehend (!) den Arzt aufsuchen.
- Wenn Sie Schmerzen und Spannungsgefühle in der Wade verspüren und das Bein plötzlich anschwillt. Diesen Symptomen kann eine gefährliche Entzündung oder ein Verschluss der großen Beinvenen zugrunde liegen. Deshalb müssen Sie auch hier umgehend (!) zum Arzt.
- Bei »offenem« Bein (Ulcus cruris). Es bedarf immer einer ärztlichen Behandlung.
- Wenn ein Raynaud-Syndrom wiederholt auftritt. Dann müssen Sie gleichfalls die Ursache ärztlich abklären lassen, da auch schwere Erkrankungen des Bindegewebes diese Beschwerden verursachen können.

9

Herz-Kreislauf-Beschwerden

Probleme in der Schwangerschaft

Bei Schwangeren ist in erster Linie an eine Thrombose, also die Bildung eines Blutgerinnsels, zu denken. Werdende Mütter sind hier aus mehreren Gründen besonders gefährdet: Einerseits wirkt sich der veränderte Hormonhaushalt ungünstig auf die Blutgerinnung sowie die Elastizität der Venenwände aus. Andererseits verstärkt auch die immer größer werdende Gebärmutter den Druck auf die Venen im Beckenraum und bewirkt so, dass das Blut langsamer fließt.

Welche Einzelhomöopathika können bei Durchblutungs-störungen helfen?

Beschwerdebild	Ihnen fällt auf	Besser 😊 Schlimmer 😞	Mittel + Dosierung
Durchblutungsstörungen der Hände und Beine, die Finger und Zehen sind kalt und weiß oder bläulich verfärbt. Ihre Beschwerden sind begleitet von Schwäche, möglicherweise auch Abmagerung – trotz gutem oder sogar übermäßigem Appetit.	Wenngleich Sie ein allgemeines Kältegefühl verspüren und sich auch die Haut eisig kalt anfühlt, empfinden Sie in den betroffenen Körperteilen eine innere Hitze oder ein Brennen (wie von Funken) und können deswegen keine Bedeckung vertragen. Sie verspüren ein Kribbeln, als würden Ameisen über Arme und Beine laufen.	● Füße und Hände in eiskaltes Wasser tauchen ● Reiben der Hände und Füße ● Äußere Hitze	**Secale cornutum (S. 330)** D12 1 x täglich 5 Globuli
Kalte, schlecht durchblutete Hände und Füße, verbunden mit Schwäche und allgemeinem Kältegefühl. Auslöser war möglicherweise eine vorangegangene erschöpfende Erkrankung.	Ihre Haut ist eiskalt, marmoriert und bläulich verfärbt. Die Venen erscheinen gestaut. Sie haben ein blasses Gesicht, sind rasch erschöpft, ohne Energie und haben das Empfinden, Ihre Lebenskräfte seien geschwunden. Ferner sind Sie ängstlich, ruhelos und furchtsam.	● Kühle frische Luft ● Abends ● Feuchtwarmes Wetter ● Fette oder belastende Speisen	**Carbo vegetabilis (S. 306)** D12 1 x täglich 5 Globuli

Welche Komplexmittel helfen?

Die Beschwerden
→ Arterielle Durchblutungsstörungen

Wenn Ihr Arzt Durchblutungsstörungen aufgrund einer Arterienverkalkung festgestellt hat, ist **Vasotonicum Oligoplex** eine geeignete Komposition, um die Behandlung zu unterstützen. Dieses Mittel enthält Arzneien, die eine ausgeprägte Wirkung auf die Herz-Kreislauf-Organe haben und Kalkablagerungen in den Blutgefäßen günstig beeinflussen.

Arteriosklerose ist ein Alterungsprozess, der sich meist nie ganz vermeiden lässt. Der frühzeitigen Verkalkung von Gefäßen kann man hingegen aktiv entgegenwirken. Achten Sie auf Ihre Ernährung, das Körpergewicht, Werte wie Blutzucker und Cholesterin, Ihren Blutdruck – und bewegen Sie sich regelmäßig.

Vasotonicum Oligoplex enthält:
Arnica montana D6 (Bergwohlverleih) ist in erster Linie ein Heilmittel für Verletzungen, wirkt aber auch auf Blutgefäße und Blutfluss. Es hilft bei Herz-Kreislauf-Beschwerden, die mit einem Blutandrang zum Kopf verbunden sind.
Calcium fluoratum D6 (Calciumfluorid) wirkt bei allen Drüsen- und Gewebsverhärtungen, besonders wenn Eiterung droht. Es wirkt außerdem Kalkablagerungen in den Blutgefäßen entgegen.

Crataegus oxyacantha D1 (Eingriffeliger Weißdorn) kräftigt den Herzmuskel und fördert seine Durchblutung. Das Heilmittel hilft bei Herzrhythmusstörungen, Bluthochdruck, Herzschwäche und hat gleichfalls einen günstigen Einfluss auf Kalkablagerungen in den Blutgefäßen.
Kalium jodatum D4 (Kaliumjodid) hat eine deutliche Wirkung auf das Bindegewebe und hilft bei Drüsenschwellungen. Es unterstützt außerdem die Reaktionsfähigkeit und Abwehrkraft des Körpers.

● **Dosierung:** 1- bis 3-mal täglich 5–10 Tropfen einnehmen.

Bitte beachten Sie:
Bei Überempfindlichkeit gegen Korbblütler oder Jod, während der Schwangerschaft und Stillzeit sowie bei Alkoholkranken und Kindern unter 12 Jahren sollte Vasotonicum Oligoplex nicht eingesetzt werden. Bei Schilddrüsenerkrankungen nicht ohne ärztlichen Rat anwenden.

Die Beschwerden
→ Durchblutungsstörungen / Gefäßspasmen / Raynaud-Syndrom / Migräne

Bei Durchblutungsstörungen, die durch Verkrampfungen der Blutgefäße hervorgerufen werden, kann **Secale cornutum Oligoplex** helfen. Die darin enthaltenen

9

Herz-Kreislauf-Beschwerden

143

Homöopathika fördern einerseits die Durchblutung und lösen gleichsam Gefäßkrämpfe. Diese Kombination eignet sich deshalb besonders gut zur Behandlung des Raynaud-Syndroms. Daneben ist **Secale cornutum Oligoplex** aber auch bei migräneartigen Kopfschmerzen wirksam, da hier in den meisten Fällen eine Verkrampfung der Hirngefäße zugrunde liegt.

Secale cornutum Oligoplex enthält:

Secale cornutum D4 (Mutterkorn) ist ein wichtiges Mittel bei Sickerblutungen und Durchblutungsstörungen, die durch Verkrampfungen der Blutgefäße hervorgerufen werden.

Crocus sativus D4 (Safran) ist in erster Linie ein Wundmittel und eignet sich für dunkle, fädige Blutungen. Charakteristisch ist ein ausgeprägter Wechsel der Stimmungen und Gefühle. Die Kranken ärgern sich beispielsweise und bereuen gleich darauf ihre Heftigkeit.

Erigeron canadensis D1 (Kanadisches Berufskraut) heilt starke und lang anhaltende Blutungen und hilft außerdem bei Verkrampfungen der Blutgefäße im Bereich des Kopfes.

Gossypium herbaceum D3 (Baumwollstaude) hat einen günstigen Einfluss auf die Blutgefäße und bei Störungen der weiblichen Regelblutung.

Sabina D4 (Sadebaum) ist ein Heilmittel bei Blutungen. Es hat eine besondere Wirkung auf die Beckenorgane.

● **Dosierung:** 3-mal täglich 15 Tropfen auf 1 EL Wasser vor dem Essen einnehmen.

Die Beschwerden
➜ Venöse Durchblutungsstörungen/ Krampfadern

Ein Kombinationsmittel, das bei venösen Durchblutungsstörungen und Krampfadern angezeigt sein kann, ist **Hamamelis Oligoplex**. Es enthält mehrere Homöopathika, die den Blutfluss anregen, heilend auf das Gewebe einwirken und damit besonders effektiv bei gestauten Venen sind.

Hamamelis Oligoplex enthält:

Hamamelis D3 (Virginische Zaubernuss) beseitigt Blutstauungen sowohl in den Beinvenen als auch in den Venen des Enddarms (Hämorrhoiden).

China D2 (Chinarinde) ist heilsam bei nervöser Reizbarkeit und Schwäche. Es hilft bei Schmerzen in Gliedern und Gelenken.

Hydrastis canadensis D4 (Kanadische Gelbwurz) hat heilenden Einfluss auf Haut und Schleimhäute. Es findet Anwendung bei Hautgeschwüren.

Sanguisorba officinalis D2 (Großer Wiesenknopf) wirkt allgemein bei Blutstauung im Bereich der Beckenorgane.

Sanicula europaea D1 (Wundsanikel) wird bei nervösen Beschwerden und blutenden Wunden angewandt.

Trillium pendulum D3 (Amerikanische Waldlilie) hilft bei Stauungen im Bereich der Beckenvenen.

● **Dosierung:** 3-mal täglich 15 Tropfen auf 1 EL Wasser vor dem Essen einnehmen.

■ Allgemeine Empfehlungen bei Durchblutungsstörungen

Wie bei allen Herz-Kreislauf-Problemen sollten Sie auch bei Durchblutungsstörungen für eine gesunde, vitaminreiche, fettarme Ernährung sorgen. Sehr wichtig ist auch eine ausreichende Flüssigkeitszufuhr. Körperliche Bewegung ist in der Lage, die Durchblutung in den Venen wie auch in den Arterien anzuregen. Deshalb empfehlen sich – natürlich abhängig von Ihrer Belastungsgrenze – entweder ein moderater Ausdauersport oder für ältere Menschen regelmäßige Spaziergänge an der frischen Luft. Rauchen fördert Fehlregulationen und Ablagerungen im Bereich der Blutgefäße und sollte bei Durchblutungsstörungen unbedingt vermieden werden.

Wenn Sie an Krampfadern leiden, können Sie mit kalt-warmen Wechselduschen die Durchblutung anregen. In schweren Fällen erleichtern Stützstrümpfe den Rückfluss des Blutes. Vorsicht: Bei Durchblutungsstörungen in den Arterien dürfen Sie dieses Hilfsmittel nicht anwenden!

9

Herz-Kreislauf-Beschwerden

Verdauungsbeschwerden

In unserer modernen Zeit mit ihrer Alltagshektik, ihrem Lärm und ihrer Flut an äußeren Reizen sind nervöse Magen-Darm-Störungen weit verbreitet. Stress und Ärger, Kummer, Überforderung und Sorge schlagen sich vielfach buchstäblich »auf den Magen«. Nicht selten werden dann vermehrt Genussmittel konsumiert, um einen vermeintlichen seelischen Ausgleich zu schaffen. Viele kennen den schnellen Griff zur Zigarette in einer belastenden, scheinbar ausweglosen Situation oder die zusätzliche Tasse Kaffee, um die Konzentrationsfähigkeit zu erhalten. Auch Alkohol ist sehr beliebt, um nach einem arbeitsreichen Tag das überspannte Nervenkostüm wieder zu beruhigen. Alle diese Faktoren wirken sich jedoch ungünstig auf die Schleimhäute des Verdauungssystems aus und verschlimmern die Beschwerden oder rufen sie überhaupt erst hervor.

Warum sich Stress auch auf die Verdauung auswirkt

Die Verdauung ist ein sehr komplexer Vorgang. Die aufgenommene Nahrung gelangt über Mund und Speiseröhre in den Magen. Dieser produziert den salzsäurehaltigen Magensaft. Dadurch kann er die Speisen zerkleinern und aufspalten. Rhythmische, wellenartige Bewegungen (Peristaltik) der Magenwände vermischen dabei den Mageninhalt und transportieren ihn in Richtung Magenausgang weiter, wo er portionsweise in den Darm abgegeben wird. Im oberen Dünndarm erhält der Nahrungsbrei Verdauungssekrete aus der Bauchspeicheldrüse und Galle. Auch der Darm befördert seinen Inhalt durch seine fein aufeinander abgestimmten peristaltischen Bewegungen allmählich in die unteren Abschnitte. Während ihrer Passage werden die Nährstoffe dabei so weit aufgeschlüsselt, dass sie über die Darmwand aufgenommen werden können. Diese komplizierten Vorgänge steuert in erster Linie das sogenannte vegetative Nervensystem.

Nicht nur akute Stresssituationen, auch permanente psychische Belastungen führen oft zu Verdauungsproblemen. Dabei kann es zu Störungen der Magen-Darm-Bewegung (Peristaltik) oder der Produktion von Verdauungssäften kommen.

Dieses kann nicht – wie beispielsweise eine zielgerichtete Bewegung der Hand – bewusst durch den Willen beeinflusst werden, sondern läuft unwillkürlich ab. Das vegetative Nervensystem hängt eng mit dem psychischen Bereich zusammen. Das ist der Grund, warum zum Beispiel Prüfungsangst oder die Erwartungsspannung vor einer ungewohnten Situation manchmal plötzlichen Stuhldrang oder Durchfall auslösen kann oder ein Schockerlebnis Übelkeit und Erbrechen hervorruft. Unter andauerndem seelischem »Reiz« kann es deshalb bei empfindlichen Menschen auch zum »Reizzustand« des Verdauungsapparates kommen. Die Absonderung der Verdauungssäfte funktioniert dann nicht mehr geregelt, es kommt zu Verkrampfungen im Magen-Darm-Kanal, und die peristaltischen Bewegungen während der Verdauung laufen nicht mehr geordnet ab.

Auch schlechte Ernährungsgewohnheiten oder Krankheitserreger können für Magen-Darm-Beschwerden verantwortlich sein.

Verdauungsstörungen können aber auch andere Ursachen haben. Krankheitserreger, wie zum Beispiel Viren, Bakterien oder Pilze, können die Schleimhäute des Magen-Darm-Kanals befallen und zu einer Infektion führen. Unregelmäßige, hastige Mahlzeiten und schwerverdauliche, fettreiche Speisen überlasten manchmal unsere Verdauungsorgane und verursachen dann erhebliche Beschwerden.

Die Symptome sind vielfältig

Verdauungsstörungen äußern sich durch vielfältige Symptome. Neben Appetitlosigkeit kann es zu Sodbrennen, Übelkeit und Erbrechen oder zu Magenschmerzen mit Druck- und Völlegefühl nach dem Essen kommen. Manchmal liegen die Speisen »wie ein Stein« im Magen und verursachen Bauchschmerzen und starke Blähungen.

Der Magen-Darm-Bereich kann manchmal so stark überbläht sein, dass sich der Druck sogar auf die Brustorgane auswirkt und Atemnot, ein Gefühl der Herzenge oder Herzrhythmusstörungen hervorruft. Häufig äußern sich Verdauungsstörungen auch als Durchfall oder Obstipation (Verstopfung).

Sodbrennen, Völlegefühl, Durchfall und Verstopfung gehören zu den häufigsten Verdauungsbeschwerden.

Eine Folge der chronischen Verstopfung, aber auch unserer vielfach sitzenden Lebensweise sind Hämorrhoiden. Weitere Ursachen von Störungen des Verdauungssystems, die aber im Allgemeinen einer ärztlichen Behandlung bedürfen, sind Leber-Galle-Probleme. Vor allem ältere Menschen leiden häufig an einer Schwäche der großen Verdauungsdrüsen Leber, Galle oder Bauchspeicheldrüse. Deswegen bekommen sie besonders leicht Probleme mit der Verdauung.

Da die Funktionen der einzelnen Verdauungsorgane eng miteinander verknüpft sind, stellt das Verdauungssystem in gewissem Sinne eine Einheit dar. Deshalb treten die Störungen meistens nicht isoliert als einzelnes Symptom beispielsweise am Magen auf, sondern andere Bereiche wie der Darm können mit betroffen sein.

Vorsicht

Nervöse Verdauungsstörungen können manchmal mit schweren Erkrankungen der Bauchorgane verwechselt werden, weil diese ganz ähnliche Symptome hervorrufen. So können ein Magengeschwür oder eine Blinddarmentzündung unter Umständen lebensbedrohliche Folgen haben, wenn sie nicht rechtzeitig erkannt und behandelt werden.

Bei anhaltenden Beschwerden oder sehr heftigen Schmerzen sollten Sie deshalb einen Arzt aufsuchen, damit er eine schwere Erkrankung durch entsprechende Untersuchungen ausschließen kann.

Auch wenn Sie Blutbeimengungen im Stuhl bemerken oder dieser pechschwarz gefärbt ist, sollten Sie Ihren Arzt zu Rate ziehen. Die schwarze Färbung kann durch geronnenes Blut entstehen und auf eine Blutungsquelle in den oberen Abschnitten des Verdauungssystems, zum Beispiel im Magen, hinweisen. Blut im Stuhl ist immer ein Alarmzeichen, das einer genauen Klärung der Ursache bedarf.

Besonders vorsichtig müssen Sie sein, wenn der Bauch bretthart wird – in der medizinischen Fachsprache spricht man dann von Abwehrspannung. Zögern Sie dann keinesfalls, umgehend einen Arzt hinzuzuziehen. Abwehrspannung ist immer ein Hinweis auf ein schwerwiegendes Krankheitsgeschehen im Bereich der Bauchorgane, das sofortiger ärztlicher Hilfe bedarf.

Einzelmittel oder Komplexmittel?

Die Homöopathie verfügt über eine Vielzahl von Arzneien, die bei Erkrankungen des Verdauungstrakts angezeigt sein können. Wenn Sie Ihre Beschwerden mit einem homöopathischen Einzelmittel behandeln wollen, sollten Sie darauf achten, dass die im Zusammenhang mit Ihrer Erkrankung auftretenden Krankheitszeichen möglichst genau mit den charakteristischen Symptomen des gewählten Homöopathikums übereinstimmen.

Bitte beachten Sie, dass bei einigen Erkrankungen – beispielsweise bei Lebererkrankungen oder Gallensteinleiden – eine homöopathische Selbstbehandlung nur unterstützend und in Absprache mit dem Arzt erfolgen darf.

Wann sich die Suche nach einem Einzelhomöopathikum lohnt und wann Sie besser zum Komplexmittel greifen sollten, ist auf Seite 21 näher erläutert.

Sodbrennen

In vielen Fällen ist Sodbrennen Ausdruck »nervöser Verdauungsstörungen« mit überschießender Säureproduktion. Es entsteht, wenn saurer Magensaft in die Speiseröhre gelangt. Die Magenwand verfügt über Schutzfaktoren gegen die von ihr selbst produzierte Salzsäure, die Schleimhaut der Speiseröhre hingegen nicht. Kommt sie in Kontakt mit der Magensäure, so führt dies zu Verätzungen, die sich als brennender Schmerz bemerkbar machen. Viele Menschen bekommen nach dem Genuss schwerer, fettreicher Speisen, bei hastigem Essen, vor allem aber durch zu viel Alkohol, Kaffee und Nikotin Sodbrennen, denn diese Einflüsse regen die Bildung von Salzsäure im Magen an. Sodbrennen kann auch durch eine Schwäche des Schließmuskels zwischen Speiseröhre und Magen entstehen, der normalerweise ein Übertreten des Mageninhalts in die höher gelegenen Abschnitte verhindert.

Wann zum Arzt?

- Wenn Sie sehr häufig an Sodbrennen leiden (mehr als zweimal pro Woche) und auch nachts Sodbrennen auftritt.
- Wenn gleichzeitig Husten, Herzbeschwerden oder Störungen des Schluckaktes auftreten. Hinter solchen Symptomen kann sich auch eine schwere Erkrankung im Bereich der Speiseröhre verbergen. Der ständige Säurereiz führt zu Entzündungen, die mitunter schlimme Folgen nach sich ziehen.

10

Verdauungsbeschwerden

Welche Einzelhomöopathika können bei Sodbrennen helfen?

Beschwerdebild	Ihnen fällt auf	Besser 😊 Schlimmer 😣	Mittel + Dosierung
Sodbrennen, verbunden mit starker Reizbarkeit. Sie haben möglicherweise zu »deftig« gegessen, zu viel Kaffee oder Alkohol getrunken. Auch Stress, Ärger oder Nikotinkonsum kommen als Auslöser in Frage.	Sie sind übellaunig und sehr geräuschempfindlich. Besonders Schritte und Stimmen gehen Ihnen auf die Nerven. Sie haben Appetit auf fette und stark gewürzte Speisen sowie Kaffee und Alkohol, obwohl sie Ihre Beschwerden verschlimmern.	● Wärme ● Ruhe ● Kurzer Schlaf ● Kälte ● Ärger ● Morgens	**Nux vomica (S. 324)** D4–D8 3 x täglich 5 Globuli oder D12 1 x täglich 5 Globuli
Sodbrennen, verbunden mit Appetitmangel, Aufstoßen, möglicherweise auch Übelkeit, Erbrechen und Durchfall, der mitunter mit Verstopfung abwechselt. Auslöser waren Ärger oder ein Enttäuschungserlebnis.	Sie haben eine Abneigung gegen Berührung, Verlangen nach Äpfeln und sauren Speisen, die Sie aber schlecht vertragen.	● Kühle Luft ● Aufstoßen ● Milch ● Saures	**Antimonium crudum (S. 298)** D4–D8 3 x täglich 5 Globuli oder D12 1 x täglich 5 Globuli
Sodbrennen begleitet von Aufstoßen und Magendrücken. Es wurde ausgelöst von »Durcheinanderessen« oder weil sie zu fette Speisen zu sich genommen haben.	Sie sind weinerlicher Stimmung, haben das Bedürfnis nach Zuwendung und Trost. Ihre Stimmung ebenso wie Ihre Beschwerden sind wechselhaft und verändern sich vielfach in ihrer Ausprägung. Sie haben kaum Durst, verspüren aber Ekel vor Fleisch und fetten Speisen.	● Draußen ● Bewegung an der frischen Luft ● Kühle Anwendungen ● Wärme ● Warme Zimmer ● Stickige Luft ● Fette Speisen	**Pulsatilla pratensis (S. 326)** D4–D8 3 x täglich 5 Globuli oder D12 1 x täglich 5 Globuli

Welche Komplexmittel helfen?

Die Beschwerden
➜ Sodbrennen / Aufstoßen

Eine bewährte Kombination findet sich in **Collinsonia Oligoplex**. Darin sind einige Homöopathika enthalten, die hervorragend auf eine nervöse Übererregbarkeit des Verdauungssystems einwirken. Andere regulieren die Produktion der Magensäure und die Peristaltik.

Collinsonia Oligoplex enthält:

Collinsonia canadensis D3 (Grießwurzel) wirkt bei Verdauungsstörungen mit Krämpfen, Verstopfung, Magenschmerzen mit bitterem Mundgeschmack und bei chronischem Magenkatarrh.

Absinthium D2 (Wermutkraut) hilft bei Verdauungsstörungen und nervöser Übererregbarkeit.

Anacardium D4 (Ostindischer Tintenbaum) zeigt günstigen Einfluss auf Nervenschwäche, Sodbrennen, Übelkeit, Erbrechen und Magengeschwüre.

Artemisia vulgaris D3 (Beifuß) wirkt bei Magenschmerzen und Krampfzuständen.

Nux moschata D3 (Muskatnuss) hilft bei Verdauungsschwäche mit Blähsucht, Störungen der Magensaftproduktion und Sodbrennen – vor allem, wenn Sie gleichzeitig unter Schläfrigkeit und Benommenheit leiden.

Nux vomica D4 (Brechnuss) reguliert Störungen der Magensaftproduktion und entfaltet eine hervorragende Wirkung bei vielen Verdauungsstörungen, die durch Stress, fettes Essen und übermäßigen Konsum an Genussmitteln wie Kaffee, Alkohol oder Nikotin hervorgerufen wurden.

● **Dosierung:** 3-mal täglich 10–15 Tropfen auf 1 EL Wasser vor dem Essen einnehmen.

....

■ **Allgemeine Empfehlungen bei Sodbrennen**

Achten Sie vor allem auf eine ausgewogene Ernährung, die Speisen sollten bekömmlich und nicht zu stark gewürzt sein. Zigaretten, Kaffee und Alkohol sind besser zu meiden. Auf allzu üppige Mahlzeiten sollten Sie verzichten, lieber mehrere, dafür aber kleinere Portionen am Tag verzehren.

Lassen Sie sich beim Essen vor allem die nötige Zeit, und kauen Sie die Speisen gut durch – »gut gekaut« ist nämlich »halb verdaut«.

10

Verdauungsbeschwerden

Übelkeit und Erbrechen

Übelkeit und Erbrechen werden vielfach ausgelöst durch verdorbene, verunreinigte oder unbekömmliche Speisen. Das Erbrechen stellt dann eine »Abwehrreaktion« des Magens dar, um die Schadstoffe schnellstmöglich wieder aus dem Körper zu entfernen. Andere Ursachen sind akute Entzündungen der Magenschleimhaut, übermäßiger Alkoholgenuss oder Magen-Darm-Infekte, die in aller Regel gleichzeitig von Fieber und Durchfall begleitet sind.

Übelkeit und Erbrechen können spontan auftreten, sind aber nicht immer bedenklich. Lassen die Beschwerden jedoch nicht rasch wieder nach und treten andere Symptome hinzu, dann sollten Sie die Ursachen abklären lassen.

Bei Schwangeren kann es vor allem in den ersten drei Monaten zu morgendlichem Erbrechen kommen. Dann liegt keine Erkrankung des Verdauungssystems zugrunde, sondern die Beschwerden beruhen mit größter Wahrscheinlichkeit auf der hormonellen Umstellung des Körpers. Sie klingen normalerweise etwa nach dem vierten Schwangerschaftsmonat wieder ab.

Auch eine Irritation des Gleichgewichtsorgans kann zu Übelkeit und Erbrechen führen. Deshalb vertragen manche Menschen das Autofahren schlecht oder sie werden durch das Schlingern eines Schiffes seekrank (Behandlung siehe Seite 38 ff.).

Kleinkinder, vor allem Säuglinge, können zu nervösem Erbrechen neigen. Kennzeichnend für diese sogenannten »Spei-Kinder« ist, dass sie nach nahezu jeder Mahlzeit einen kleinen Teil der aufgenommenen Nahrung – nicht jedoch den gesamten Mageninhalt! – wieder erbrechen. Deshalb kommt es in aller Regel nicht zu Gedeihstörungen.

Wann zum Arzt?

- Wenn Sie das Gefühl haben, dass das Allgemeinbefinden Ihres Kindes durch das Erbrechen stark beeinträchtigt ist, es hohes Fieber bekommt und ungewöhnlich schläfrig oder apathisch ist, sollten Sie unbedingt einen Arzt hinzuziehen. Bei Kindern kann Erbrechen das erste Symptom einer beginnenden, mitunter auch schweren Infektionskrankheit sein.
- Wenn Ihr Baby heftig und vollständig erbricht. Es bedarf dann unbedingt ärztlicher Hilfe, da der Flüssigkeitsverlust beim Erbrechen in diesem Lebensalter rasch zur Austrocknung und zu lebensbedrohlichen Zuständen führen kann.
- Wenn Übelkeit und Erbrechen nach einem Unfall, einem Stoß oder Schlag vor allem im Kopfbereich auftreten. Dies kann auf eine schwere Verletzungsfolge, beispielsweise eine Gehirnerschütterung, hinweisen.
- Wenn Sie während der Schwangerschaft nicht nur morgens, sondern sehr häufig erbrechen, sollten Sie Ihren Frauenarzt zu Rate ziehen.

10

Verdauungsbeschwerden

Welche Einzelhomöopathika können bei Übelkeit und Erbrechen helfen?

Beschwerdebild	Ihnen fällt auf	Besser 😀 Schlimmer 🙁	Mittel + Dosierung
Übelkeit und Erbrechen, begleitet von Appetitlosigkeit, Völlegefühl und Blähungen. Als Auslöser kommen in Frage Stress, Schlafmangel, Überarbeitung und Ärger. Vielleicht haben Sie aber auch zu viel Kaffee, Alkohol (»Kater«!), Medikamente oder Nikotin konsumiert.	Sie frösteln und sind gereizter Stimmung. Sie möchten Ihre Ruhe haben, sind geräuschempfindlich und übellaunig.	● Wärme ● Ruhe ● Kurzer Schlaf ● Kälte ● Ärger ● Morgens	**Nux vomica (S. 324)** D4–D8 4–5 x täglich 5 Globuli oder D12 1 x täglich 5 Globuli 🦆 **Für Kinder** Je nach Alter 1–4 Globuli
Übelkeit und Erbrechen verbunden mit verstärktem Speichelfluss. Auslöser waren Ernährungsfehler, schwerverdauliche Nahrung, Ärger oder Stress.	Die Zunge ist nicht belegt, wie es bei vielen Magen-Darm-Erkrankungen der Fall ist. Ferner ständiges Würgen mit heftigen Verkrampfungen in Magen und Brust. Sie müssen husten bis zum Erbrechen.	● Keine besonderen Merkmale ● Liegen ● Bewegung ● Autofahren und der Anblick sich bewegender Gegenstände	**Ipecacuanha (S. 318)** D4–D8 3–4 x täglich 5 Globuli oder D12 1 x täglich 5 Globuli 🦆 **Für Kinder** Je nach Alter 1–4 Globuli
Übelkeit und Erbrechen verbunden mit saurem Aufstoßen, Magendrücken und großem Durst auf eiskalte Getränke. Auslöser waren nervöse Anspannung, Zorn, Kummer und Sorgen.	Getränke müssen Sie sofort erbrechen, sobald sie sich im Magen erwärmt haben. Sie fühlen sich sehr schwach, neigen zur Ohnmacht und haben Angst vor schweren Erkrankungen wie Krebs. Bei lauten Geräuschen schrecken Sie hoch, Sie fürchten sich deshalb auch vor Gewittern.	● Liegen auf der rechten Seite ● Kalte Speisen ● Frischluft ● Waschen mit kaltem Wasser ● Schlaf ● Wetterwechsel ● Liegen auf der linken oder schmerzhaften Seite ● Anstrengung ● Gewitter	**Phosphorus (S. 325)** D6–D8 3 x täglich 5 Globuli oder D12 1 x täglich 5 Globuli 🦆 **Für Kinder** Je nach Alter 1–4 Globuli

10

Verdauungsbeschwerden

Beschwerdebild	Ihnen fällt auf	Besser 😊 Schlimmer 🙁	Mittel + Dosierung
Übelkeit und Erbrechen kurz nach dem Essen, verbunden mit Aufstoßen, Magendrücken und einem pappigen Mundgeschmack. Auslöser waren seelischer Kummer, zu reichhaltige, fette Speisen oder Durcheinanderessen.	Sie sind tränenreicher Stimmung, möchten sich anlehnen und getröstet werden, Sie haben kaum Durst und ekeln sich vor Fleisch und fetten Speisen.	• Zuwendung und Trost • Bewegung an der frischen Luft • Warme, stickige Räume • Fette Speisen	**Pulsatilla pratensis (S. 326)** D4–D8 3–4 x täglich 5 Globuli oder D12 1 x täglich 5 Globuli 🦆 Für Kinder Je nach Alter 1–4 Globuli

Welche Komplexmittel helfen?

Die Beschwerden
→ Nervöses Erbrechen
→ Schwangerschaftserbrechen
→ Bei Kindern: nervöses Erbrechen / Erbrechen bei Keuchhusten
→ Bei Säuglingen: nervöses Erbrechen

Apomorphinum Oligoplex ist eine geeignete Kombination aus homöopathischen Arzneien, die eine ausgeprägte Wirkung auf die Symptome Übelkeit, Brechreiz und Erbrechen entfalten und gleichzeitig das vegetative Nervensystem beruhigen. Auch durch instrumentelle Eingriffe im Mundbereich entstehender Brechreiz kann hervorragend mit diesem Mittel behandelt werden.

Apomorphinum Oligoplex enthält:
Apomorphinum D6 (Apomorphinhydrochlorid): Seine Wirkung erstreckt sich hauptsächlich auf Übelkeit und starken

Brechreiz, denen ein rasches Erbrechen des vollständigen Mageninhaltes (meist verbunden mit heftigem Würgen) folgt. Apomorphinum ist ein hervorragendes Mittel bei Schwangerschaftserbrechen und Seekrankheit.

Chelidonium D3 (Schöllkraut) wirkt bei Brechreiz, bitterem Erbrechen, Leber- und Gallebeschwerden mit Schmerzen im rechten Oberbauch.

Cocculus D4 (Indische Kockelskörner) hilft bei Reisekrankheit, Schwindel und Seekrankheit.

Ipecacuanha D4 (Brechwurzel) hilft bei dauernder Übelkeit und Erbrechen mit starkem Speichelfluss. Es ist ein wichtiges Heilmittel, wenn das Erbrechen durch Husten ausgelöst wird.

Lobelia inflata D4 (Aufgeblasene Lobelie) hilft bei nervösen Bauchbeschwerden mit Übelkeit und Erbrechen, das von verstärktem Speichelfluss begleitet ist. Typisches Merkmal ist die gleichzeitige Mattigkeit und Erschlaffung der Muskulatur. Tabak – selbst schon der Geruch – verschlimmert die Beschwerden.

Veratrum album D4 (Weißer Germer) hilft bei Erbrechen und Übelkeit, die von Kreislaufstörungen und Kollapsneigung begleitet sind. Dem Kranken ist kalt, er fühlt sich schwach und seine Haut ist blass oder bläulich verfärbt.

Dosierung:
- In akuten Fällen: 10 Tropfen in Abständen von 1/2 bis 1 Stunde auf die Zunge geben.
- Nach Besserung: 3-mal täglich 10–15 Tropfen einnehmen.
- Vor instrumentellen Eingriffen: Im Mund-Rachen-Bereich etwa 4–5 Stunden vorher mit der Einnahme beginnen, und zwar 10 Tropfen in Abständen von 1/2 bis 1 Stunde.
- 🦆 Kinder nehmen 5–10 Tropfen, je nach Lebensalter, Säuglinge 2–3 Tropfen.

Die Beschwerden
➜ Nervöses Erbrechen /
  Oberbauchschmerzen
➜ Erbrechen nach dem Verzehr
  verdorbener Lebensmittel

Hier kann **Nux vomica Oligoplex** helfen. Die darin kombinierten Homöopathika wirken gut bei nervösen Magen-Darm-Störungen wie auch gegen Infektionen.

Bitte beachten Sie:
Bei Überempfindlichkeit gegen Chinin sollten Sie Nux vomica Oligoplex nicht anwenden.

Nux vomica Oligoplex enthält:

Nux vomica D4 (Brechnuss) wirkt bei nervösen Magen-Darm-Beschwerden und Erbrechen, bedingt durch Stress, Ärger und ein Übermaß an Stimulanzien.

Allium sativum D3 (Knoblauch) hat einen günstigen Einfluss auf die Schleimhäute des Magen-Darm-Systems. Allium sativum sorgt für eine gesunde Darmflora und verhindert die Besiedlung des Darms mit krank machenden Keimen.

Baptisia D3 (Wilder Indigo) ist ein wichtiges Fiebermittel, vor allem wenn eitrige Erscheinungen und Muskelschmerzen die Beschwerden begleiten. Am Magen-Darm-Trakt hilft es bei Würgen und Krämpfen.

Bryonia alba D3 (Weiße Zaunrübe) wirkt bei Erbrechen und Übelkeit, vor allem wenn die Kranken während ihrer Beschwerden reizbar sind und sich weder bewegen noch sprechen wollen.

Chelidonium D2 (Schöllkraut) ist ein Heilmittel bei krampfartigen Schmerzen im Bereich der Magengegend, Übelkeit und Erbrechen. Es ist außerdem eine wichtige Arznei bei Leber-Galle-Erkrankungen.

China D2 (Chinarinde) wirkt bei Verdauungsbeschwerden und akutem Durchfall.

Phosphor D5 (Gelber Phosphor) hat einen günstigen Einfluss auf das vegetative Nervensystem und entfaltet so auch eine breite Wirkung am Magen-Darm-Trakt.

Dosierung:
- Erwachsene: 3-mal täglich 10–15 Tropfen auf 1 EL Wasser.
- 🦆 Kinder: 3-mal täglich 5–10 Tropfen auf 1 EL Wasser.

10

Verdauungsbeschwerden

■ Allgemeine Empfehlungen bei Übelkeit und Erbrechen

Um den Magen zu entlasten, sollten Sie bei akuten Beschwerden keine feste Nahrung aufnehmen. Wichtig ist – vor allem bei Kindern – eine ausreichende Flüssigkeitszufuhr. Am besten die Getränke in kleinen Schlucken trinken, damit sie kein erneutes Erbrechen auslösen. Eventuell Salzstangen knabbern – sie ersetzen den Salzverlust. Sind die Beschwerden abgeklungen, kann mit leichter Schonkost begonnen werden.

Bei nervösem Erbrechen auf reizarme Kost achten, Genussmittel und Süßigkeiten meiden.

Magenschmerzen

Magenschmerzen beruhen häufig auf Verkrampfungen der Magenwand während des Verdauungsvorgangs. Deshalb treten die Schmerzen zumeist kurze Zeit nach dem Essen auf. In aller Regel sind sie Ausdruck nervöser Verdauungsprobleme. Störungen der Säureproduktion oder eine akute Entzündung der Magenschleimhaut (Gastritis) können ebenfalls Magenschmerzen auslösen. Dazu kann es beispielsweise nach dem Genuss fettreicher, schwerverdaulicher Speisen kommen. Vor allem hochprozentiger Alkohol kann die Magenschleimhaut so stark reizen, dass eine akute Entzündung entsteht. Manche Menschen haben einen sogenannten empfindlichen Magen, das heißt, sie leiden unter Appetitlosigkeit, Druck- und Völlegefühl nach dem Essen. Sie vertragen bestimmte Speisen nicht und bekommen dann nach Diätfehlern häufig akute Schmerzen. Dies kann ein Hinweis auf eine chronische Entzündung der Magenschleimhaut sein. Langjährige falsche Ernährungsgewohnheiten, zum Beispiel zu viele Süßigkeiten und stark gewürzte Speisen, Rauchen, häufiger Alkoholgenuss oder andauernde seelische Überforderung sind die wichtigsten Ursachen.

Auch bestimmte Bakterien (Helicobacter pylori) können eine akute oder chronische Entzündung der Magenschleimhaut hervorrufen, die ärztlicher Behandlung bedarf. Eine Helicobacter-Infektion kann inzwischen ein einfacher Atemtest nachweisen.

Welche Einzelhomöopathika können bei Magenschmerzen helfen?

Beschwerdebild	Ihnen fällt auf	Besser 😊 Schlimmer 😟	Mittel + Dosierung
Nervöse Magenschmerzen verbunden mit Magenkrämpfen, Übelkeit und einem Leeregefühl im Magen. Als Auslöser kommen in Frage: Ärger, eine Magenschleimhautentzündung, geistige Anstrengung oder Erwartungsangst, beispielsweise vor einer Prüfung	Sie sind reizbar, erschöpft, reagieren selbst bei Kleinigkeiten aufbrausend und leiden an Konzentrationsschwäche oder nachlassender Gedächtnisleistung. Sie haben das Gefühl, als würde ein Pflock oder Pfropfen im Magen stecken.	● Essen hilft vorübergehend, nach etwa zwei Stunden kehren die Schmerzen wieder ● Morgens und abends bis Mitternacht	**Anacardium** (S. 297) **D12** 1 x täglich 5 Globuli 🦆 **Für Kinder** Je nach Alter 2–4 Globuli
Krampfartige Magenschmerzen, die meist kurz nach dem Essen auftreten und mit Völlegefühl verbunden sind, ausgelöst durch Ärger, Stress, Überarbeitung und Schlafmangel oder durch übermäßigen Konsum von Kaffee, Alkohol oder Tabak.	Sie frösteln, sind reizbarer Stimmung und extrem empfindlich gegen Geräusche – insbesondere Stimmen und Schritte gehen Ihnen auf die Nerven und verstärken die Reizbarkeit. Sie haben das Gefühl, als läge ein Stein im Magen, und verspüren ein Bedürfnis nach Ruhe und Wärme.	● Ruhe ● Kurzer Schlaf ● Abends ● Wärme ● Morgens ● Aufregungen und Hektik ● Kälte ● Geräusche	**Nux vomica** (S. 324) **D4–D8** 4–5 x täglich 5 Globuli oder **D12** 1 x täglich 5 Globuli 🦆 **Für Kinder** Je nach Alter 2–4 Globuli
Drückende oder krampfartige Magenschmerzen, ausgelöst durch fette Speisen, Eis oder Durcheinanderessen verschiedener Speisen. Die Beschwerden treten meist einige Zeit nach dem Essen auf.	Sie sind weinerlicher, launenhafter Stimmung und empfinden ein starkes Bedürfnis nach Zuwendung und Trost. Sie müssen sich zusammenkrümmen, um die Schmerzen erträglicher zu machen. Vor fetten Speisen ekeln Sie sich.	● Bewegung in frischer Luft, Zusammenkrümmen ● Warme, stickige Räume Liegen auf der linken Seite ● Fette Speisen	**Pulsatilla pratensis** (S. 326) **D4–D8** 4–5 x täglich 5 Globuli oder **D12** 1 x täglich 5 Globuli 🦆 **Für Kinder** Je nach Alter 2–4 Globuli

10

Verdauungsbeschwerden

Wann zum Arzt?

- Bei anhaltenden, sehr heftigen, unge-wohnten oder immer wiederkehrenden Magenschmerzen. Hier muss an ein Magengeschwür gedacht werden, das unter Umständen lebensbedrohliche Folgen haben kann, wenn es nicht recht-zeitig erkannt und behandelt wird.
- Wenn Sie häufig Schmerzmittel einnehmen. Die Gefahr, ein Magen-geschwür zu entwickeln, ist dann besonders groß.

Welche Komplexmittel helfen?

Die Beschwerden
- → Nervöse Magenschmerzen / krampf-artige Oberbauchschmerzen / Appetitlosigkeit
- → Magenschmerzen nach Ernährungs-fehlern

Für Magenschmerzen stehen mehrere Komplexmittel zur Verfügung. Eine aus-gewogene Kombination findet sich in **Nux vomica Oligoplex**. Seine Inhaltsstof-fe regulieren die Bildung von Magensäu-re, lösen Verkrampfungen der Magen-wand und beruhigen das vegetative Ner-vensystem.

Bitte beachten Sie:
Bei Überempfindlichkeit gegen Chinin sollten Sie Nux vomica Oligoplex nicht anwenden.

Nux vomica Oligoplex enthält:
Nux vomica D4 (Brechnuss) ist eines der Hauptmittel für krampfartige Magen- und Oberbauchschmerzen, vor allem wenn sie während dem Essen oder kurz danach auftreten.
Allium sativum D3 (Knoblauch) wirkt günstig auf die Schleimhäute des Magen-Darm-Systems, anregend auf die Peristal-tik und sorgt für eine gesunde Darmflora. Ferner hilft es bei brennendem Aufstoßen und Beschwerden, die durch Diätfehler ausgelöst wurden.
Baptisia D3 (Wilder Indigo) ist ein wich-tiges Fiebermittel, vor allem wenn eitrige Erscheinungen die Beschwerden beglei-ten. Im Magen-Darm-Trakt löst es Ver-krampfungen.
Bryonia alba D3 (Weiße Zaunrübe) wirkt bei Erbrechen und Übelkeit, insbesonde-re wenn die Kranken während ihrer Be-schwerden reizbar sind und sich weder bewegen noch sprechen wollen.
Chelidonium D2 (Schöllkraut) ist heilsam bei krampfartigen Schmerzen im Bereich der Magengegend, bei Übelkeit und Er-brechen.
China D2 (Chinarinde) hilft bei Verdau-ungsbeschwerden und akutem Durchfall.
Phosphor D5 (Gelber Phosphor) hat güns-tigen Einfluss auf Nervenschwäche und das vegetative Nervensystem.

Dosierung:
- Erwachsene: 3-mal täglich 10–15 Tropfen auf 1 EL Wasser.
- 🐦 Kinder: 3-mal täglich 5–10 Tropfen auf 1 EL Wasser.

Ein weiteres Kombinationspräparat, das angewandt werden kann, ist **Thymus Oligoplex**. Es enthält krampflösende und säureregulierende homöopathische Arzneien.

Thymus Oligoplex enthält:

Thymus D2 (Thymian) hilft durch seine entkrampfende Wirkung bei nervösen Magenbeschwerden.
Anacardium D4 (Ostindischer Tintenbaum) ist ein wichtiges Magenmittel, das auch einen günstigen Einfluss auf Magengeschwüre zeigt.
Antimonium crudum D2 (Schwarzer Spießglanz) wirkt bei Verdauungsstörungen mit Sodbrennen, Aufstoßen, Übelkeit und Erbrechen, vor allem wenn die Beschwerden durch eine Enttäuschung ausgelöst wurden.
Asa foetida D4 (Stinkasant) löst Verkrampfungen im Bereich des Magens und der Speiseröhre, die von pulsierenden oder schneidenden Schmerzen, starker Auftreibung des Leibes und Entzündung der Magenschleimhaut begleitet sind.
Bismuthum subnitricum D3 (Basisches Wismutnitrat) beruhigt gereizte und entzündete Schleimhäute des Verdauungstraktes.
Carbo vegetabilis D2 (Holzkohle) hilft bei Aufstoßen, Blähungen und aufgetriebenem Leib), die durch eine zu langsame Verdauung entstehen und mit großer Schwäche und Erschöpfung verbunden sind.

● **Dosierung:** 3-mal täglich 1–2 Tabletten vor dem Essen im Mund zergehen lassen – ununterbrochen nicht länger als 8 Wochen einnehmen.

Nux vomica Oligoplex und Thymus Oligoplex können im Übrigen bei hartnäckigen Beschwerden auch sehr gut miteinander kombiniert werden.

Ein anderes Komplexmittel:

Nux vomica D4, Alumina D8, Colocynthis D4 (enthalten in Gastriselect®N)

Allgemeine Empfehlungen bei Magenschmerzen

Bei akuter Magenschleimhautentzündung sollten Sie Ihren gereizten Magen schonen. Deshalb empfiehlt sich eine möglichst leichte Kost. Wenn Sie starke Beschwerden haben, ist es manchmal besser, einen Tag lang nur Haferschleim zu sich zu nehmen, da er die Schleimhäute beruhigt. Bei chronisch nervösem oder empfindlichem Magen sollten Sie grundsätzlich auf eine reizarme Kost achten und Genussmittel (Kaffee, Zigaretten und Alkohol) meiden.

10

Verdauungsbeschwerden

Bauchschmerzen und Blähungen

Blähungen – in der medizinischen Fachsprache auch Meteorismus genannt – entstehen durch vermehrte Gasbildung im Darm. Der Bauch ist dann aufgetrieben, und es gehen vermehrt Winde ab (Flatulenz). Nicht selten sind zu hastiges Essen, Schlucken von Luft oder bestimmte Nahrungsmittelunverträglichkeiten die Ursache. Säuglinge schlucken beim Füttern besonders leicht Luft und bekommen danach oft heftige Blähungen. Deshalb ist es so wichtig, dass Ihr Baby nach dem Füttern sein »Bäuerchen« macht, um die geschluckte Luft möglichst rasch wieder loszuwerden.

Vielfach kommen Blähungen isoliert vor, ohne dass eine sonstige Beeinträchtigung der Verdauung vorliegt, dann sind sie einfach nur lästig. Sie können jedoch erhebliche Ausmaße annehmen und zu heftigen, quälenden, oft sogar kolikartigen Schmerzen im Bauchraum führen.

Erkrankungen der Leber und Galle können ebenfalls Blähungen und teils heftige Schmerzen meist im rechten Oberbauch verursachen (siehe Seite 181).

Wann zum Arzt?

● Bei heftigen, anhaltenden Schmerzen, denn auch ein akutes Geschehen im Bereich der Bauchorgane kann zu Schmerzen und Auftreibung des Bauches führen.
● 🩹 Wenn der Bauch bretthart wird, keine Winde mehr abgehen und Sie keinen Stuhl mehr absetzen können, müssen Sie umgehend einen Arzt aufsuchen.

Lebensmittelunverträglichkeiten

In vielen Fällen entstehen Bauchschmerzen und Blähungen durch Unverträglichkeiten (Intoleranzen) bestimmter Nahrungsmittel. Weitgehend bekannt ist, dass Hülsenfrüchte und Kohlgemüse eine verstärkte Gasbildung im Darm bewirken können. Dies gilt mitunter auch für die – an sich gesunde – ballaststoffreiche Ernährung. Insbesondere ältere Menschen und Kleinkinder vertragen nach einer Ernährungsumstellung von zuckerreicher Kost vielfach keine unlöslichen Ballaststoffe (unverdauliche Pflanzenfasern). Mit der Umgewöhnung klingen die Blähungen aber in aller Regel wieder ab. Daneben sollte bei anhaltenden Beschwerden auch immer getestet werden, ob eine Milcheiweißallergie, Histamin-Intoleranz oder Lactose-Intoleranz vorliegt.

10

Verdauungsbeschwerden

Welche Einzelhomöopathika können bei Bauchschmerzen und Blähungen helfen?

Beschwerdebild	Ihnen fällt auf	Besser 🙂 / Schlimmer 🙁	Mittel + Dosierung
Ständige oder immer wiederkehrende Bauchschmerzen verbunden mit starken Blähungen, Völlegefühl, Blässe, Erschöpfung und Ängstlichkeit. Ausgelöst wurden die Beschwerden möglicherweise durch zu reichliche oder fettreiche Kost oder ein zu spätes Abendessen.	Die Blähungen treten nach jedem Essen auf – selbst wenn Sie leichte Kost zu sich genommen haben. Sie verlangen nach sauren, salzigen oder auch süßen Speisen sowie nach Kaffee. Sie fühlen sich extrem schwach und haben eine schlecht durchblutete kalte Haut.	• Aufstoßen • Kühle frische Luft • Abends • Liegen • Essen • Fette Speisen • Feuchtwarmes Wetter	**Carbo vegetabilis (S. 306)** D4–D8 3–4 x täglich 5 Globuli oder D12 1 x täglich 5 Globuli 🦆 **Für Kinder** Je nach Alter 1–4 Globuli
Heftige kneifende oder kolikartige Bauchschmerzen, die plötzlich beginnen und ausgelöst wurden durch Zorn, Empörung oder Durchnässung.	Die Schmerzen sind so heftig, dass Sie sich zusammenkrümmen und die Hände oder eine Wärmflasche fest gegen den Bauch drücken müssen. Sie sind reizbar, jammern und stöhnen.	• Fester Druck • Hitze • Liegen auf der rechten Seite oder mit angezogenen Beinen • Kälte • Ärger • Durchnässung	**Colocynthis (S. 310)** D4–D8 akut stündlich 3–4 Globuli, später 3 x täglich 5 Globuli oder D12 1 x täglich 5 Globuli 🦆 **Für Kinder** Je nach Alter 1–4 Globuli
Heftige krampfartige, kneifende Bauchschmerzen mit kolikartigen Blähungen, die als unerträglich empfunden werden und begleitet sind von einem heißen, geröteten, schweißnassen Gesicht und Zornesausbrüchen.	Sie sind äußerst reizbar und extrem schmerzempfindlich, die Schmerzen machen Sie wütend, bei Kindern sind sie begleitet von unaufhörlichem Schreien – sie sind erst zu beruhigen, wenn sie auf den Arm genommen und umhergetragen werden.	• Zuwendung • Warmes Wetter • Kühle Auflagen • Bei Kindern durch Umhergetragenwerden • Hitze • Aufregungen • Berührung • Angesehenwerden	**Chamomilla (S. 307)** D4–D6 3–5 x täglich 5 Globuli 🦆 **Für Kinder** Je nach Alter 1–4 Globuli

10

Verdauungsbeschwerden

10

Verdauungsbeschwerden

Welche Kombinationsmittel helfen?

Die Beschwerden
→ Krampfartige Bauchschmerzen
→ Blähungen

Eine geeignete homöopathische Komposition, die bei Blähungsschmerzen helfen kann, findet sich in **Momordica Oligoplex**. Dieses Mittel enthält eine Reihe von Arzneien, die den Verdauungsvorgang unterstützen und Bauchschmerzen wirksam zu lindern vermögen. Sie sind kombiniert mit entzündungshemmenden und krampflösenden Homöopathika.

Bitte beachten Sie:
Bei bekannter Überempfindlichkeit gegen Chinin darf dieses Arzneimittel nicht eingenommen werden.

Momordica Oligoplex enthält:

Momordica balsamina D3 (Balsamapfel) wirkt bei Durchfall und kneifenden Bauchschmerzen.
Carum carvi D2 (Kümmel) unterstützt den Verdauungsvorgang und hilft bei Blähungen und kolikartigen Schmerzen.
Chamomilla D1 (Echte Kamille) wirkt krampflösend und entzündungshemmend auf gereizte Schleimhäute. Es hilft bei Aufstoßen, Übelkeit und Blähungen mit heftigen oder kneifenden Bauchschmerzen, vor allem wenn die Beschwerden von Zornesausbrüchen begleitet sind.

Chininum sulfuricum D4 (Chininsulfat) ist in erster Linie ein Mittel gegen Malaria. Es zeigt deshalb günstigen Einfluss bei fieberhaften Zuständen, aber auch bei andauernden Blähungen und Völlegefühl.
Colocynthis D4 (Koloquinte) wirkt besonders gut bei quälenden, kolikartigen Bauchschmerzen.
Dioscorea villosa D3 (Yamswurzel) ist ein Mittel für viele Arten von Schmerzen, es wirkt ähnlich wie Colocynthis besonders bei kolikartigen Beschwerden der Baucheingeweide.
Foeniculum D2 (Fenchel) wirkt bei krampfartigen Beschwerden und Blähungen, vor allem bei der Nabelkolik der Kleinkinder.

Dosierung:
● Erwachsene: 3-mal täglich 15 Tropfen in 1 EL Wasser vor dem Essen einnehmen.
● 🦢 Kinder: 3-mal täglich 5–10 Tropfen in 1 EL Wasser vor dem Essen.

■ Allgemeine Empfehlungen bei Bauchschmerzen und Blähungen

Wenn Sie zu Bauchschmerzen oder Blähungen neigen, empfiehlt es sich, keine großen Portionen, sondern lieber mehrere kleine Mahlzeiten zu sich zu nehmen. Wichtig ist auch, dass Sie nicht zu hastig essen und gründlich kauen. Bewegung und viel Flüssigkeit haben ebenfalls günstigen Einfluss. Zudem sollte ihre Kleidung bequem sein und nicht zu eng einschnüren. Akute Bauchschmerzen kann oft eine Wärmflasche lindern.

Nabelkolik des Kindes

Nabelkoliken bei Kindern werden durch eine Schwäche des vegetativen Nervensystems verursacht und gehören deshalb ebenfalls dem Formenkreis der nervösen Magen-Darm-Störungen an. Sie betreffen überwiegend Kinder im Spiel- und Schulalter. Dabei handelt es sich um kolikartige Leibschmerzen, die meist plötzlich, aus völligem Wohlbefinden heraus auftreten und so heftig sein können, dass sich die Kinder vor Schmerzen krümmen, blass werden und gelegentlich auch erbrechen. Kennzeichnend ist, dass die Schmerzanfälle häufig wiederkehren und – ähnlich wie die nervösen Magen-Darm-Störungen des Erwachsenen – durch körperliche oder seelische Überforderung ausgelöst werden.

Wann zum Arzt?

- Bei akuten Schmerzanfällen, die länger als 3–4 Stunden anhalten, sollten Sie mit Ihrem Kind den Arzt aufsuchen, damit er sich ein Urteil über die Gefährlichkeit der Symptome bilden kann. Kinder neigen nämlich grundsätzlich dazu, Schmerzen jeder Art auf die Nabelregion zu projizieren, gleichgültig ob sie tatsächlich im Bauchbereich oder beispielsweise durch eine infektiöse Erkrankung wie Grippe, Masern oder Lungenentzündung ausgelöst werden. Eine genaue Schmerzangabe ist in diesem Lebensalter vielfach auch gar nicht möglich. Vor allem eine akute Blinddarmentzündung kann mit solchen Symptomen beginnen und lebensbedrohlich werden, wenn nicht rechtzeitig ein chirurgischer Eingriff erfolgt.
- Gerade bei Kindern ist bei jeglicher Art von Bauchschmerzen äußerste Vorsicht geboten. Hinter jeder dieser Schmerzattacken kann sich nämlich eine akute, mitunter gefährliche Erkrankung der Bauchorgane oder auch eine andere Krankheit verbergen.

10

Wie Sie Ihrem Kind helfen können

Leidet Ihr Kind an einer Nabelkolik, also akuten, krampfartigen Bauchschmerzen in der Nabelgegend, hilft manchmal eine sanfte Bauchmassage. Dabei sollten Sie darauf achten, dass die Bewegungen in Richtung Uhrzeigersinn erfolgen. Auch eine Wärmflasche oder warme Bauchwickel erleichtern in vielen Fällen die Beschwerden. Daneben können Teezubereitungen aus Fenchel oder Kamille dazu beitragen, die Schmerzen Ihres Kindes ein wenig zu lindern. Da Nabelkoliken oft mit Stressbelastungen im Zusammenhang stehen, sind eine ruhige Umgebung und Geduld hier besonders wichtig.

Welche Einzelhomöopathika können bei Nabelkolik des Kindes helfen?

Beschwerdebild	Ihnen fällt auf	Besser 😊 Schlimmer 😟	Mittel + Dosierung
Heftige krampfartige, kneifende, kolikartige Bauchschmerzen, die begleitet sind von einem heißen, geröteten, schweißnassen Gesicht und heftigen Zornesausbrüchen.	Ihr Kind ist außer sich, es schreit und weint und ist nur zu beruhigen, wenn es auf den Arm genommen und umhergetragen wird.	● Umhergetragenwerden ● Unruhe ● Hitze ● Berührung ● Angesehenwerden	**Chamomilla (S. 307)** 🦆 D4–D6 Je nach Alter des Kindes 2–4 Globuli
Heftige kneifende oder kolikartige Bauchschmerzen, die plötzlich beginnen. Als Auslöser kommen in Frage Ärger, Empörung oder Durchnässung.	Ihr Kind muss sich vor Schmerzen zusammenkrümmen und möchte die Hände oder eine Wärmflasche fest gegen den Bauch drücken. Es ist reizbar und jammert.	● Fester Druck ● Hitze ● Liegen auf der rechten Seite oder mit angezogenen Beinen ● Kälte ● Ärger ● Durchnässung	**Colocynthis (S. 310)** 🦆 D4–D8 akut stündlich 2–4 Globuli, später 2–3 x täglich 2–4 Globuli
Plötzlich auftretende Bauchschmerzen, die rasch an Heftigkeit zunehmen.	Der Bauch ist äußerst berührungsempfindlich, das Gesicht gerötet, die Bauchschmerzen treten oft urplötzlich auf, verschwinden aber auch meist genauso rasch.	● Nach-hinten-Strecken ● Halb aufrechtes Sitzen ● Berührung	**Belladonna (S. 300)** 🦆 D6–D8 akut stündlich 2–4 Globuli, später 2–3 x täglich 2–4 Globuli

Welche Komplexmittel helfen?

Die Beschwerden
→ Nabelkolik

Hier empfehlen sich die gleichen homöopathischen Mittel wie bei Blähungen und Bauchschmerzen des Erwachsenen. Bewährt hat sich die in **Momordica Oligoplex** vorliegende Kombination.

Bitte beachten Sie:
Bei bekannter Überempfindlichkeit gegen Chinin darf dieses Arzneimittel nicht eingenommen werden.

Momordica Oligoplex enthält:
Momordica balsamina D3 (Balsamapfel) wirkt bei Durchfall und kneifenden Bauchschmerzen.
Carum carvi D2 (Kümmel) unterstützt den Verdauungsvorgang, beseitigt Blähungen und kolikartige Schmerzen.
Chamomilla D1 (Echte Kamille) hilft bei heftigen, kneifenden Bauchschmerzen. Bei Kindern sind die Beschwerden von heftigem Weinen und Schreien begleitet. Chamomilla wirkt krampflösend und entzündungshemmend auf die gereizten Schleimhäute.
Chininum sulfuricum D4 (Chininsulfat) hilft bei fieberhaften Zuständen, zeigt aber auch günstigen Einfluss bei andauernden Blähungen.
Colocynthis D4 (Koloquinte) wirkt vor allem bei quälenden, kolikartigen Bauchschmerzen, die so stark sind, dass sich der Betroffene zusammenkrümmen muss. Sie bessern sich durch Druck und warme Umschläge.
Dioscorea villosa D3 (Yamswurzel) ist ein Mittel für viele Arten von Schmerzen, es wirkt ähnlich wie Colocynthis besonders bei kolikartigen Schmerzen. Im Gegensatz zu Colocynthis bessern sich aber die Beschwerden in aufrechter Haltung und verschlimmern sich beim Zusammenkrümmen.
Foeniculum D2 (Fenchel) wirkt bei krampfartigen Beschwerden, vor allem bei der Nabelkolik der Kleinkinder.

● **Dosierung:** 3-mal täglich 5–10 Tropfen auf 1 EL Wasser vor dem Essen einnehmen.

10

Verdauungsbeschwerden

Durchfall

Die häufigste Ursache von Durchfall (Diarrhoe) ist eine Infektion mit Viren und Bakterien, die eine Entzündung der Darmschleimhaut verursachen. Es wird dann vermehrt Flüssigkeit über den Darm ausgeschieden, und die peristaltischen Bewegungen werden schneller. Dadurch kommt es zu häufigem und wässrigem Stuhl, dem in schweren Fällen auch Schleim oder Blut beigemengt sein kann. Nicht selten ist der Durchfall dann von Fieber und Erbrechen begleitet (akuter Magen-Darm-Katarrh – Gastroenteritis). Vielfach tritt ein solch akuter Durchfall im Sommer oder auf Reisen in heiße Länder auf (Sommerdiarrhoe). Häufiger Durchfall kann auch Ausdruck nervöser Verdauungsstörungen (sogenannter Reizdarm) sein. Beim Reizdarmsyndrom wechseln Durchfall und Verstopfung oftmals miteinander ab.

Ältere Menschen leiden vielfach unter chronischen Durchfällen. Dann ist meist eine allgemeine Ferment- und Verdauungsschwäche die Ursache.

Zu beachten ist allerdings, dass die Stuhlfrequenz und auch die Beschaffenheit des Stuhls individuell sehr verschieden sein können. Wenn Sie bis zu zweimal täglich zur Toilette müssen und der Stuhl nicht wässrig, sondern halbwegs geformt ist, so gilt dies noch als normal.

Wann zum Arzt?

- Wenn sich ein akuter Durchfall nicht spätestens nach zwei bis drei Tagen deutlich gebessert hat. Der Arzt muss dann eine bakterielle Infektion oder eine schwere entzündliche Darmerkrankung wie zum Beispiel Colitis ulcerosa oder Morbus Crohn ausschließen.
- Wenn Sie Blut im Stuhl bemerken, sollten Sie in jedem Fall einen Arzt aufsuchen. Blut im Stuhl ist immer ein Alarmsignal, das einer genauen Klärung der Ursache bedarf.
- ❧ Wenn Ihr Baby länger als sechs Stunden einen Durchfall hat, sollten Sie umgehend zum Kinderarzt. Durchfall kann – ähnlich wie das Erbrechen – besonders bei Säuglingen rasch zu erheblichen Flüssigkeitsverlusten und lebensbedrohlicher Austrocknung führen.

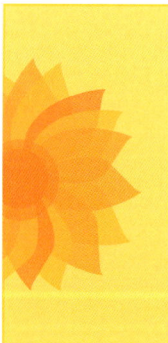

Wie Sie sich auf Reisen vor Durchfall schützen

Auf Reisen in südliche oder tropische Länder können der Klimawechsel, Hitze, aber auch ungewohnte Speisen und vor allem das Trinkwasser Durchfall auslösen. Vermeiden Sie daher alle Nahrungsmittel, die nicht gekocht oder geschält sind, und verwenden Sie ausschließlich Mineralwasser – auch zum Zähneputzen. Für Ihre Reiseapotheke empfiehlt sich hier besonders **Oukoubaka aubrevilli D2**. (Im Akutfall stündlich 5 Globuli einnehmen bis zum Abklingen der Beschwerden.)

10

Verdauungsbeschwerden

Welche Einzelhomöopathika können bei Durchfall helfen?

Beschwerdebild	Ihnen fällt auf	Besser 😃 Schlimmer 😞	Mittel + Dosierung
Heftiger übelriechender Durchfall mit großer Schwäche und brennenden Bauchschmerzen. Er wurde möglicherweise ausgelöst durch den Verzehr von verdorbenem Fleisch oder Fisch oder vom Genuss unreifer oder stark wasserhaltiger Früchte (z. B. Melone).	Sie sind ängstlich, ruhelos und haben Furcht zu sterben. Deswegen möchten Sie nicht allein sein, sondern jemand um sich haben, der Ihnen im Notfall zu Hilfe kommen kann. Ihnen ist kalt, und Sie haben großen Durst auf kalte Getränke, die Sie aber am liebsten in kleinen Schlucken trinken.	● Wärme ● Heiße Getränke ● Liegen, möglichst mit erhöhtem Kopf ● Kälte ● Mitternachts ● Geruch oder Anblick von Speisen	**Arsenicum album (S. 300)** D4–D8 3–4 x täglich 5 Globuli oder D12 1 x täglich 5 Globuli 🦆 **Für Kinder** Je nach Alter 1–4 Globuli
Akuter wässriger Durchfall ausgelöst durch eine Sommergrippe, verdorbene Lebensmittel oder seelische Belastungen.	Vor jedem Stuhlgang haben Sie krampfartige Bauchschmerzen, danach oder noch während des Stuhlgangs kommt es zur Kreislaufschwäche mit Neigung zur Ohnmacht. Sie verspüren ein eisiges Kältegefühl, kalter Schweiß bricht aus, Ihr Gesicht ist bleich, die Haut kalt.	● Wärme ● Ruhe ● Hinlegen ● Bewegung ● Anstrengung ● Kälte ● Nachts	**Veratrum album (S. 338)** D4–D8 3–4 x täglich 5 Globuli oder D12 1 x täglich 5 Globuli 🦆 **Für Kinder** Je nach Alter 1–4 Globuli
Häufige Durchfälle mit Kollern im Bauch vor jedem Stuhlgang. Der Stuhl ist wässrig oder breiig, enthält unverdaute Bestandteile und riecht faulig oder säuerlich.	Die Durchfälle treten meist morgens auf und treiben Sie manchmal schon in den frühen Morgenstunden aus dem Bett. Gegen 11 Uhr bekommen Sie Heißhunger und ein flaues Gefühl im Magen, wenn Sie längere Zeit nichts gegessen haben.	● Frische Luft ● Warmes Essen ● Liegen auf der rechten Seite ● Morgens zwischen 5 und 9 Uhr ● Milch	**Sulfur (S. 335)** D12 1 x täglich 5 Globuli 🦆 **Für Kinder** Je nach Alter 1–4 Globuli

Beschwerdebild	Ihnen fällt auf	Besser 🙂 Schlimmer 😟	Mittel + Dosierung
Wiederkehrende Durchfälle, die meist durch Erwartungsspannung – beispielsweise vor ungewohnten Vorhaben oder Auftritten in der Öffentlichkeit – sowie durch Furcht oder Aufregungen ausgelöst werden. Die Beschwerden sind verbunden mit starken (laut hörbaren) Blähungen und Aufstoßen.	Sie sind unruhig, nervös und haben ein starkes Verlangen nach Süßigkeiten, die Sie aber schlecht vertragen und Durchfall auslösen oder verschlimmern. Ihr Gesicht wirkt blass und eingefallen. Sie haben Furcht vor Menschen und öffentlichen Auftritten.	● Frische Luft ● Aufstoßen ● Druck ● Süßigkeiten ● Wärme	**Argentum nitricum (S. 299)** D4–D8 3–4 x täglich 5 Globuli oder D12 1 x täglich 5 Globuli 🦆 Für Kinder Je nach Alter 1–4 Globuli

Welche Komplexmittel helfen?

Die Beschwerden
➜ Akuter Durchfall / nervöse Verdauungsstörungen / Reizdarm
➜ Brechdurchfall / bei Magen-Darm-Infektion / durch verdorbene oder unverträgliche Lebensmittel

Hier hilft **Nux vomica Oligoplex**. Darin finden sich Homöopathika, die sowohl nervöse Darmstörungen als auch fieberhafte infektiöse Erkrankungen günstig beeinflussen und außerdem für eine gesunde Darmflora sorgen.

Bitte beachten Sie:
Bei Überempfindlichkeit gegen Chinin sollten Sie Nux vomica Oligoplex nicht anwenden.

Nux vomica Oligoplex enthält:
Nux vomica D4 (Brechnuss), eines der Hauptmittel für nervöse Verdauungsstörungen, hilft bei schmerzhaften Durchfällen mit häufigem Stuhldrang. Charakteristisch ist, dass dabei nur kleine Mengen Stuhl entleert werden und die Beschwerden nach dem Stuhlgang vorübergehend abklingen.
Allium sativum D3 (Knoblauch) wirkt günstig auf die Schleimhäute des Magen-Darm-Systems, sorgt für eine gesunde Darmflora und verhindert die Besiedlung des Darms mit Krankheitserregern.
Baptisia D3 (Wilder Indigo) hilft bei fieberhaften Erkrankungen und bei Infektionen des Magen-Darm-Kanals, die mit krampfartigen Schmerzen verbunden sind.
Bryonia alba D3 (Weiße Zaunrübe) wirkt bei Erbrechen und Übelkeit, vor allem wenn die Kranken während ihrer Beschwerden reizbar sind und sich weder bewegen noch sprechen wollen.

Chelidonium D2 (Schöllkraut) eignet sich für krampfartige Schmerzen im Bereich des Oberbauchs und hat eine günstige Wirkung auf Leber und Galle.

China D2 (Chinarinde) kann bei akuten schwächenden Durchfällen mit heftigen Blähungen die Beschwerden lindern.

Phosphor D5 (Gelber Phosphor) hat einen günstigen Einfluss auf Leber und vegetatives Nervensystem und damit auch auf die Darmfunktionen.

Dosierung:

- Erwachsene: 3-mal täglich 10–15 Tropfen auf 1 EL Wasser.
- 🦆 Kinder: 3-mal täglich 5–10 Tropfen auf 1 EL Wasser.

....

Die Beschwerden
→ Sehr heftige Durchfälle

Es hat sich bewährt, **Nux vomica Oligoplex** bei sehr heftigen Beschwerden gemeinsam mit **Basilicum Oligoplex** einzunehmen. Darin sind mehrere »kleinere« Homöopathika enthalten, die zusätzlich eine ausgeprägte Wirkung auf entzündete Schleimhäute entfalten.

Basilicum Oligoplex enthält:

Basilicum herba D1 (Basilikum) hilft bei Schleimhautentzündungen und bei Magen-Darm-Katarrhen.

Allium sativum D4 (Knoblauch) sorgt für eine gesunde Darmflora und verhindert die Besiedlung des Darms mit krank machenden Keimen.

Cochlearia officinalis D1 (Meerrettich) löst Krämpfe und Koliken im Magen-Darm-Kanal, vor allem wenn die Schmerzen in den Rücken ausstrahlen. Ferner wirkt es blutreinigend und harntreibend.

Dioscorea villosa D3 (Yamswurzel) löst ebenfalls Verkrampfungen des Magen-Darm-Traktes; es hilft bei saurem Aufstoßen, Blähungen sowie bei vielen Arten von Schmerzen.

Gratiola D3 (Gottesgnadenkraut) ist hilfreich bei Entzündungen im Magen-Darm-Bereich. Es lindert eine Auftreibung des Magens und Koliken, besonders wenn sie nach dem Essen auftreten.

Salvia officinalis D2 (Salbei) hat eine entzündungshemmende Wirkung, ist erfolgreich bei Appetitlosigkeit sowie bei Blähungen und hilft außerdem bei Nachtschweiß.

Vinca minor D3 (Immergrün) wirkt bei Aufstoßen mit Übelkeit und Blähungen sowie bei Blutungen der Schleimhäute und wird mit gutem Erfolg bei chronischen Darmkatarrhen gegeben.

Dosierung:

- Erwachsene: 3-mal täglich 10–15 Tropfen auf 1 EL Wasser.
- 🦆 Kinder: 3-mal täglich 5–10 Tropfen auf 1 EL Wasser.

....

10

Verdauungsbeschwerden

Bei fieberhaften Magen-Darm-Infekten und Durchfällen, die auf den Verzehr verdorbener Lebensmittel zurückzuführen sind, empfehlen sich die in **Baptisia Oligoplex** enthaltenen Homöopathika.

Baptisia Oligoplex enthält:

Baptisia D3 (Wilder Indigo) ist ein wichtiges Fiebermittel, vor allem wenn eitrige Erscheinungen und Muskelschmerzen die Beschwerden begleiten. Im Magen-Darm-Trakt zeigt es eine starke Wirkung bei Infektionen und krampfartigen Schmerzen.

Acidum oxalicum D4 (Oxalsäure) wird erfolgreich bei plötzlich auftretenden schleimigen, schmerzhaften Durchfällen eingesetzt.

Arsenicum album D8 (Arsentrioxid) hilft vor allem bei Erbrechen und schweren entzündlichen, schmerzhaften, manchmal blutigen Durchfällen. Es ist ein ausgezeichnetes Mittel bei Lebensmittelvergiftungen. Typisch sind brennende Schmerzen, verbunden mit Ängstlichkeit, starker Unruhe und großem Durst.

Bryonia alba D4 (Weiße Zaunrübe) eignet sich bei entzündlichen und fieberhaften Prozessen an den Schleimhäuten sowie bei Erbrechen und Übelkeit.

Chelidonium D3 (Schöllkraut) wirkt bei krampfartigen Schmerzen im Bereich der Magengegend, Übelkeit und Erbrechen.

Echinacea angustifolia D1 (Schmalblättriger Sonnenhut) wirkt bei Blutvergiftung, fieberhaften Zuständen und unterstützt die Abwehrkraft des Körpers.

Dosierung:
- Anfangs: Stündlich 10 Tropfen in etwas Wasser einnehmen.
- Nach Besserung der Beschwerden: 3-mal täglich 10–15 Tropfen auf 1 EL Wasser vor dem Essen.

....

Bitte beachten Sie:
Baptisia Oligoplex sollten Sie nicht anwenden bei Nierenfunktionsstörungen, in der Schwangerschaft und Stillzeit, bei Säuglingen und Kleinkindern, bei Tuberkulose, Leukämie, multipler Sklerose, HIV-Infektion, Autoimmunerkrankungen sowie bei Überempfindlichkeit gegen einen der Wirkstoffe. Treten bei Einnahme von Baptisia Oligoplex Juckreiz, Hautausschlag, Gesichtsschwellung, Atemnot oder Schwindel auf, müssen Sie das Mittel absetzen und Ihren Arzt zu Rate ziehen.

Handelt es sich bei den Beschwerden um einen chronischen Durchfall mit überwiegend schleimigem Stuhl, der vor allem bei älteren Menschen und Kleinkindern (Schleimdiarrhoe) vorkommt, dann eignet sich am besten **China Oligoplex**. Darin findet sich eine Komposition aus homöopathischen Mitteln, die sich hier besonders bewährt haben. Einige Inhaltsstoffe unterstützen zusätzlich die Verdauungsdrüsen und wirken entzündungshemmend.

Bitte beachten Sie:
Bei Überempfindlichkeit gegen Chinin darf China Oligoplex nicht eingenommen werden.

China Oligoplex enthält:

China D3 (Chinarinde) wirkt bei nervöser Reizbarkeit, Verdauungsbeschwerden mit Aufstoßen, Erbrechen und akutem Durchfall, vor allem wenn durch heftige Ausscheidungen ein Schwächezustand entstanden ist.

Bryonia alba D4 (Weiße Zaunrübe) wirkt bei Entzündungen der Schleimhäute sowie bei Erbrechen, Übelkeit und Durchfall.

Chamomilla D2 (Echte Kamille) wirkt auf gereizte Schleimhäute krampflösend und entzündungshemmend. Es hilft bei heftigen kneifenden Bauchschmerzen mit Blähungen und wässrigen oder schleimigen Durchfällen.

Ipecacuanha D4 (Brechwurzel) hilft in erster Linie bei Erbrechen, aber auch bei schleimigen, schaumigen Durchfällen mit grünlich gefärbtem Stuhl, besonders in Fällen, in denen die Beschwerden durch schwerverdauliche Nahrung hervorgerufen wurden.

Satureja D1 (Bohnenkraut) wirkt mild zusammenziehend auf entzündete Schleimhäute.

Veratrum album D4 (Weißer Germer) hilft bei wässrigen, schmerzhaften Durchfällen (mit heftigem plötzlichem Stuhldrang), die den Körper schwächen und zu Kreislaufproblemen führen. Die Haut ist bläulich verfärbt, fühlt sich kalt an und kalter Schweiß bricht aus.

Dosierung:

- Erwachsene: 3-mal täglich 10–15 Tropfen auf 1 EL Wasser.
- 🐦 Kinder: 3-mal täglich 5–10 Tropfen auf 1 EL Wasser.
- 🍼 Säuglinge: 10 Tropfen in jedes Fläschchen geben.

■ Allgemeine Empfehlungen bei Durchfall

Bei fieberhaften Durchfällen empfiehlt sich in erster Linie Bettruhe. Um die entzündeten Schleimhäute zu entlasten, sollten Sie bei akutem Durchfall etwa einen Tag lang keine feste Nahrung, dafür aber reichlich Flüssigkeit mit etwas Salz oder ein wenig Zucker zu sich nehmen. Hilfreich kann ein Zweitaufguss von schwarzem Tee sein. Dabei den Tee erst überbrühen, 5 Minuten ziehen lassen, abgießen und nochmals überbrühen. Dieser zweite Aufguss enthält dann wenig Teein, sondern überwiegend Stoffe, die eine beruhigende und zusammenziehende Wirkung auf die entzündeten Schleimhäute des Darms ausüben.

10

Verdauungsbeschwerden

171

Verstopfung

Verstopfung (Obstipation) beruht auf einer Darmträgheit. Sie wird gefördert durch die überwiegend sitzende Lebensweise unserer heutigen Zeit, einen mangelnden Ausgleich durch körperliche Bewegung und eine vielfach schlackenarme Kost. Auch eine zu geringe Flüssigkeitsaufnahme kann die Ursache sein, denn im Dickdarm wird dem Darminhalt Flüssigkeit entzogen und der Stuhl eingedickt. Besonders ältere Menschen trinken meist zu wenig. Um den Wassermangel auszugleichen, holt sich der Körper dann aus dem Dickdarm vermehrt Flüssigkeit zurück. Daneben können einige Medikamente eine Darmträgheit verursachen.

Die Stuhlhäufigkeit kann individuell allerdings sehr verschieden sein. Wenn Sie den Darm wenigstens bis zu dreimal pro Woche entleeren können, gilt dies noch als normal – vorausgesetzt, Ihr körperliches Wohlbefinden ist dabei nicht beeinträchtigt und der harte Stuhlgang verursacht keine Schmerzen.

Manchmal können auch seelische Probleme die Gründe für chronische Verstopfung sein. Bei Kleinkindern ist die Darmträgheit sogar meistens seelisch, vielfach aber auch durch eine ballaststoffarme Ernährung (zu viele Süßigkeiten) bedingt.

Wann zum Arzt?

- Wenn es zu heftigen Schmerzen kommt und Sie weder Winde lassen noch Stuhl entleeren können, sollten Sie umgehend Ihren Arzt aufsuchen.
- Wenn Ihr Baby von Geburt an unter Verstopfung leidet, sollten Sie den Kinderarzt zu Rate ziehen. Dahinter kann sich eine angeborene Missbildung des Enddarms verbergen.

Schnelle Hilfe bei Verstopfung

Abgesehen von einer langfristigen Ernährungsumstellung und der homöopathischen Behandlung ist in manchen Fällen rasche Hilfe bei belastender Verstopfung gewünscht. Hier können Sie lokal wirksame Mittel wie etwa Glyzerin-Zäpfchen anwenden. Sie sind auch für Schwangere und Kinder geeignet. In aller Regel unbedenklich sind auch Quellstoffe wie z. B. Weizenkleie, allerdings müssen Sie dann viel trinken, sonst erreichen Sie einen gegenteiligen Effekt. Bei klassischen Abführmitteln sollten Sie dagegen immer kritisch sein: Darmstimulierende Präparate führen schnell zur Gewöhnung und können Flüssigkeits- und Elektrolytverluste verursachen. Ähnliches gilt für Glaubersalz oder laktoseähnliche Wirkstoffe. Ihre Anwendung sollte nur in Absprache mit dem Arzt erfolgen.

Welche Einzelhomöopathika können bei Verstopfung helfen?

Beschwerdebild	Ihnen fällt auf	Besser 😀 Schlimmer 🙁	Mittel + Dosierung
Verstopfung mit schwieriger Stuhlentleerung, Aufgetriebenheit des Bauches sowie stechendem oder zusammenschnürendem Schmerz in der Analregion.	Der Stuhl weist eine harte, knotige Konsistenz auf, selbst wenn er weich ist, geht er nur mühevoll ab, es kann auch vorkommen, dass er wieder in den Enddarm zurückschlüpft. Sie haben das Gefühl, als sei der Enddarm kraftlos oder gelähmt.	● Ruhe ● Wärme ● Sommer ● Feuchtwarme Witterung ● Kälte ● Wetterwechsel ● Vor oder während der Monatsblutung	**Silicea** **(S. 331)** **D4–D8** 3 x täglich 5 Globuli oder **D12** 1 x täglich 5 Globuli 🦆 **Für Kinder** Je nach Alter 1–4 Globuli
Verstopfung mit Verkrampfung des Schließmuskels, ausgelöst durch Stress, Ärger, überwiegend sitzende Lebensweise, übermäßigen Konsum von Genussmitteln oder durch häufigen Gebrauch von Abführmitteln.	Obwohl Sie Stuhldrang verspüren, gehen nur geringe Mengen oder überhaupt kein Stuhl ab. Sie frösteln leicht, sind reizbar, nervös, empfindlich gegen Geräusche und haben das Bedürfnis nach Ruhe.	● Ruhe und Wärme ● Abends ● Morgens ● Enge Kleidung ● Hektik und Stress	**Nux vomica** **(S. 324)** **D4–D8** 3 x täglich 5 Globuli oder **D12** 1 x täglich 5 Globuli 🦆 **Für Kinder** Je nach Alter 1–4 Globuli
Chronische Verstopfung bei Kindern und Jugendlichen, die zu Übergewicht und Trägheit neigen.	Ihr Kind hat eine Abneigung, sich zu bewegen oder Sport zu treiben, bei geistiger Arbeit ist es leicht erschöpft. Es hat eine Abneigung gegen Fleisch und gekochte Speisen, mag aber gerne Eier und schwerverdauliche Dinge.	● Liegen ● Wärme ● Kälte ● Feuchtigkeit	**Calcium carbonicum Hahnemanni** **(S. 303)** **D12** 1 x täglich 5 Globuli 🦆 **Für Kinder** Je nach Alter 1–4 Globuli

10

Verdauungsbeschwerden

Welche Komplexmittel helfen?

Die Beschwerden
→ Darmträgheit

Eine ausgewogene Zusammenstellung homöopathischer Mittel, die helfen können, findet sich in dem Arzneimittel **Plumbum aceticum Oligoplex**. Es enthält Mittel, die Verkrampfungen und Zusammenschnürungen der Darmwand lösen und gleichzeitig das vegetative Nervensystem beruhigen.

Wenn Sie häufig unter Verstopfung leiden, sollten Sie – ehe Sie zu Abführmitteln greifen – erst einmal Ihre Ernährungsgewohnheiten prüfen. Oft genügt bereits eine Umstellung auf ballaststoffreiche Kost, um eine Darmträgheit zu kurieren.

Plumbum aceticum Oligoplex enthält:

Plumbum aceticum D5 (Bleiacetat) wirkt bei Verkrampfungen der Muskulatur, aber auch bei Darmträgheit, die durch Verkrampfungen der Darmwand bedingt ist und zu Schmerzzuständen führt.
Belladonna D4 (Tollkirsche) ist ein wichtiges Mittel für fieberhafte entzündliche Erkrankungen. Am Verdauungssystem wirkt Belladonna bei Verkrampfungen des Darmbereichs mit kolikartigen Schmerzen. Die Beschwerden kommen typischerweise plötzlich und hören häufig auch unvermittelt wieder auf.

Colocynthis D4 (Koloquinte) wirkt bei Kolikschmerzen und Auftreibung des Bauches.
Melissa D1 (Melisse) ist überwiegend ein Nerven- und Beruhigungsmittel und bei nervös-krampfartigen Darmleiden angezeigt.
Nux vomica D4 (Brechnuss) entfaltet mit seinem günstigen Einfluss auf nervöse Verdauungsbeschwerden auch eine ausgeprägte Wirkung auf den Dickdarm. Es hilft bei Verstopfung mit häufigem, aber erfolglosem Stuhldrang. Obstipation und dünnflüssiger Stuhl können sich abwechseln.

Dosierung:

- Erwachsene: 3-mal täglich 15 Tropfen auf 1 EL Wasser.
- 🦆 Kinder: 3-mal täglich 5–10 Tropfen auf 1 EL Wasser.

▨ Allgemeine Empfehlungen bei Verstopfung

Wichtig ist eine ausreichende körperliche Bewegung. Sie fördert die Durchblutung des Körpers und regt auch die Verdauungsvorgänge an. Die Ernährung sollte dabei reich an Ballaststoffen, Salaten, Gemüse, Obst und Vollkornprodukten sein. Vermeiden Sie besser Weißmehl und Süßigkeiten, vor allem Bitterschokolade.

Hämorrhoiden

Eine angeborene Bindegewebsschwäche kann nicht nur zu Krampfadern an den Beinen führen, sondern auch Stauungen in den Blutgefäßen (Hämorrhoiden) im Bereich des Enddarmes verursachen. Normalerweise unterstützen diese Venen die Funktion des Schließmuskels. Bei Bindegewebsschwäche, andauernder Verstopfung oder auch während einer Schwangerschaft besteht die Gefahr, dass sich diese Adern erweitern. Sie können sich dann leicht entzünden und erhebliche Schmerzen verursachen. Manchmal entzünden sie sich so stark, dass ein Abszess entsteht, oder sie führen zu Blutungen aus dem Enddarm, vor allem bei hartem Stuhlgang.

Gefördert werden Hämorrhoiden durch Bewegungsmangel, stark gewürzte Speisen, vor allem aber durch starkes Pressen auf der Toilette.

Wann zum Arzt?

- Wenn Sie häufig schwer entzündete Hämorrhoiden haben, denn sie können zu eitrigen Abszessen, Fisteln und mitunter starken Blutungen führen.
- Wenn Sie Blut im Stuhl bemerken. Eine Blutung aus dem Darm kann ein Alarmzeichen für eine schwere Erkrankung im Bereich des Dickdarms sein.
- Wenn Sie an einer Lebererkrankung oder Herzschwäche leiden. Dies kann ebenfalls Stauungserscheinungen und Beschwerden im Bereich der Enddarmvenen zur Folge haben.

10

Verdauungsbeschwerden

Hämorrhoiden frühzeitig erkennen und vorbeugen

Nicht immer müssen Hämorrhoiden unmittelbar Beschwerden verursachen, doch einige Symptome sind charakteristisch für ein Hämorrhoidalleiden. Dazu gehören in erster Linie Brennen und Juckreiz, Schmerzen, Schleimabsonderungen oder (hellrotes) Blut, das dem Stuhl aufgelagert ist. Aber auch Hautveränderungen und Entzündungen sollten Sie hier im Auge behalten.

Sicherlich gibt es eine Veranlagung für Hämorrhoiden, aber verschiedene andere Faktoren können Sie gut beeinflussen und damit ihrer Entstehung vorbeugen. Wichtig ist, dass Sie mit ballaststoffreicher Kost und viel Flüssigkeit für regelmäßigen Stuhlgang sorgen und so eine Verstopfung verhindern. Übergewicht, vorwiegend sitzende Tätigkeiten und allgemeiner Bewegungsmangel können die Bildung von Hämorrhoiden dagegen ebenso begünstigen wie der Missbrauch von Abführmitteln. Vor allem aber sollten Sie starkes Pressen beim Toilettengang vermeiden.

Welche Einzelhomöopathika können bei Hämorrhoiden helfen?

Beschwerdebild	Ihnen fällt auf	Besser 🙂 Schlimmer 🙁	Mittel + Dosierung
Hämorrhoiden, die nach dem Stuhlgang immer wieder wund werden. Ausgelöst werden die Beschwerden durch anhaltende Verstopfung oder eine Entzündung des Afters.	Die Hämorrhoiden neigen dazu, immer wieder zu bluten, mit nachfolgenden Schmerzen. Sie fühlen sich geschwächt und verspüren schmerzhaftes Pochen oder einen Prellungsschmerz in der Analregion.	● Feuchtwarmes Wetter ● Warme Anwendungen ● Druck ● Berührung ● Bewegung	**Hamamelis virginiana (S. 316)** D2–D3 3–6 x täglich 5 Globuli
Hämorrhoiden, verbunden mit starken Blähungen, dumpfen Rücken- und Kreuzschmerzen und Jucken des Afters vor allem nachts im warmen Bett.	Die Hämorrhoiden sind dunkelrot verfärbt, sie haben das Gefühl, als ob ein Pflock oder kleine schmerzhafte Splitter im Enddarm stecken. Sie schmerzen besonders beim Stuhlgang, oft geht Schleim dabei ab. Ihre Beine fühlen sich schwer an, Sie sind trauriger und reizbarer Stimmung.	● Kühle Anwendungen ● Bettwärme ● Frühmorgens	**Aesculus hippocastanum (S. 296)** D3–D4 3–6 x täglich 5 Globuli

10

Verdauungsbeschwerden

Welche Komplexmittel helfen?

Für die Behandlung von Hämorrhoiden stehen mehrere homöopathische Komplexmittel zur Verfügung. Bei der Wahl des Mittels sollten Sie darauf achten, ob die Hämorrhoiden entzündet sind, ob eine Abszessbildung oder eine Blutung droht, weil dann unterschiedliche Arzneien eingesetzt werden sollten.

> *Die Beschwerden*
> → Hämorrhoidalleiden

Eine geeignete Zusammensetzung findet sich in **Aesculus Oligoplex**. Darin sind mehrere Homöopathika enthalten, die eine ausgezeichnete Wirkung bei Blutstau in den Enddarmvenen entfalten. Es empfiehlt sich deshalb bei Neigung zu Hämorrhoidalbeschwerden.

Schätzungen zufolge leidet etwa jeder zweite Deutsche über 50 Jahren unter Hämorrhoiden oder hatte schon einmal Probleme damit. Dabei trifft die Erkrankung Frauen vergleichsweise seltener als Männer.

Aesculus Oligoplex enthält:

Aesculus D3 (Rosskastanie): Seine Hauptwirkung erstreckt sich auf Stauungen der Venen, deshalb hilft es auch bei Krampfadern der Beine. Besonders ausgeprägt beeinflusst es den Blutstau in den Enddarmvenen.

Collinsonia canadensis D3 (Grießwurzel) hat ebenfalls einen großen Einfluss auf Hämorrhoiden, vor allem wenn sie mit Verstopfung und Darmträgheit verbunden sind.

Frangula D2 (Faulbaum) wird vielfach bei Rheuma eingesetzt, das von Verdauungsstörungen, Kolik, Durchfall und der Neigung zu Hämorrhoidalbeschwerden begleitet ist.

Lycopodium D4 (Bärlapp) wirkt vor allem bei gestauten Hämorrhoiden, die durch eine Lebererkrankung oder durch andauernde Verstopfung mit starken Blähungen verursacht werden.

Nux vomica D4 (Brechnuss) hat neben seiner breiten Wirkung auf den Gesamtorganismus und den Verdauungstrakt auch einen heilsamen Effekt bei Hämorrhoiden, die stark jucken, sehr schmerzhaft sind und auf einer chronischen Verstopfung beruhen.

Paeonia officinalis D4 (Pfingstrose) ist ein ausgezeichnetes Heilmittel bei beißenden, juckenden Hämorrhoiden, die nach dem Stuhlgang quälende, brennende Schmerzen verursachen. Es hilft auch, wenn es bereits zu Einrissen und Geschwüren im Bereich des Darmausgangs gekommen ist.

Scrophularia nodosa D2 (Braunwurz) ist nützlich bei schmerzhaften Hämorrhoiden, bei vergrößerten Lymphdrüsen und tumorartigen Schwellungen im Brustbereich.

● **Dosierung:** 3-mal täglich 10–15 Tropfen auf 1 EL Wasser einnehmen.

10

Verdauungsbeschwerden

Wenn Sie sehr heftige Beschwerden haben und sich die Hämorrhoiden entzünden, ist es sinnvoll, **Aesculus Oligoplex** im Wechsel mit **Paeonia Oligoplex** einzunehmen, das zusätzlich wichtige Wund- und Entzündungsmittel enthält.

Paeonia Oligoplex enthält:

Paeonia officinalis D3 (Pfingstrose) – siehe Seite 177.

Calendula D2 (Ringelblume) ist ein Heilmittel für alle offenen Wunden, die nicht heilen wollen. Es fördert die gesunde Wundheilung und findet deshalb seine hauptsächliche Anwendung bei Verletzungen.

Mezereum D4 (Seidelbast) hat einen großen Einfluss auf Haut- und Knochenerkrankungen. Es hilft bei vielen unterschiedlichen Schmerzen, am Darm vor allem bei Verstopfung, Hämorrhoiden sowie bei Verkrampfung und Zusammenschnürung des Afters mit stichartigen Schmerzen.

Nux vomica D4 (Brechnuss) – siehe Seite 177.

Ratanhia D2 (Ratanhiengewächs) hilft bei Hämorrhoiden, die zu Einrissen im After geführt haben und wie Feuer brennen oder messerstichartige Schmerzen verursachen. Es löst die Verkrampfung des Darmausgangs und ist ein Heilmittel für den Befall mit Fadenwürmern.

Ruta D2 (Weinraute) wirkt bei Verstopfung, schwieriger Stuhlentleerung, Zusammenschnürung des Afters und bei Darmvorfall.

Sedum acre D2 (Mauerpfeffer) eignet sich für viele Beschwerden, die im Zusammenhang mit Hämorrhoiden auftreten. Typisch für dieses Mittel ist die Verschlimmerung einige Stunden nach dem Stuhlgang.

● **Dosierung:** 3-mal täglich 10–15 Tropfen auf 1 EL Wasser vor dem Essen einnehmen.

....

Das Komplexmittel **Hamamelis Oligoplex** ist zu empfehlen, wenn Ihre Hämorrhoiden zu bluten beginnen, denn es enthält einige Homöopathika, die gerade auf blutende Schleimhäute wirken.

Bitte beachten Sie:
Bei Überempfindlichkeit gegen Chinin sollten Sie Hamamelis Oligoplex nicht anwenden.

Hamamelis Oligoplex enthält:

Hamamelis D3 (Virginische Zaubernuss) beseitigt Blutstauungen sowohl in den Beinvenen als auch in den Venen des Enddarms, vor allem wenn die Hämorrhoiden schmerzen und bluten.

China D2 (Chinarinde) ist heilsam bei nervöser Reizbarkeit und Schwäche, es hilft bei starken Blähungen und blutenden Hämorrhoiden.

Hydrastis canadensis D4 (Kanadische Gelbwurz) hat heilenden Einfluss auf alle Schleimhäute und macht sie geschmeidig. Es hilft bei Verstopfung, blutenden Hämorrhoiden und Rissen der Schleimhaut, besonders wenn der Schmerz nach dem Stuhlgang sehr lange anhält.

Sanguisorba officinalis D2 (Großer Wiesenknopf) wirkt allgemein bei Blutungsneigung im Bereich der Beckenorgane.

Sanicula europaea D1 (Wundsanikel) wird bei nervösen Beschwerden und blutenden Wunden angewandt.

Trillium pendulum D3 (Amerikanische Waldlilie) ist ein geeignetes Mittel, um Schleimhautblutungen zu stoppen.

Dosierung:

- Zu Beginn: 1- bis 2-stündlich 20 Tropfen auf 1 EL Wasser einnehmen.
- Bei Nachlassen der Blutung: 3-mal täglich 15 Tropfen auf 1 EL Wasser nach dem Essen einnehmen.

....

Die Beschwerden

➜ Hämorrhoidalleiden / Neigung zur Eiterung

Hepar sulfuris Oligoplex können Sie einnehmen, wenn Hämorrhoiden zu eitern beginnen und eine Abszessbildung droht.

Es besteht vorwiegend aus Arzneien, die eine besondere Wirkung bei Eiterungen des Gewebes zeigen.

Bitte beachten Sie:
Bei Schilddrüsenerkrankungen sollten Sie dieses Mittel nur nach Rücksprache mit Ihrem Arzt anwenden.

Hepar sulfuris Oligoplex enthält:

Hepar sulfuris D3 (Kalkschwefelleber) ist eines der wichtigsten Mittel bei einem Eiterabszess. Es bewirkt dessen Einschmelzung und eröffnet ihn, so dass der Eiter abfließen kann. Deshalb wird es auch als das »homöopathische Messer« bezeichnet.

Calcium carbonicum D3 (Calciumcarbonat) ist ein wirksames Mittel für Stauungen in den Lymphwegen mit Tendenz zu schlechter Wundheilung. Es wirkt am besten bei blassen, dicklichen Menschen mit teigiger Haut und verlangsamtem Stoffwechsel.

Calcium fluoratum D3 (Calciumfluorid) wirkt bei Drüsen- und Gewebsverhärtungen, bei denen Eiterung droht.

Calcium phosphoricum D2 (Calciumphosphat) ist wie alle Calcium-Verbindungen ein starkes Gewebemittel, mit besonderer Wirkung auf das Knochengewebe. Am Enddarm hilft es bei schlecht heilenden Fisteln.

Kalium jodatum D3 (Kaliumjodid) hilft bei Drüsenschwellungen, Blutungsneigung und offenen Geschwüren der Schleimhäute. Es unterstützt die Reaktionsfähigkeit und Abwehrkraft des Körpers.

Manganum aceticum D3 (Manganacetat) wirkt bei vielen Arten von Schmerzen

10

Verdauungsbeschwerden

und bei Hauteiterungen. Ferner ist es angezeigt bei Magen-Darm-Katarrh.

Myristica sebifera D6 (Talgmuskatnussbaum) hat eine große Heilkraft bei Entzündungen der Haut und bei infizierten Wunden. Ähnlich wie Hepar sulfuris erspart es vielfach die operative Öffnung eines Abszesses.

● **Dosierung:** 3-mal täglich 1 Tablette vor dem Essen im Mund zergehen lassen.

....

Andere Komplexmittel:

Aesculus D1, Hamamelis D3, Carduus marianus D2 (enthalten in phöno Ven), Aesculus D2, Pulsatilla D4 (enthalten in Venoselect® N-Tropfen)

■ **Allgemeine Empfehlungen bei Hämorrhoiden**

Wenn Sie zu Hämorrhoiden neigen, ist regelmäßiges Beckenboden- und Schließmuskeltraining sehr ratsam.

Daneben können Sie Ihre Behandlung durch verschiedene Maßnahmen unterstützen: Oft helfen lauwarme Sitzbäder mit pflanzlichen Zusätzen wie etwa Kamille. Auch spezielle Salben und Zäpfchen lindern recht zuverlässig die Symptome.

Oberstes Gebot ist aber, dass Sie Hämorrhoidalbeschwerden nicht anstehen lassen, sondern sich Ihrem Arzt anvertrauen – je früher die Probleme behandelt werden, desto einfacher sind sie in den Griff zu bekommen.

Leber-Galle-Probleme

Die Leber ist in der heutigen Zeit einer außerordentlichen Belastung ausgesetzt. Sie entgiftet den Körper und baut Umweltgifte, Medikamente, Hormone und Stoffwechselprodukte ab. Alkohol, aber auch einige Viren können die Leber zusätzlich schädigen, zu Entzündungen, zur Fettleber und schlimmstenfalls zu einer Zirrhose führen.

Während bei Fettleber die geschädigten Leberzellen vermehrt Fett einlagern, wird bei der Zirrhose das Lebergewebe zu Bindegewebe umgewandelt und verliert damit unwiderruflich seine Leistungsfähigkeit. Fatal ist, dass chronische Lebererkrankungen oftmals über lange Zeiträume nur sehr geringe Beschwerden verursachen, wie Druck- und Völlegefühl im Oberbauch, Blähungen oder Appetitlosigkeit. Deshalb werden sie vielfach zu spät oder erst per Zufall durch eine Laboruntersuchung beim Arzt entdeckt.

Galleprobleme hingegen äußern sich häufig in sehr heftigen Beschwerden. Bei Ärger und Stress können sich – ähnlich wie die Wände des Magen-Darm-Kanals – auch die Gallenwege verkrampfen und kolikartige Schmerzen im rechten Oberbauch auslösen.

Gallensteine können die gleichen Beschwerden verursachen. Sie entstehen, wenn in der Gallenflüssigkeit enthaltene Stoffe, zum Beispiel Cholesterin, sich verfestigen. Manchmal beherbergt eine Gallenblase sehr viele kleine Gallensteine, dann spricht man von Gallengrieß.

Manchmal nehmen sie aber auch beträchtliche Ausmaße an. Solange ein Gallenstein ruhig liegen bleibt, verursacht er meist keine Schmerzen. Setzt er sich aber in Bewegung und gelangt mit der Gallenflüssigkeit in den kleinen Ausführungsgang, der in den Dünndarm mündet, dann löst er schwerste Schmerzattacken aus. Frauen bekommen aus hormonellen Gründen eher Gallensteine als Männer. Die Einnahme der »Pille« kann diese Neigung verstärken.

Wann zum Arzt?

- Bei sehr heftigen, anhaltenden Schmerzen. Ein Gallenstein kann nämlich zur akuten Entzündung der Gallenblase führen oder sich im Gallengang verklemmen und einen Rückstau der Gallenflüssigkeit verursachen.
- Bei Lebererkrankungen, denn sie bedürfen immer einer genauen Klärung der Ursache – auch eine Fettleber. Vor allem muss eine chronische Infektion mit den gefährlichen Erregern der Leberentzündung (Hepatitis) ausgeschlossen werden.
- Bei jeder Gelbfärbung der Haut und der Augäpfel (Gelbsucht) sollten Sie umgehend zum Arzt. Sie entsteht, wenn sich die gelbgrüne Gallenflüssigkeit in den Körper zurückstaut, und deutet auf eine schwere Erkrankung im Leber-Galle-Bereich hin.

Eine homöopathische Selbstbehandlung von Leber-Galle-Erkrankungen darf grundsätzlich immer erst nach Abklärung der Ursache und möglichst in Abstimmung mit Ihrem Arzt erfolgen.

10

Verdauungsbeschwerden

Welche Einzelhomöopathika können bei Leber-Galle-Problemen helfen?

Beschwerdebild	Ihnen fällt auf	Besser 😀 Schlimmer 😟	Mittel + Dosierung
Kolikartige oder stechende Schmerzen im rechten Oberbauch, möglicherweise verbunden mit Völlegefühl, Übelkeit und Erbrechen. Als Auslöser kommen in Frage eine Verdauungsschwäche oder ein Gallensteinleiden.	Die Schmerzen strahlen bis ins rechte Schulterblatt aus, Sie haben einen bitteren Mundgeschmack, die Zunge ist gelblich belegt und weist an den Seiten Zahneindrücke auf.	● Wärme ● Ruhe ● Warme Getränke ● Laute Geräusche ● Berührung ● Wetterwechsel	**Chelidonium majus (S. 308)** D2–D6 alle 2 Stunden 5 Globuli
Gallenkolik, die plötzlich beginnt und ausgelöst wurde durch Ärger, Empörung oder Durchnässung.	Sie müssen sich vor Schmerzen zusammenkrümmen und die Hände oder eine Wärmflasche fest gegen den Bauch drücken. Sie sind reizbar, jammern und stöhnen vor Schmerzen.	● Fester Druck ● Hitze ● Liegen auf der rechten Seite oder mit angezogenen Beinen ● Kälte ● Ärger ● Durchnässung	**Colocynthis (S. 310)** D4–D8 alle 2 Stunden 5 Globuli
Leberleiden mit Beschwerden wie Druckgefühl in der Lebergegend, starken Blähungen, die Rumpeln oder Kollern im Bauch verursachen und zum Abgang von Winden führen. Der Leib ist aufgetrieben, und Sie haben das Gefühl ständiger Gärung im Bauch.	Sie haben oft Heißhunger, wobei Sie besonders in den späten Abendstunden oder nachts einen gesteigerten Appetit entwickeln. Sie verlangen nach warmen Speisen, Essen führt zu raschem Sättigungsempfinden, nach dem Essen werden Sie müde. Sie sind reizbar, sehen derzeit vorgealtert aus.	● Bewegung ● Warme Speisen und Getränke ● Abkühlung des Körpers ● Aufdecken ● Nachmittags und abends zwischen 16 und 20 Uhr ● Äußere Wärme, zum Beispiel im warmen Zimmer oder durch Bettwärme	**Lycopodium (S. 321)** D4–D8 3 x täglich 5 Globuli oder D12 1 x täglich 5 Globuli

Welche Komplexmittel helfen?

Die Beschwerden

→ Akute Gallenkolik / Verkrampfung der Gallenwege

Hier empfiehlt sich eine Kombination von Homöopathika, wie sie in **Fel Tauri Oligoplex** enthalten ist. Die Inhaltsstoffe haben eine stark krampflösende Wirkung und regen gleichzeitig den Gallefluss an.

Bei allen Leber-Galle-Leiden ist eine ärztliche Abklärung notwendig. Fel Tauri Oligoplex nicht anwenden bei erhöhtem Augeninnendruck, Entleerungsstörungen der Blase sowie bei Kindern unter 12 Jahren.

Fel Tauri Oligoplex enthält:

Fel Tauri D3 (Rindergalle) macht die Galle dünnflüssig und regt ihren Abfluss an. Dieses Mittel wirkt deshalb bei Verdauungsstörungen, Neigung zu Gallensteinen, Verstopfung der Gallengänge und bei Gelbsucht.

Atropinum sulfuricum D4 (Atropinsulfat) wirkt krampflösend, hilft bei Gallenkolik und Entzündungen der Gallenblase.

Cholesterinum D4 (Cholesterin) wird normalerweise in der Leber gebildet und ist Bestandteil des Gallensekrets. Als homöopathisches Mittel hat es eine günstige Auswirkung auf den Leber- und den Fettstoffwechsel, hilft bei Gallensteinen und Schmerzen im rechten Oberbauch.

Magnesium phosphoricum D3 (Magnesiumphosphat) hilft bei Krämpfen, bei Auftreibung des Bauches, Völlegefühl und Blähungen. Es wirkt besonders gut bei geschwächten, müden und matten Personen.

Dosierung:

● Bei akuten Zuständen: Alle halbe Stunde, höchstens jedoch 12-mal täglich, je 1 Tablette im Mund zergehen lassen.

● Bei chronischen Zuständen: 1- bis 3-mal täglich 1 Tablette im Mund zergehen lassen.

Die Beschwerden

→ Neigung zum Gallensteinleiden

Um den Gallenfluss wirksam anzuregen und damit der Bildung von Gallensteinen vorzubeugen, empfiehlt sich **Cholesterinum Oligoplex**. Die darin enthaltenen Homöopathika unterstützen die Verdauung, regen gleichzeitig den Leberstoffwechsel und Gallenfluss an.

Cholesterinum Oligoplex enthält:

Cholesterinum D5 (Cholesterin) siehe links.

Belladonna D4 (Tollkirsche) ist ein wirksames Mittel bei Entzündungen, Krämpfen, Fieber und Schmerzen.

Berberis D2 (Berberitze, Sauerdorn) wirkt bei Leber- und Gallestörungen, fördert den Gallenfluss und wirkt Steinbildung entgegen. Es hilft im Übrigen auch bei

10

Verdauungsbeschwerden

183

10

Steinbildung und Entzündungen im Bereich der Niere und der Harnwege.

Carduus marianus D2 (Mariendistel) ist ein ausgezeichnetes Lebermittel und unterstützt das Organ bei der Entgiftung des Körpers.

Dioscorea villosa D2 (Yamswurzel) ist ein Mittel für verschiedene Arten von Schmerzen; es wirkt ähnlich wie Colocynthis besonders bei kolikartigen Schmerzen.

Leptandra D4 (Virginischer Ehrenpreis) hilft bei Leber-Galle-Erkrankungen, die mit Gelbsucht einhergehen, und bei Malaria. Typisch sind eine gelb belegte Zunge, Schmerzen in der Lebergegend und reichlicher dunkler, übelriechender Stuhl.

Picrasma excelsa, Quassia amara D2 (Bitterholz) wirkt anregend auf die Verdauungsorgane und den Magen-Darm-Trakt. Es hilft bei stechenden drückenden Schmerzen im rechten Oberbauch.

Dosierung:

- 3-mal täglich 10–15 Tropfen auf 1 EL Wasser vor dem Essen einnehmen.
- In akuten Fällen können unbedenklich auch alle halbe Stunde bis stündlich 20 Tropfen eingenommen werden.

Die Beschwerden
→ Chronisches Leberleiden

Hat Ihr Arzt aufgrund einer Laboruntersuchung bei Ihnen eine Fettleber oder ein chronisches Leberleiden, z. B. eine chronische Hepatitis, festgestellt, so können Sie zusätzlich zu Ihrer vom Arzt verordneten Behandlung unterstützend **Dolichos Oligoplex** einnehmen. Es enthält eine Komposition homöopathischer Mittel, die eine ausgezeichnete Wirkung auf die Leber entfalten und ihre Entgiftungsfunktion stärken.

Sie sollten dieses Mittel allerdings nur nach Rücksprache mit Ihrem Arzt anwenden.

Dolichos Oligoplex enthält:

Dolichos pruriens D4 (Juckbohne) hat eine günstige Wirkung auf die Leber und den oft mit einer Lebererkrankung verbundenen Juckreiz der Haut.

Carduus marianus D2 (Mariendistel) siehe oben links.

Chelidonium D4 (Schöllkraut) ist ein hervorragendes Lebermittel. Es wirkt bei Gelbsucht, die durch einen Leberschaden oder eine Galleerkrankung ausgelöst ist. Außerdem hilft es bei Gallenkolik, vor allem wenn die Schmerzen bis ins rechte Schulterblatt ausstrahlen.

Leptandra D3 (Virginischer Ehrenpreis) siehe oben links.

Lycopodium D4 (Bärlapp) ist ein großes Lebermittel, es hilft bei chronischen und fortgeschrittenen Entzündungen der Leber. Typisch sind ein Druckgefühl in der Lebergegend, eine starke Auftreibung des Leibes und das Gefühl der Gärung im Darm.

Marrubium album D1 (Andorn) hilft bei Leber- und Galleleiden, unterstützt die Leberfunktion.

● **Dosierung:** 3-mal täglich 15 Tropfen auf 1 EL Wasser vor dem Essen einnehmen.

....

Andere Komplexmittel zur unterstützenden Behandlung bei Leber-Galle-Störungen:
Carduus marianus D2, Chelidonium D6, China D3, Lycopodium D4, Nux vomica D4 (enthalten in Hepa-Gastreu®N R7)

■ **Allgemeine Empfehlungen bei Leber-Galle-Problemen**

Bei Lebererkrankungen ist es am wichtigsten, das Organ durch Alkohol, Medikamente und andere Schadstoffe nicht zusätzlich zu belasten. Wenn Sie zur Bildung von Gallensteinen neigen, sollten Sie fettreiche und schwerverdauliche Speisen meiden. Es ist besser, kleinere und dafür häufigere Mahlzeiten einzunehmen.

10

Verdauungsbeschwerden

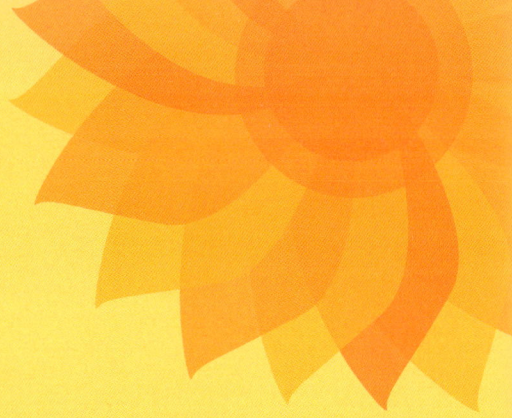

Harnwegsprobleme

Niere und ableitende Harnwege – dazu gehören die Harnleiter, Blase und Harnröhre – sind wichtige Ausscheidungsorgane.

Die Funktion der Niere ist eng mit dem Stoffwechsel verknüpft. Sie regelt den Salz- und Wasserhaushalt und dient der Entgiftung des Organismus. Wie ein Filter sondert sie überschüssige Flüssigkeit, aber auch unbrauchbare oder schädigende Stoffe aus dem Blut ab, während sie wichtige Substanzen zurückbehält. Über die Harnleiter gelangen die ausgeschiedenen Produkte als Harn in die Blase. Ist sie gefüllt, macht sich Harndrang bemerkbar, und der Blaseninhalt wird über die Harnröhre entleert.

Je besser die Niere durchgespült wird, umso mehr wird ihre Entgiftungsleistung gefördert und umso gesünder bleibt sie. Deshalb ist eine ausreichende Flüssigkeitszufuhr das beste Mittel, um die Tätigkeit der Niere anzuregen und einer Erkrankung vorzubeugen.

Die Blase ist ein stressanfälliges Organ

Häufige gesundheitliche Probleme in diesem Bereich sind Harnwegsinfekte. Meist gelangen dabei Bakterien in die Harnröhre und verursachen eine Entzündung. In ungünstigen Fällen können die Erreger dann in die höher gelegenen Regionen wie Blase oder Nieren aufsteigen.

Im Anschluss an einen Harnwegsinfekt, aber auch durch hormonelle Einflüsse oder psychische Belastungen, kann es zur sogenannten Reizblase kommen. Diese äußert sich durch plötzlichen Harndrang, häufiges Wasserlassen und schmerzhafte Verkrampfungen der Harnröhre und Blase. Ähnliche Gründe hat die Stressinkontinenz – ein plötzlicher Harndrang, dem sofort nachgegeben werden muss, andernfalls geht der Urin unwillkürlich ab.

> *Von der Reizblase und der Stressinkontinenz sind ganz überwiegend Frauen betroffen. Sie zeigen sich auch anfälliger für Harnwegsinfekte als Männer.*

Auch bei Kindern können seelische Probleme mit Blasenstörungen einhergehen und sich etwa durch Bettnässen ausdrücken. Reizblase, Stressinkontinenz und Bettnässen sind in der Regel rein funktionelle Störungen. Nur selten findet sich hier eine organische Ursache, zum Beispiel eine Schwäche der Blasenmuskulatur, ein Nervenleiden oder eine Fehlbildung der ableitenden Harnwege.

Eine weitere Erkrankung, die im Bereich der Nieren und ableitenden Harnwege auftreten kann, ist die Bildung von Harngrieß oder Nierensteinen. Manche Menschen neigen aufgrund einer konstitutionellen Veranlagung zur Steinbildung. So kann es bei bestimmten Stoffwechselstörungen zur vermehrten Ausscheidung steinbildender Substanzen kommen – z.B. von Harnsäure, Calciumoxalat oder Calciumphosphat. Daneben wirkt sich auch eine zu geringe Flüssigkeitsaufnahme ungünstig aus.

Vorsicht

Erkrankungen der Niere und der ableitenden Harnwege gehören in den meisten Fällen in ärztliche Behandlung. Werden Infektionen oder Steine nicht vollständig beseitigt, bergen sie die Gefahr einer bleibenden Nierenschädigung, die langfristig in ein Versagen dieses wichtigen Organs münden kann.

11

Harnwegsprobleme

Sie suchen Hilfe bei:

- Harnwegsinfekt (Seite 188)
- Reizblase und Stressinkontinenz (Seite 192)
- Bettnässen (Seite 196)
- Neigung zur Steinbildung (Seite 198)

Zur Erinnerung

Wann Sie Ihre Beschwerden mit einem Einzelhomöopathikum behandeln können und wann es sinnvoller ist, ein Komplexmittel zu wählen, steht auf Seite 21.

Harnwegsinfekt

Ein Harnwegsinfekt äußert sich durch schmerzhaftes Verkrampfen des Harnröhrenausgangs und Brennen beim Wasserlassen sowie durch häufigen – manchmal vergeblichen – schmerzhaften Harndrang. Meist ist eine bakterielle Infektion die Ursache. Dazu kommt es, wenn Krankheitserreger – überwiegend sind es aus dem Darmtrakt stammende Bakterien – in die Harnröhre gelangen, sich dort ansiedeln und deren Schleimhäute entzünden. Steigt die Infektion weiter auf, kann sie auch Blase oder Nieren erfassen. Dann sieht der Urin vielfach trübe aus und kann sogar blutig oder bräunlich verfärbt sein. Um dies zu vermeiden, ist eine ärztliche Behandlung – meist mit keimtötenden Arzneimitteln – notwendig. Deshalb darf die Selbstbehandlung bei bakteriellen Harnwegsinfekten nur vorbeugend oder unterstützend zur ärztlichen Therapie erfolgen.

Bei einer Blasenentzündung sollten Sie viel trinken. Bakterien können sich dadurch weniger leicht ansiedeln und werden weggespült.

Neben Bakterien können auch Pilze, gelegentlich auch kleine Verletzungen, eine Entzündung im Bereich der Harnröhre auslösen.
Ähnlich wie manche Menschen sich beim geringsten Anlass einen Schnupfen zuziehen, sind andere besonders anfällig für Blasenentzündungen und Harnwegsinfekte – oft reicht allein eine Unterkühlung der Füße oder Sitzen auf einem kalten Stein aus.
Im Allgemeinen sind Frauen gegenüber Harnwegsinfekten empfindlicher als Männer. Im Säuglingsalter sind allerdings überwiegend die Knaben betroffen. Erst ab dem Schulalter finden sich Harnwegsinfekte häufiger bei Mädchen.

Wann zum Arzt?

- Bei einer Entzündung der Harnwege sollten Sie grundsätzlich zum Arzt, um feststellen zu lassen, ob sie von Bakterien verursacht ist. Ein bakterieller Harnwegsinfekt muss vollständig auskuriert werden, um ein Fortschreiten der Entzündung in die höher gelegenen Organe zu verhindern.
- Wenn Sie Fieber und Schmerzen in der Nierengegend bekommen oder eine blutige Verfärbung des Urins bemerken, müssen Sie ohne Zeitverzug den Arzt aufsuchen. Dies kann ein Anzeichen dafür sein, dass die Infektion bereits auf Blase oder Niere übergegriffen hat.

■ Allgemeine Empfehlungen bei Harnwegsinfekten

Wärme, reichliche Flüssigkeitszufuhr, bei Fieber auch Bettruhe, sind die besten Maßnahmen, mit denen Sie die Behandlung unterstützen können. Frauen neigen zu wiederkehrenden Blasenentzündungen, deshalb sollten Sie auch lange Zeit nach Abklingen einer Infektion viel trinken. Gute Durchspülung der Harnwege beugt einer erneuten Ansiedlung von Bakterien vor.

11

Harnwegsprobleme

Welche Einzelhomöopathika können bei Harnwegsinfekt helfen?

Beschwerdebild	Ihnen fällt auf	Besser 😊 Schlimmer 😠	Mittel + Dosierung
Harnwegsinfekt mit heftigen brennenden, schneidenden Schmerzen (wie von einem Messer) beim Wasserlassen. Kinder weinen beim Wasserlassen.	Sie haben das Gefühl, als könnten Sie die Blase nicht vollständig entleeren. Trotz des ständigen Harndrangs, der sich vor allem beim Anblick laufenden Wassers bemerkbar macht, gehen nur kleine Mengen Urin ab. Sie verspüren großen Durst, mögen aber dennoch nicht trinken. Trotz der heftigen Beschwerden haben Sie verstärktes sexuelles Verlangen.	● Heiße Anwendungen ● Wärme ● Zusammenkrümmen ● Berührung ● Kalte Getränke ● Kaffee	**Cantharis (S. 305)** D6 3 x täglich 5 Globuli 🦆 **Für Kinder** Je nach Alter 2–4 Globuli
Harnwegsinfekt mit schmerzhaftem Brennen am Harnröhrenausgang während des Wasserlassens. Die Beschwerden wurden ausgelöst durch eine Unterkühlung – zum Beispiel durch Sitzen auf kaltem Stein oder feuchtem Boden.	Sie können den Urin nur tropfenweise ausscheiden. Er brennt, ist zu Beginn des Urinierens trüb oder rötlich verfärbt, am Ende aber wieder klar. Sie sind möglicherweise reizbarer und streitsüchtiger Stimmung.	● Wärme ● Kälte ● Durchnässung ● Kalte Getränke	**Dulcamara (S. 312)** D4–D6 3–4 x täglich 5 Globuli 🦆 **Für Kinder** Je nach Alter 2–4 Globuli
Harnwegsinfekt mit sehr schmerzhaftem Wasserlassen, das sich durch heftiges Brennen vor allem am Ende der Harnentleerung bemerkbar macht.	Sehr häufiges Wasserlassen – aber nur von kleinen Harnmengen. Der Urin sieht trübe aus und enthält flockige Beimischungen oder feinen weißlichen Grieß. Kinder weinen vor und während des Wasserlassens und fürchten sich vor den Schmerzen. Am leichtesten fällt es, im Stehen zu urinieren.	● Stehen ● Feuchtigkeit ● Nachts ● Wasserlassen	**Sarsaparilla (S. 329)** D6 3 x täglich 5 Globuli 🦆 **Für Kinder** Je nach Alter 1–4 Globuli

11

Harnwegsprobleme

Welche Komplexmittel helfen?

Die Beschwerden
→ Akuter Harnwegsinfekt

Im Akutfall und auch vorbeugend, bei Neigung zu häufigen Blasenentzündungen, kann **Juniperus Oligoplex** die ärztliche Therapie unterstützen. Die darin enthaltenen homöopathischen Arzneien regen die Nierentätigkeit an, fördern die Wasserausscheidung und zeigen einen günstigen Einfluss auf entzündliche Prozesse im Bereich der Harnorgane.

Juniperus Oligoplex enthält:
Juniperus communis D2 (Wacholder) hat eine gute Wirkung bei Entzündungen der Harnwege, insbesondere wenn sie ältere Menschen betreffen, ferner bei Wasseransammlungen im Gewebe, die durch Harnverhalten entstanden sind. Juniperus hilft bei schmerzhaften Verkrampfungen von Blase und Harnröhre. Typisch für dieses Mittel ist, dass der Harn nach Veilchen riecht.
Basilicum herba D2 (Basilikum) reguliert die Darmfunktion und wirkt sich günstig auf Entzündungen der Schleimhäute auch im Bereich der Harnwege aus.
Cantharis D4 (Spanische Fliege) hat eine heilende Wirkung bei heftigen Entzündungen und Reizungen der Harn- und Geschlechtsorgane, besonders wenn die Beschwerden mit brennenden, schneidenden oder stechenden Schmerzen verbunden sind.

Eucalyptus D2 (Fieberbaum) hat eine ausgeprägte entzündungshemmende Wirkung und bremst das Wachstum von Bakterien.
Helleborus niger D4 (Schwarze Nieswurz) wirkt bei Schwächezuständen und Wasseransammlungen im Gewebe. Im Bereich der Harnwege ist es bei häufigem vergeblichem Harndrang angezeigt.
Sabal serrulatum D4 (Sägepalme) ist ein bedeutendes Heilmittel bei Entzündungen und Reizungen im Bereich der Harn- und Geschlechtsorgane. Es hilft bei Schwäche der Blasenmuskulatur, die zu unwillkürlichem Urinabgang führt.
Solidago virgaurea D1 (Goldrute) ist ein Heilmittel bei Erkältungen, Schwäche und Nierenentzündungen. Es fördert die Ausscheidungsleistung der Niere und löst Verkrampfungen der Blase.
Thuja D2 (Lebensbaum) wirkt hauptsächlich auf die Haut und die Harnorgane, hat einen keimtötenden Effekt und ist angezeigt, wenn Gewebe tumorartig zu wuchern beginnt.

● **Dosierung:** 3-mal täglich 10–15 Tropfen auf 1 EL Wasser vor dem Essen einnehmen.

Die Beschwerden
→ Sehr schmerzhafter Harnwegsinfekt

Hier hat es sich bewährt, **Juniperus Oligoplex** im Wechsel mit **Helleborus Oligoplex** einzunehmen. Diese Kombination enthält zusätzlich Homöopathika, die einer aufsteigenden Infektion der Niere vorzubeugen vermögen, die Ausscheidungskraft der Niere anregen, das Herz kräftigen und dadurch Wasseransammlungen im Gewebe (Ödemen) vorbeugen.

Helleborus Oligoplex enthält:

Helleborus niger D4 (Schwarze Nieswurz) siehe Seite 190.

Adonis vernalis D4 (Adonisröschen) hilft bei Herzbeschwerden, die im Rahmen einer Infektion auftreten. Es vermehrt die Ausscheidungsleistung der Niere und schwemmt Wasseransammlungen aus dem Gewebe aus.

Apocynum D4 (Hanfartiger Hundswürger) regt die Durchblutung der Schleimhäute an und beugt Ödemen vor. Es hilft besonders bei mangelhafter Harnabsonderung und löst Verkrampfungen der Harnorgane beim Wasserlassen.

Convallaria majalis D4 (Maiglöckchen) ist primär ein Herzmittel; es stärkt die Herzkraft und wirkt der Gewebswassersucht entgegen. An den Harnwegen hilft es bei Blasenschmerzen und häufigem Wasserlassen.

Digitalis D4 (Fingerhut) stärkt die Herzkraft, lindert schneidende, pulsierende Schmerzen und erleichtert das Wasserlassen während einer Entzündung von Harnröhre oder Blase.

Solidago virgaurea D1 (Goldrute) fördert die Ausscheidungsleistung der Niere und löst Verkrampfungen der Blase. Es hilft bei Schmerzen und Druckempfindlichkeit im Nierengebiet, wobei der Urin nur unter Schmerzen schwierig und spärlich abgeht.

● **Dosierung:** 3-mal täglich 15 Tropfen auf 1 EL Wasser vor dem Essen einnehmen.

Die Beschwerden
→ Harnwegsinfekt / Blutbeimengung im Urin

Wenn der Urin sich blutig zu verfärben beginnt, empfiehlt sich am besten eine unterstützende Behandlung mit **Millefolium Oligoplex**. Seine Wirkstoffe zeigen einen günstigen Einfluss bei entzündlichen Prozessen wie auch bei Schleimhautblutungen. Allerdings sollten Sie die geplante Einnahme vorher mit Ihrem Arzt absprechen.

Bitte beachten Sie:
Bei Überempfindlichkeit gegen Chinin sollten Sie Millefolium Oligoplex nicht anwenden.

Millefolium Oligoplex enthält:

Millefolium D2 (Schafgarbe) ist ein hervorragendes Homöopathikum für verschiedenste Arten von Blutungen und Zustände mit ständig erhöhter Körpertemperatur.

Belladonna D2 (Tollkirsche) ist eines der wichtigsten Heilmittel bei Entzündungen, vor allem wenn sie mit Hitze, brennenden Schmerzen und geröteter Haut oder Schleimhaut verbunden sind.

11

Harnwegsprobleme

China D2 (Chinarinde) ist heilsam bei nervöser Reizbarkeit und Schwäche, die durch Verlust von Blut oder anderer Körpersäfte verursacht ist.

Dulcamara D4 (Bittersüß) findet Anwendung bei Erkältungskrankheiten, wenn Kälte und Nässe die Auslöser waren. Es ist deshalb ein geeignetes Mittel für Blasenentzündungen und Harnwegsbeschwerden, die beispielsweise durch Waten in kaltem Wasser oder Sitzen auf kaltem Stein verursacht wurden.

Nux vomica D4 (Brechnuss) hilft bei krampfartigen Schmerzen im Bereich der Harnwege. Nux vomica ist häufig angezeigt bei Reizblase, Harnwegsinfekten und Nierenkolik.

Sanicula europaea D2 (Wundsanikel) wird bei nervösen Beschwerden und blutenden Wunden angewandt.

Thlaspi (Capsella) bursa-pastoris D2 (Hirtentäschelkraut) ist ein Heilmittel bei Blutungen, Nieren- und Blasenreizungen und senkt den Harnsäuregehalt im Blut.

● **Dosierung:** 3-mal täglich 15 Tropfen auf 1 EL Wasser vor dem Essen einnehmen.

....

Andere Komplexmittel:
Berberis vulgaris D4, Dulcamara D4, Equisetum hiemale D6, Eupatorium purpureum D6 (enthalten in Cysto-Gastreu® S R18 Tropfen)

Reizblase und Stressinkontinenz

Von Reizblase oder Blasenschwäche spricht man, wenn ein verstärkter Harndrang, häufiges Wasserlassen, mitunter auch eine schmerzhafte Verkrampfung während oder nach dem Wasserlassen auftreten, ohne dass eine Infektion mit Bakterien nachzuweisen ist. Die Reizblase kann aber sehr wohl im Anschluss an einen Harnwegsinfekt entstehen.

Da die Blase ein stressanfälliges Organ ist, können psychische Belastungen hier Reizzustände auslösen. Die Stressinkontinenz ist eine Sonderform der Reizblase. Kennzeichnend ist ein plötzlicher Harndrang, dem sofort nachgegeben werden muss, ansonsten geht der Urin unwillkürlich ab. Auch beim Niesen, Husten oder Lachen kann plötzlich unbeabsichtigt Harn abfließen. Eine Inkontinenz tritt bei Frauen häufig nach der Geburt eines Kindes oder in den Wechseljahren (Beckenbodenschwäche) auf, während bei Männern eine Vergrößerung der Prostata ursächlich sein kann. Auch nach Operationen an der Prostata kann es dazu kommen.

Wann zum Arzt?

● Sie sollten grundsätzlich die Ursache Ihrer Beschwerden ärztlich abklären lassen.

Eine Blasenentzündung, aber auch bestimmte Nervenleiden, Stoffwechselerkrankungen oder hormonelle Störungen können nämlich ein ganz ähnliches Bild bieten.

11

Harnwegsprobleme

Welche Einzelhomöopathika können bei Reizblase und Stressinkontinenz helfen?

Beschwerdebild	Ihnen fällt auf	Besser 😊 Schlimmer 😞	Mittel + Dosierung
Häufig wiederkehrende Blasenreizung mit ständigem Brennen in der Harnröhre und dem Gefühl, als rinne fortwährend ein Tropfen durch die Harnröhre. Ausgelöst wurden die Beschwerden möglicherweise durch Kummer (auch Liebeskummer) oder eine Kränkung.	Sie sind reizbar, bekümmert und möchten wegen Ihrer Beschwerden am liebsten weinen. Sie sind überaus empfindlich gegen äußere Eindrücke. Ihre Beschwerden treten oft nach dem Geschlechtsverkehr auf.	• Wärme • Erholsamer Schlaf • Berührung • Ärger • Tabakrauch	**Staphysagria (S. 333)** D4–D8 3–4 x täglich 5 Globuli oder D12 1x täglich 5 Globuli
Blasenreizung mit krampfartigen Schmerzen beim Wasserlassen, ausgelöst durch Stress, Kälte, Überarbeitung oder Schlafmangel.	Sie haben ständigen Harndrang, trotzdem will der Urin nicht richtig fließen. Sie sind sehr gereizter Stimmung, übellaunig und geräuschempfindlich, insbesondere gegen Schritte und Stimmen.	• Wärme • Abends • Ruhe • Kurzer Schlaf • Morgens • Kälte • Hektik • Ärger	**Nux vomica (S. 324)** D3–D6 3–4 x täglich 5 Globuli
Unwillkürlicher Harnabgang, ausgelöst durch eine Blasenschwäche, Gebärmuttervorfall oder eine Kränkung.	Besonders beim Gehen, Husten, Niesen und Lachen macht sich die Inkontinenz bemerkbar, aber auch beim Versuch, den Harndrang zu unterdrücken. Sie möchten sich zurückziehen und wollen keinesfalls getröstet werden.	• Frische Luft • Alleinsein • Druck • Husten • Gehen • Anwesenheit fremder Menschen • Nach dem Geschlechtsverkehr	**Natrium chloratum (S. 323)** D12 1 x täglich 5 Globuli
Unwillkürlicher Harnabgang, der sich vor allem bei Husten, Lachen oder Niesen bemerkbar macht. Auslöser waren kalte Füße, eine Blasenschwäche oder die Regelblutung.	Sie sind tränenreicher Stimmung, möchten nicht allein sein, sondern suchen Trost und Zuwendung. Die Inkontinenz wechselt oft mit häufigem, aber vergeblichem Harndrang.	• Frische kühle Luft • Bewegung • Warme stickige Luft • Regelblutung	**Pulsatilla pratensis (S. 326)** D4–D8 3 x täglich 5 Globuli

Welche Komplexmittel helfen?

Die Beschwerden
→ Reizblase / Blasenentzündung
→ Blasenschwäche

Eine geeignete Kombination, die Sie hier anwenden können, steht mit **Uva ursi Oligoplex** zur Verfügung. Sie enthält eine Komposition homöopathischer Mittel, die sich bei Blasenentzündungen wie auch bei Blasenschwäche hervorragend bewährt haben.

Uva ursi Oligoplex enthält:
Uva ursi D2 (Bärentraube) hat einen besonderen Einfluss auf die Harnorgane. Es hilft bei häufigem Harndrang mit schmerzhaften Verkrampfungen der Blase, Brennen beim Wasserlassen sowie bei unwillkürlichem Urinabgang.
Clematis erecta D3 (Aufrechte Waldrebe) entfaltet seine Heilwirkung auf die Haut, die Drüsen, die Harn- und Geschlechtsorgane. Typisch für dieses Mittel sind brennende Schmerzen während des Wasserlassens sowie eine lange Zeit danach anhaltendes Kribbeln in der Harnröhre, ferner ein spärlicher oder unterbrochener Harnfluss.
Hypericum perforatum D1 (Johanniskraut) wirkt auf das Nervengewebe, vornehmlich nach Verletzungen. Leitsymptom ist eine extreme Schmerzhaftigkeit.
Plantago major D1 (Breitwegerich) ist primär ein Heilmittel für Entzündungen; es fördert den Lymphabfluss, hilft aber auch bei reichlicher Harnflut und Bettnässen.
Rhus aromatica D5 (Gewürzsumach) findet Anwendung bei Nierenproblemen und Beschwerden beim Wasserlassen, besonders wenn sie im Rahmen einer Zuckererkrankung auftreten. Es eignet sich gut zur Behandlung der Blasenschwäche und Inkontinenz älterer Menschen.

● **Dosierung:** 3-mal täglich 15 Tropfen auf 1 EL Wasser vor dem Essen einnehmen.

Die Beschwerden
→ Stressinkontinenz
→ Blasenschwäche

Wenn Sie an einer (Stress)inkontinenz leiden, kann möglicherweise **Aletris Oligoplex** Ihre Beschwerden lindern. Die Inhaltsstoffe kräftigen die Blasenmuskulatur, regulieren die Funktion von Niere und Harnorganen und lösen gleichzeitig seelische Spannungen.

Bitte beachten Sie:
Bei Überempfindlichkeit gegen Chinin sollten Sie Aletris Oligoplex nicht anwenden.

Aletris farinosa D2 (Sternwurzel) ist ein wirksames Heilmittel für viele Zustände der Erschlaffung, besonders des Muskel- und Bindegewebes. Es eignet sich, wenn die Beschwerden mit Müdigkeit und allgemeiner Schwäche verbunden sind.

China D2 (Chinarinde) ist heilsam bei nervöser Reizbarkeit und Schwäche, die durch Verlust von Blut oder anderer Körpersäfte verursacht ist.

Helonias dioica D3 (Falsche Einhornwurzel) hilft bei Stauungssymptomen der Nieren und bei Beckenbodenschwäche, die sich in einem Gebärmuttervorfall oder unwillkürlichem Harnabgang ausdrückt.

Hydrastis canadensis D4 (Kanadische Gelbwurz) ist nützlich bei verschiedensten Schleimhautentzündungen, beispielsweise der Atemwege oder der Harnorgane, die durch eine fädige dicke oder gelbliche Schleimabsonderung gekennzeichnet sind.

Kreosotum D5 (Buchenholzteerkreosot) hilft bei Nervenschmerzen, plötzlichem Harndrang und Inkontinenz. Als eines seiner Leitsymptome gilt, wenn entzündete Schleimhäute ein ätzendes, übelriechendes, wundmachendes Sekret absondern.

Lilium tigrinum D3 (Tigerlilie) entfaltet seinen Einfluss hauptsächlich auf die Beckenorgane. Es hilft bei häufigem Harndrang mit milchigem, spärlichem, als heiß empfundenem Urin.

Pulsatilla D4 (Küchenschelle) hat eine ausgeprägte Wirkung auf die Harn- und Geschlechtsorgane. Pulsatilla wirkt bei unwillkürlichem Urinabgang während des Hustens, Lachens, Niesens oder beim Versuch, den Harndrang zu unterdrücken.

Secale cornutum D4 (Mutterkorn) ist ein Mittel für dauernde Sickerblutungen und löst Verkrampfungen der Blutgefäße und der Beckenorgane.

● **Dosierung:** Morgens und abends je 20–30 Tropfen vor dem Essen einnehmen.

....

Andere Komplexmittel:

Apis mellifica D4, Balsam. copaivae D3, Apocynum D1, Equisetum hiemale D0, Helleborus D2, Petroselinum D0, Sarsaparilla D0 (enthalten in Pascorenal® N-Tropfen)

■ **Allgemeine Empfehlungen bei Reizblase und Stressinkontinenz**

Bei Reizblase und Inkontinenz sollten Sie darauf achten, dass es keinesfalls zu erneuten Infektionen im Bereich der Harnwege kommt. Ausreichend zu trinken, nämlich mindestens 1,5–2 Liter pro Tag, ist hierbei eine äußerst wichtige vorbeugende Maßnahme, um die Nierenfunktion zu unterstützen und die Harnwege stets gut zu durchspülen. Da dies gerade bei der Inkontinenz ein Problem darstellt, kann die Flüssigkeitszufuhr auch zu einer Tageszeit erfolgen, an der Sie sich überwiegend zu Hause aufhalten. Zur Kräftigung der Beckenbodenmuskulatur empfiehlt sich viel Bewegung und Gymnastik. Laufen Sie beispielsweise lieber die Treppen zu Fuß hinauf, gehen Sie viel spazieren oder treiben Sie Sport.

11

Harnwegsprobleme

195

Bettnässen

Von Bettnässen spricht man, wenn Kinder, die schon trocken waren, das heißt den Schließmuskel ihrer Blase bereits willkürlich kontrollieren konnten, wieder ins Bett zu machen beginnen. Bis zu einem Alter von drei Jahren ist das unwillkürliche Wasserlassen während des Schlafs normal, da sich die Kontrolle des Blasen-Schließmuskels erst im Verlaufe des dritten Lebensjahres entwickelt. Kinder, die danach wieder einnässen, leiden meistens unter einem schweren seelischen Kummer.

Wann zum Arzt?

● 🦆 Wenn Ihr Kind sehr häufig einnässt, denn auch eine Missbildung im Bereich der Harnwege sowie schwere Nerven- oder Stoffwechselerkrankungen können diesem Symptom zugrunde liegen. Es ist deshalb notwendig, die tatsächliche Ursache des Problems feststellen zu lassen.

Welche Komplexmittel helfen?

Die Beschwerden
→ Bettnässen

Eine geeignete Kombination homöopathischer Mittel, mit der Sie die Bewältigung dieses Problems unterstützen können, enthält **Uva ursi Oligoplex forte**.

Seine Inhaltsstoffe wirken sich gut auf die Blasenfunktion aus und können seelische Spannungen lösen.

Bitte beachten Sie:
In seltenen Fällen kann es zu erhöhter Lichtempfindlichkeit der Haut kommen.

Uva ursi Oligoplex forte enthält – (Näheres dazu auf Seite 194):
Uva ursi D1 (Bärentraube)
Clematis erecta D2 (Aufrechte Waldrebe)
Hypericum perforatum D0 (Johanniskraut)
Plantago major D0 (Breitwegerich)
Rhus aromatica D4 (Gewürzsumach)

● **Dosierung:** 3-mal täglich 10–15 Tropfen auf 1 EL Wasser vor dem Essen einnehmen.

■ Allgemeine Empfehlungen bei Bettnässen

Schimpfen Sie Ihr Kind nicht, wenn es nachts ins Bett gemacht hat, sondern trösten Sie es. Bettnässen kann nämlich der Ausdruck unterdrückten Weinens sein. Versuchen Sie deshalb, behutsam der Ursache des seelischen Konflikts auf den Grund zu gehen. Zuwendung und liebevolles Verständnis der Eltern unterstützen das Kind am besten dabei, seinen Kummer oder seelischen Konflikt zu bewältigen.

11

Harnwegsprobleme

Welche Einzelhomöopathika können bei Bettnässen helfen?

Beschwerdebild	Ihnen fällt auf	Besser 🙂 Schlimmer 🙁	Mittel + Dosierung
Gleich nach dem Einschlafen kommt es zum Bettnässen, bei im Allgemeinen fröhlichen, zugewandten Kindern. Als Auslöser kommen möglicherweise seelische Belastungen sowie der Verlust oder Tod einer nahestehenden Person in Frage	Ihr Kind ist sehr empfindsam und hat einen ausgeprägten Gerechtigkeitssinn. Sie haben das Gefühl, dass ihm alles sehr nahegeht.	● Warmes feuchtes Wetter ● Sommer ● Klares trockenes Wetter ● Winter	**Causticum (S. 306)** 🦆 D6 mittags und abends 2–4 Globuli vor dem Schlafengehen
Häufiges nächtliches Einnässen bei ansonsten unkomplizierten Kindern, die zur Trägheit neigen und eher dicklich sind. Möglicherweise hat das Kind relativ spät laufen gelernt.	Ihr Kind muss allgemein häufig Wasser lassen und hat manchmal sogar einen fast unaufhaltsamen Harndrang. Es neigt außerdem zu Erkältungen, schwitzt oft am Kopf, so dass das Kissen morgens feucht ist.	● Wärme ● Trockenes Wetter ● Kälte ● Feuchtigkeit ● Vollmond	**Calcium carbonicum Hahnemanni (S. 303)** 🦆 D12 abends 2–4 Globuli vor dem Schlafengehen

11

Harnwegsprobleme

Neigung zur Steinbildung

Unter ungünstigen Bedingungen können in der Niere ausgeschiedene Stoffe verklumpen, sich verfestigen und zur Bildung verhärteter Partikel führen. Diese können ganz unterschiedliche Größe haben – von winzig kleinen Körnchen (Nierengrieß) bis hin zu größeren Nierensteinen. Manche Menschen neigen aus konstitutionellen Gründen eher zur Steinbildung als andere. Unzureichende Flüssigkeitsaufnahme, in manchen Fällen auch ein zu hoher Calcium- oder Harnsäuregehalt des Blutes tragen vielfach dazu bei.

Ein Stein kann sich aber auch im Rahmen eines Harnwegsinfektes bilden, umgekehrt begünstigt ein Steinleiden wiederum die Entstehung einer Blasen- oder Nierenentzündung.

Der Abgang dieser meist winzigen, aber oft scharfkantigen Körnchen aus der Niere durch die engen Harnleiter ist äußerst schmerzhaft und tritt hochdramatisch als sogenannte Nierenkolik in Erscheinung. Wenngleich die meisten dieser Körnchen spontan von selbst abgehen, kann sich ein Nierenstein manchmal im Harnleiter verklemmen und den Abfluss des Harns in die Blase behindern. Staut sich Flüssigkeit längere Zeit in die Niere zurück, sind schwere Schädigungen des Organs die Folge. Deshalb muss der Stein unbedingt entfernt werden. Heute stehen hierzu sehr wirksame Methoden zur Verfügung. So können größere Steine mit Laser zertrümmert oder – falls sie schon bis in die unteren Abschnitte des Harnleiters oder in die Blase vorgedrungen sind – mit einer Schlinge entfernt werden. Ein Steinleiden gehört deshalb grundsätzlich in die Hand des Arztes, mitunter wird sogar ein Krankenhausaufenthalt erforderlich.

Eine homöopathische Behandlung des Steinleidens sollte immer nur vorbeugend oder unterstützend zur ärztlichen Therapie durchgeführt werden.

Wann zum Arzt?

● Ein Steinleiden bedarf grundsätzlich ärztlicher Behandlung

Welche Einzelhomöopathika können helfen?

Bitte beachten Sie: Die homöopathische Behandlung eines Steinleidens ist ausgesprochen schwierig und mit Einzelhomöopathika nur selten erfolgreich.

Wenn Sie zur Bildung von Nierensteinen neigen und die ärztliche Behandlung unterstützen wollen, können Sie folgendes Mittel einnehmen:

Berberis vulgaris (S. 301)

D3–D6 3 x täglich 5 Globuli über 1 Woche im Wechsel mit 1 Woche Pause über einen Zeitraum von 4–5 Wochen einnehmen. Dazu reichlich Wasser trinken!

11

Harnwegsprobleme

Welche Komplexmittel helfen?

Die Beschwerden
→ Neigung zur Nierensteinbildung /
   Nierengrieß

Eine geeignete Kombination, die Sie bei Neigung zur Steinbildung anwenden können, steht mit **Solidago Oligoplex** zur Verfügung. Seine homöopathischen Wirkstoffe verstärken die Ausscheidungsleistung der Niere, durchspülen sie, lösen Verkrampfungen im Bereich der Harnwege und wirken der Steinbildung entgegen.

Bitte beachten Sie:
Nicht anwenden bei Überempfindlichkeit gegen Terpentinöl, bei Alkoholkranken oder bei Kindern unter 12 Jahren.

Solidago N Oligoplex enthält:
Solidago virgaurea D2 (Goldrute) ist hilfreich bei Erkältungen, Schwächezuständen und Nierenentzündungen. Es fördert die Ausscheidungsleistung der Niere und löst Verkrampfungen der Blase. Leitsymptome für dieses Mittel sind Schmerzen und Druckempfindlichkeit im Nierengebiet, schmerzhaftes Wasserlassen, wobei der Urin schwierig und nur sehr spärlich abgeht.
Belladonna D4 (Tollkirsche) ist eines der wichtigsten Heilmittel bei Entzündungen, vor allem wenn sie mit Hitze, bren-

nenden Schmerzen und geröteter Haut verbunden sind.
Oleum terebinthinae D4 (Terpentinöl) hat eine besondere Wirkung auf die Harnorgane und blutende Schleimhäute. Es löst schmerzhafte Verkrampfungen im Bereich der Harnwege, vor allem wenn der Urin blutig verfärbt ist, spärlich fließt oder gar nicht abgehen will. Charakteristisch sind ein Veilchengeruch des Harns und die Neigung zur wiederkehrenden Nierenentzündung im Anschluss an jede akute Erkrankung.

Dosierung:
● Bei akuten Beschwerden: Alle halbe bis ganze Stunde – höchstens jedoch 12-mal täglich je 5–10 Tropfen einnehmen.
● Vorbeugung: 1- bis 3-mal täglich 5–10 Tropfen einnehmen.

■ **Allgemeine Empfehlungen bei Neigung zur Steinbildung**

Die Niere benötigt viel Flüssigkeit, um richtig arbeiten zu können. Wenn Sie zur Bildung von Nierensteinen neigen, sollten Sie mindestens 2–2,5 Liter pro Tag trinken, damit die Niere fortlaufend gut durchgespült wird. Zu beachten ist allerdings, dass Kaffee oder Alkohol bei der Flüssigkeitsmenge nicht mitzählen. Körperliche Bewegung und Sport regen die Durchblutung der Niere an und unterstützen auf diesem Weg ihre Funktion.

11

Harnwegsprobleme

Erkrankungen der männlichen Geschlechtsorgane

12

Zu den männlichen Geschlechtsorganen zählen die Hoden (männliche Keimdrüsen) mit Nebenhoden, die Samenleiter, die Geschlechtsdrüsen (Samenbläschen und Prostata) sowie das männliche Glied (Penis). Ihre Funktion ist von dem männlichen Geschlechtshormon Testosteron abhängig, das in den Hoden gebildet wird.

Testosteron steuert die Reifung der Samenzellen (Spermien), die in den Keimdrüsen produziert und im Nebenhoden gespeichert werden. Bei der Ejakulation (Samenerguss) gelangen sie über Samenleiter und Harnröhre nach außen, wobei sich Sekret aus Prostata und Samenbläschen beimengt. Testosteron reguliert aber nicht nur die Geschlechtsfunktionen, sondern ist auch für den Aufbau der Muskelmasse und die Tiefe der männlichen Stimme verantwortlich. Seine Bildung wird von übergeordneten Zentren im Gehirn gesteuert. Deshalb hat auch beim Mann die psychische Verfassung Einfluss auf die Geschlechtsfunktionen.

Regelmäßige Vorsorge-untersuchungen sind empfehlenswert

Die häufigsten Probleme im Bereich der männlichen Geschlechtsorgane betreffen die Vorsteherdrüse (Prostata). Sie liegt unterhalb der Harnblase und umgibt ringförmig den Übergang zur Harnröhre. Viele Prostataleiden drücken sich aus diesem Grunde in erster Linie durch Beschwerden beim Wasserlassen aus. Der hintere Teil der Prostata grenzt direkt an den Enddarm. Deshalb kann der Arzt sie bei der Vorsorgeuntersuchung – die jedem Mann ab dem 45. Lebensjahr in regelmäßigen Abständen zu empfehlen ist – vom Darm her tasten.

Eine ärztliche Vorsorgeuntersuchung empfiehlt sich für jeden Mann ab 45. Dabei kann der Arzt durch eine Untersuchung vom Darm her eine Vergrößerung der Prostata ertasten.

Bei den meisten Männern kommt es im fortgeschritteneren Lebensalter zur Prostatavergrößerung (Prostata-Adenom). Dabei handelt es sich um eine gutartige Gewebewucherung, die vermutlich auf eine altersbedingt nachlassende Bildung des männlichen Geschlechtshormons Testosteron zurückzuführen ist.
Durch mechanische Reize, zum Beispiel eine ständige Druckbelastung, aber auch durch eine bakterielle Infektion kann sich die Prostata entzünden. Diese sogenannte Prostatitis kann bereits in jüngeren Jahren vorkommen.
Die übermäßige Hektik und der Stress unseres modernen Alltags, ebenso wie seelische Probleme, können Männer so stark belasten, dass sie an einer Erektionsschwäche leiden. Dabei füllen sich die Schwellkörper des männlichen Gliedes während des Geschlechtsverkehrs nur unzureichend, so dass der Geschlechtsverkehr nicht befriedigend vollzogen werden kann.

Vorsicht

Problemen im Bereich der Geschlechtsorgane können auch schwerwiegende Erkrankungen zugrunde liegen. Deshalb sollten Sie stets die Ursache Ihrer Beschwerden vom Arzt abklären lassen.

Sie suchen Hilfe bei:

- Prostatavergrößerung (Seite 202)
- Prostataentzündung (Seite 207)
- Impotenz (Seite 210)

Einzelmittel oder Komplexmittel?

Zur Erinnerung: Wann Sie Ihre Beschwerden mit einem Einzelmittel behandeln können und wann es sich empfiehlt, ein Komplexmittel zu wählen, steht auf Seite 21.

12

Erkrankungen der männlichen Geschlechtsorgane

201

Prostatavergrößerung

Die Prostatavergrößerung (Prostata-Adenom) ist überwiegend ein Leiden älterer Männer. Etwa 80 Prozent aller 70-Jährigen sind mehr oder weniger ausgeprägt davon betroffen.

Erste Anzeichen sind häufiger, auch nachts auftretender Harndrang und ein abgeschwächter Harnstrahl. Beim Wasserlassen müssen die Betroffenen stärker pressen als sonst. Schreitet die Gewebswucherung weiter fort, kann die Blase oft nicht mehr vollständig entleert werden; der zurückbleibende Urin zersetzt sich und stellt dann einen ausgezeichneten Nährboden für Bakterien dar. Dies begünstigt die Entstehung von Blasen- und Nierenentzündungen. Deswegen wird manchmal ein operativer Eingriff erforderlich.

Vielfach ist ein Prostata-Adenom von einer sogenannten Stressinkontinenz begleitet, das heißt, es kommt zum andauernden Harntröpfeln oder zum unwillkürlichen Urinabgang, beispielsweise beim Husten oder Niesen. Was Sie bei Inkontinenz tun können, steht im Kapitel »Harnwegsprobleme« auf Seite 192.

Wann zum Arzt?

- Jede Vergrößerung der Prostata bedarf einer regelmäßigen und konsequenten Überwachung durch den behandelnden Arzt, denn nicht immer ist eine Vergrößerung der Vorsteherdrüse gutartig. Gerade im höheren Lebensalter kann eine Krebserkrankung der Prostata ganz ähnliche Symptome verursachen wie ein Prostata-Adenom.
- Wenn Sie Probleme beim Wasserlassen bemerken und der Harn nicht vollständig abfließt. Staut sich nämlich aufgrund starker Vergrößerung des Organs der Harn zurück, kann eine bleibende Schädigung der Nieren die Folge sein.

Darauf sollten Sie achten

Auch für die Prostatavergrößerung gilt: Wer auf eine gesunde Lebensführung achtet und überflüssige Pfunde vermeiden kann, senkt das Risiko, daran zu erkranken. Eine ausgewogene, fettarme Ernährung und viel Bewegung gelten als gute Prophylaxe. In jedem Fall sollten Sie rechtzeitig und regelmäßig die Vorsorgeuntersuchungen beim Urologen wahrnehmen. Wenn Sie an einer Vergrößerung der Prostata leiden, sind Abkühlung oder sehr kalte Getränke zu meiden. Besonders nach dem Genuss eiskalten Bieres kann die Prostata plötzlich anschwellen und die Harnröhre stark verengen.

12

Erkrankungen der männlichen Geschlechtsorgane

Welche Einzelhomöopathika können bei Prostatavergrößerung helfen?

Beschwerdebild	Ihnen fällt auf	Besser 😀 Schlimmer 🙁	Mittel + Dosierung
Prostata-Adenom mit ständigem Harndrang, erschwertem Wasserlassen. Gelegentlich verspüren Sie Verkrampfungen im Bereich der Harnröhre.	Sie verspüren oft ein Kältegefühl, das sich bis in die Genitalien erstreckt und mit krampfartigen Schmerzen verbunden sein kann. Nach dem Geschlechtsverkehr bekommen Sie häufig Rückenschmerzen. Sie sind niedergeschlagen, reizbar und reagieren zornig, wenn Sie glauben, bemitleidet zu werden. Vor dem Einschlafen haben Sie oft Furcht, irgendetwas Schlimmes könne geschehen.	● Schlaf ● Fester Druck ● Wärme ● Morgens ● Tagsüber ● Kälte ● Nach dem Geschlechtsverkehr	**Sabal serrulatum (S. 329)** D2–D4 3–4 x täglich 5–8 Globuli
Vergrößerung der Prostata, verbunden mit großer Schwäche, Erektionsstörungen und der Neigung zur Inkontinenz sowie Nachlassen der geistigen Leistung und des Gedächtnisses.	Beim Wasserlassen ist der Harnstrahl oft plötzlich unterbrochen, der Urin läuft im Stehen leichter ab. Während des Stuhlgangs geht manchmal Prostatasekret ab. Häufig fehlt – trotz sexueller Erregung – die Erektion. Obwohl Sie Abneigung gegen Gesellschaft haben, sind Sie ängstlich, wenn sie alleine sind.	● Dunkelheit ● Fasten ● Bewegung ● Druck ● Körperliche und geistige Anstrengung ● Sexuelle Exzesse ● Kummer ● Aufregungen	**Conium maculatum (S. 311)** D4–D6 3 x täglich 5 Globuli

12

Erkrankungen der männlichen Geschlechtsorgane

Welche Komplexmittel helfen?

Die Beschwerden
➜ Prostatavergrößerung

Eine Kombination, die sich hier günstig auswirken kann, ist **Conium Oligoplex**. Die darin enthaltenen homöopathischen Mittel haben eine ausgeprägte Wirkung bei Gewebewucherungen.

Conium Oligoplex enthält:
Conium maculatum D4 (Gefleckter Schierling) ist angezeigt bei vielen Beschwerden des fortgeschrittenen Lebensalters. Es hilft bei verminderter Sexualkraft und chronischer Entzündung der Prostata. Kennzeichnend sind fehlende Erektion trotz sexueller Erregung oder ein Samenerguss ohne Erregung. Darüber hinaus hat es einen günstigen Einfluss auf Tumoren.
Absinthium D1 (Wermut) wirkt auf das Gehirn. Es findet in der Homöopathie Anwendung bei nervösem Zittern, Erregung und Schlaflosigkeit, hilft aber auch bei ständigem Harndrang.
Agaricus D3 (Fliegenpilz) hat gleichfalls einen deutlichen Einfluss auf das Gehirn und hilft bei starken Erregungszuständen. An den Harn- und Geschlechtsorganen hilft Agaricus bei häufigem, plötzlichem und heftigem Harndrang sowie bei stechenden Schmerzen in der Harnröhre.
Arsenicum album D8 (Arsentrioxid) hilft bei Gewebewucherungen, Verdauungsproblemen und Entzündungen.
Chelidonium D2 (Schöllkraut) ist vielfach

angezeigt bei Gallensteinleiden, ferner bei Nierenentzündung, Schmerzen und Wundsein im Bereich der männlichen Geschlechtsorgane sowie bei Tumoren und Warzen.
Clematis D3 (Aufrechte Waldrebe) entfaltet seine Wirkung vornehmlich auf die Haut, Drüsen, Augen, Harnwege und männlichen Geschlechtsorgane. Vor allem Entzündungen in diesen Regionen sprechen oft gut auf dieses Mittel an.
Condurango D3 (Kondurangostrauch) regt die Verdauung an und bessert so die allgemeine Befindlichkeit. Es hat einen günstigen Einfluss bei Gewebewucherungen und bei Krebs.
Galium aparine D2 (Klebkraut) erstreckt seine Heilkraft vorwiegend auf die Harnorgane; es verbessert die Ausscheidungsleistung der Niere, wirkt entwässernd und fördert die Heilung bei Geschwüren.

● **Dosierung:** 3-mal täglich 10–15 Tropfen auf 1 EL Wasser vor dem Essen einnehmen.

Die Beschwerden
➜ Prostatavergößerung /
ständiger Harndrang /
unvollständige Harnentleerung

Wenn Sie das Gefühl haben, die Blase nicht vollständig entleeren zu können, sehr stark dabei pressen müssen oder andererseits unter ständigem Harndrang leiden, könnte die Einnahme von **Rhodo-**

dendron **Oligoplex** Ihre Beschwerden lindern. Die Inhaltsstoffe wirken sich bevorzugt auf die Harnwegsprobleme des Prostatapatienten aus.

Rhododendron Oligoplex enthält:
Rhododendron D2 (Goldgelbe Alpenrose) wird in der Homöopathie eingesetzt bei rheumatischen Erkrankungen, Nerven- und Kopfschmerzen, Gedächtnisstörungen, Verdauungsproblemen und Nierenerkrankungen. Auch auf die männlichen Geschlechtsorgane zeigt es eine kräftigende Wirkung.

Aurum chloratum natronatum D5 (Goldchlorid-Chlornatrium) hat eine ausgeprägte Wirkung auf die Geschlechtsorgane und wirkt vor allem bei Hodenschwellung.
Clematis D4 (Aufrechte Waldrebe): Siehe Seite 309.
Pareira brava D2 (Grießwurz) ist nützlich bei Nierenkolik, Prostatabeschwerden und Blasenentzündung. Es hilft bei Schmerzen, die beim Pressen in die Oberschenkel ausstrahlen, sowie gegen dauernden Harndrang mit dem Empfinden, die Blase sei gedehnt.
Sabal serrulatum D3 (Sägepalme) ist eine Arznei mit großer Heilkraft auf Prostata,

Hoden und Blase. Es wirkt vor allem bei Reizzuständen oder Vergrößerung der Vorsteherdrüse und ist hilfreich gegen Abmagerung.
Spongia D3 (Gerösteter Meerschwamm) ist ein Heilmittel für Probleme der Atemwege und des Herzens sowie für Störungen der Schilddrüsenfunktion. An den männlichen Geschlechtsorganen hilft es bei schmerzhaften Entzündungen.

● **Dosierung:** 3-mal täglich 15 Tropfen auf 1 EL Wasser vor dem Essen einnehmen.

Die Beschwerden
→ Prostatavergößerung / Neigung zu Harnwegsinfekten

Um Infektionen vorzubeugen, empfiehlt sich bei entsprechender Empfindlichkeit die zusätzliche Einnahme von **Echinacea Oligoplex** für die Dauer von etwa drei Wochen. Diese Komposition enthält mehrere Arzneien, die in der Lage sind, die Abwehrkräfte des Körpers zu kräftigen und Schleimhautentzündungen zu verhindern.
Echinacea angustifolia D2 (Schmalblättriger Sonnenhut) steigert die Abwehrkraft und hat eine besondere Wirkung auf eitrige Infektionen, Blutvergiftung, Geschwüre und Lymphdrüsenentzündungen.
Arctium lappa D4 (Klette) erstreckt seine Hauptwirkung auf die Haut und die Harnorgane. Es hilft bei Akne, Furun-

12

Erkrankungen der männlichen Geschlechtsorgane

keln und Hautausschlägen im Kopf-, Gesichts- und Halsbereich sowie bei häufigem Wasserlassen.

Baptisia D2 (Wilder Indigo) ist ein wichtiges Fiebermittel, vor allem wenn eitrige Erscheinungen und Muskelschmerzen die Beschwerden begleiten.

Colocynthis D4 (Koloquinte) lindert krampfartige Schmerzen. Colocynthis hilft bei Blasenentzündung mit Schmerzen im gesamten Bauch während des Wasserlassens und eignet sich besonders für Beschwerden, die in den Übergangsjahreszeiten auftreten.

Lachesis muta D8 (Buschmeister, Lanzenotter) ist ein hervorragendes Heilmittel bei Fieber und vielen Entzündungen, die mit der Neigung zu starken Blutungen einhergehen.

Mercurius cyanatus D4 (Quecksilbercyanid) ist eine stark wirksame Arznei bei akuten Infektionen. Dies gilt in besonderem Maße, wenn eine Abszessbildung oder der Gewebszerfall drohen. Es findet deshalb vielfach Anwendung bei eitriger Halsentzündung, Geschwüren, Nieren- und Lungenentzündung.

Rhus toxicodendron D4 (Giftsumach) wirkt bei rheumatischen Schmerzen und hat eine besondere Beziehung zur Haut und den Schleimhäuten.

Sulfur D6 (Sublimierter Schwefel) entfaltet eine tiefgreifende Wirkung auf alle Körpergewebe. Sulfur erhöht die Reaktionsbereitschaft des Körpers.

● **Dosierung:** 3-mal täglich 15 Tropfen auf 1 EL Wasser vor dem Essen einnehmen.

Bitte beachten Sie:
Echinacea Oligoplex dürfen Sie nicht anwenden bei Nierenfunktionsstörungen, in der Schwangerschaft und Stillzeit, bei Säuglingen und Kleinkindern, bei Tuberkulose, Leukämie, multipler Sklerose, HIV-Infektion, Autoimmunerkrankungen sowie bei Überempfindlichkeit gegen einen der Wirkstoffe. Treten bei Einnahme von Mercurius cyanatus Oligoplex Juckreiz, Hautausschlag, Gesichtsschwellung, Atemnot oder Schwindel auf, müssen Sie das Mittel absetzen und Ihren Arzt zu Rate ziehen.

Andere Komplexmittel:
Chimalphia umbellata D3, Conium D5, Ferrum picrinicum D4, Pareira brava D2, Populus tremuloides D3, Pulsatilla D3, Sabal serrulatum D2 (enthalten in Prostata Gastreu® N R25)

Prostataentzündung

Bei der Prostataentzündung (Prostatitis) unterscheidet man zwischen der bakteriellen und abakteriellen Prostatitis, akuten Formen, wie auch chronischen Verläufen.

Die Prostatitis trifft etwa ein Drittel aller Männer zwischen 20 und 50 Jahren.

Zu einer bakteriellen Prostatitis kommt es, wenn Bakterien in die Harnröhre gelangen und zur Prostata aufsteigen. Hier handelt es sich in der Regel um »klassische« Darmbakterien oder solche, die beim Geschlechtsverkehr übertragen werden können. Eine Prostatavergrößerung oder Harnröhrenverengung erhöhen dabei das Risiko für einen chronischen Verlauf. Darüber hinaus können Bakterien auch auf dem Blutweg in das Organ transportiert werden. Möglich ist ebenfalls, dass eine bakterielle Infektion benachbarter Organe – beispielsweise der Harnröhre – auf die Vorsteherdrüse übergreift.

Im akuten Fall sind Symptome wie häufiger Harndrang und Schmerzen beim Wasserlassen oder Schmerzen in der Genital-, Damm- und Analregion oder in der Kreuzbeingegend zu beobachten. Zudem können Fieber und Schüttelfrost auftreten. Häufig klagen die Betroffenen auch über Druck- und Schmerzempfinden im Unterbauch, in der Leistengegend und der Schambeinregion. Schmerzen und Empfindungsstörungen in den Ho-den, schmerzhafte Samenergüsse mit Blutbeimengungen im Sperma, Erektionsstörungen und Libidoverlust können hinzutreten. Bei chronischen Verläufen entstehen solche Symptome andauernd oder kehren nach zwischenzeitlicher Besserung immer wieder zurück.

Bei den allermeisten Prostataentzündungen sind jedoch keine Bakterien nachweisbar – dann spricht man von der abakteriellen Prostatitis. Sie unterscheidet sich in ihrer Symptomatik und ihrem Schmerzcharakter kaum von den bakteriellen Formen. Wie es dazu kommt, ist bisher noch nicht vollständig erforscht. Es werden derzeit Ursachen vermutet wie neurogene Fehlregulationen oder Reizsyndrome, Autoimmunprozesse bis hin zu psychogenen Störungen.

Bei einer chronischen Prostatitis sollte aber auch an einen Befall mit schwer nachweisbaren beziehungsweise nur mit Hilfe spezieller, gezielter Laboruntersuchungen erkennbaren Bakterien, wie zum Beispiel Chlamydien, gedacht werden.

Als begünstigende Faktoren für eine Prostatitis gelten dauerhafte Druckbelastungen und Reizungen im Dammbereich, wie sie etwa beim (Motor-)Radfahren oder Reiten, aber auch bei langem Sitzen auftreten. Zudem kann Unterkühlung eine Entzündung des empfindlichen Prostatagewebes hervorrufen.

Welche Einzelhomöopathika können bei Prostataentzündung helfen?

Erkrankungen der männlichen Geschlechtsorgane

Beschwerdebild	Ihnen fällt auf	Besser 🙂 Schlimmer 🙁	Mittel + Dosierung
Prostataentzündung, ausgelöst durch Unterkühlung oder Durchnässung, beispielsweise durch Sitzen auf kaltem Stein oder feuchtem Boden.	Sie haben Missempfindungen im Genitalbereich, können den Urin nur tropfenweise ausscheiden. Sie sind möglicherweise reizbar und streitsüchtiger Stimmung.	• Wärme • Kälte • Durchnässung • Kalte Getränke	**Dulcamara (S. 312)** D4–D6 3–4 x täglich 5 Globuli
Entzündung der Prostata, verbunden mit brennenden oder pochenden Schmerzen, ausgelöst durch rasche Abkühlung, beispielsweise Erhitzung beim Sport oder nach einem intensiven Sonnenbad.	Die Beschwerden sind ganz plötzlich aufgetreten und verschlimmern sich rasch. Die Dammgegend und Genitalregion sind äußerst berührungsempfindlich. Sie haben ein heißes, rotes Gesicht, während die Beine und Füße kalt sind. Ihre Augen sind empfindlich gegen helles Licht.	• Frische Luft • Berührung • Bewegung • Geringste Erschütterung • Zugluft	**Belladonna (S. 300)** D6–D8 3–4 x täglich 5 Globuli oder D12 1–2 x täglich 5 Globuli
Prostataentzündung mit ständigem Harndrang, erschwertem Wasserlassen. Gelegentlich empfinden Sie Verkrampfungen im Bereich der Harnröhre.	Sie verspüren oft ein Kältegefühl, das sich bis in die Genitalien erstreckt und mit krampfartigen Schmerzen verbunden sein kann. Nach dem Geschlechtsverkehr bekommen Sie Rückenschmerzen. Sie sind niedergeschlagen, reizbar und reagieren zornig, wenn Sie glauben, bemitleidet zu werden.	• Schlaf • Fester Druck • Wärme • Morgens • Tagsüber • Kälte • Nach dem Geschlechtsverkehr	**Sabal serrulatum (S. 329)** D2–D4 3–4 x täglich 5–8 Globuli

Wann zum Arzt?

- Bei anhaltenden oder sehr heftigen Beschwerden sollten Sie nicht zögern, einen Urologen aufzusuchen.
- Bei einer bakteriellen Prostataentzündung, die grundsätzlich vom Arzt behandelt werden muss. Im Gegensatz zu den nicht infektiösen oder nachweislich nervös bedingten Formen darf hier eine homöopathische Behandlung nur unterstützend zur ärztlichen Therapie erfolgen.

Welche Komplexmittel helfen?

Die Beschwerden
→ Prostataentzündung

Eine geeignete Kombination, die Sie hier anwenden können, steht mit **Rhododendron Oligoplex** zur Verfügung. Seine Inhaltsstoffe üben insbesondere auf das Prostatagewebe einen günstigen Einfluss aus, lassen Entzündungen abklingen und erleichtern Beschwerden beim Wasserlassen.

Bitte beachten Sie:
Bei Überempfindlichkeit gegen Jod dürfen Sie Rhododendron Oligoplex nicht anwenden. Bei Vorliegen einer Schilddrüsenerkrankung sollten Sie auf jeden Fall ärztlichen Rat einholen.

Rhododendron Oligoplex enthält –
(Näheres dazu auf Seite 205):
Rhododendron D2 (Goldgelbe Alpenrose)
Aurum chloratum natronatum D5 (Goldchlorid-Chlornatrium)
Clematis D4 (Aufrechte Waldrebe)
Pareira brava D2 (Grießwurz)
Sabal serrulatum D3 (Sägepalme)
Spongia D3 (Gerösteter Meerschwamm)

- **Dosierung:** 3-mal täglich 15 Tropfen auf 1 EL Wasser vor dem Essen einnehmen.

■ Allgemeine Empfehlungen bei Prostataentzündung

Wenn Sie an einer Entzündung der Vorsteherdrüse leiden, sollten Sie darauf achten, nie auf kaltem Stein zu sitzen, und ebenso ein Kaltwerden der Füße vermeiden. Auch die eingangs erwähnten Druck- und Reizbelastungen sind nach Möglichkeit zu reduzieren. Wichtig ist aber in jedem Fall eine frühzeitige Behandlung.
Wärmeanwendungen wie warme Sitzbäder, Ruhe und Entspannung sind Maßnahmen, mit denen Sie die Behandlung unterstützen und die Beschwerden lindern können. Allgemeiner Stressabbau sowie der Verzicht auf Kaffee, Alkohol und stark gewürzte Speisen ist ebenso ratsam wie eine regelmäßige sportlche Betätigung (z.B. Jogging, Walking und Wandern – Radfahren sollten Sie meiden). Sorgen Sie außerdem für einen regelmäßigen, weichen Stuhlgang und eine reizarme Kost.

12

Erkrankungen der männlichen Geschlechtsorgane

Impotenz

Wenn sich die Schwellkörper des männlichen Gliedes unzureichend füllen, kann es sich nicht genügend versteifen (Erektionsschwäche), und es kommt zu Problemen beim Geschlechtsverkehr. Ebenso kann ein vorzeitiger Samenerguss zum unbefriedigenden Erleben des Beischlafs führen. Wenngleich die Erektionsschwäche oder Impotenz zwar keine ernste Krankheit darstellt, so kann sie die Betroffenen in ihrem Lebensgefühl doch erheblich beeinträchtigen.

Bei vielen Männern im fortgeschrittenen Alter ist eine Erektionsschwäche oft ein Zeichen einer allgemein nachlassenden Leistungskraft. Auch die gestiegenen beruflichen Leistungszwänge und Überarbeitung können dieses Problem verursachen.

Ursachen der Erektionsschwäche sind neben dem fortgeschrittenen Lebensalter vielfach Stressbelastung, Überforderung, Hektik und Reizüberflutung unserer modernen Lebensweise. Auch starker Alkohol-, Kaffee- und Nikotinkonsum können dazu beitragen.

Manchmal kann die Erwartungsspannung oder Furcht vor Versagen die Problematik verstärken, vor allem dann, wenn bereits einmal (oder wiederholt) eine Erektionsschwäche aufgetreten ist.

Wann zum Arzt?

● Bei anhaltenden oder häufig wiederkehrenden Beschwerden, denn auch schwere Erkrankungen der Blutgefäße, hormonelle Störungen, Nervenleiden oder bestimmte Stoffwechselerkrankungen, zum Beispiel eine Zuckerkrankheit, können mit Erektionsschwäche verbunden sein. Deshalb sollten Sie Ihr Problem Ihrem Arzt anvertrauen, damit er die notwendigen Untersuchungen zum Ausschluss einer organischen Ursache durchführen kann.

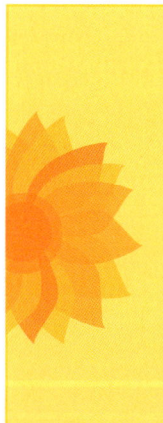

Bevor Sie zu Potenzmitteln greifen ...

... kann auch dies die homöopathische Behandlung unterstützen:
● Ein offenes Gespräch mit einem Außenstehenden oder Experten.
● Ein Check Ihrer Medikamente – möglicherweise ist eines davon für Ihre Probleme verantwortlich und Sie können es austauschen.
● Der Einsatz einer Vakuum-Saugpumpe oder auch die sogenannte SKAT-Methode, eine Schwellkörper-Auto-Injektions-Therapie.
ABER: Lassen Sie sich nicht verleiten, Produkte zweifelhafter Herkunft im Internet zu bestellen! Im besten Fall helfen solche Präparate gar nicht, im schlimmsten sind sie sogar gefährlich.

Welche Einzelhomöopathika können bei Erektionsschwäche helfen?

Beschwerdebild	Ihnen fällt auf	Besser 😊 Schlimmer 😟	Mittel + Dosierung
Zu schwache oder gänzlich fehlende Erektion trotz sexuellen Verlangens.	Wenn der Beischlaf gelingt, erfolgt der Samenerguss häufig zu früh, danach fühlen Sie sich meist geschwächt. Bei fehlender Erektion fließt manchmal Prostatasekret ab. Sie haben nachts oder in den späten Abendstunden einen gesteigerten Appetit und werden nach dem Essen müde.	● Bewegung ● Abkühlung ● Abdecken im Bett ● Zwischen 16 und 20 Uhr ● Hitze ● Bettwärme	**Lycopodium (S. 321)** D12 1 x täglich 5 Globuli
Erektionsschwäche, verbunden mit allgemeiner Schwäche und Nachlassen der geistigen Leistungskraft und des Gedächtnisses.	Sie haben entweder eine fehlende Erektion trotz sexuellen Verlangens oder umgekehrt einen Samenerguss ohne Erregung.	● Fasten ● Dunkelheit ● Bewegung ● Körperliche oder geistige Anstrengung ● Kummer ● Sexuelle Exzesse	**Conium maculatum (S. 311)** D12 1 x täglich 5 Globuli

Welche Komplexmittel helfen?

Die Beschwerden
→ Impotenz

Eine Kombination, die Ihnen möglicherweise bei Impotenz helfen kann, ist **Selenium Oligoplex**. Seine Inhaltsstoffe haben einen ausgeprägten Einfluss auf körperliche und geistige Schwächezustände, ferner lindern sie Angst und psychische Anspannung.

Bitte beachten Sie:
Bei Überempfindlichkeit gegen Chinin sollten Sie Selenium Oligoplex nicht anwenden.

Selenium Oligoplex enthält:
Selenium amorphum D3 (Amorphes Selen) zeigt deutliche Wirkungen auf die Harn- und Geschlechtsorgane. Es ist vielfach angezeigt bei älteren Männern, die an Prostatitis und Impotenz leiden. Charakteristika dieses Mittels sind äußerste Schwäche, leichte Ermüdbarkeit – sowohl in körperlicher wie auch in geistiger Hinsicht –, vor allem wenn sie als Folgen erschöpfender Krankheiten auftreten.
Anacardium D4 (Ostindischer Tintenbaum) ist eine bedeutende Arznei zur Behandlung nervöser Störungen, besonders wenn diese von Reizbarkeit, Magenbeschwerden, geschwächtem Gedächtnis und niedergedrückter Stimmung begleitet sind. An den Geschlechtsorganen wirkt Anacardium bei nächtlichen Samenergüssen und Absonderung von Prostatasekret während des Stuhlgangs.
Aurum chloratum natronatum D5 (Goldchlorid-Chlornatrium) hat eine ausgeprägte Wirkung auf die Geschlechtsorgane und wirkt vor allem bei Hodenschwellung.
China D2 (Chinarinde) hilft bei nervöser Reizbarkeit und Schwächezuständen, insbesondere wenn diese durch den Verlust von Körperflüssigkeiten, beispielsweise eine Blutung oder starke Schweißsekretion, entstanden sind.
Damiana D3 (Damiana) erstreckt seine Hauptwirkung auf die männlichen und weiblichen Geschlechtsorgane. Es ist nützlich bei Impotenz, Prostatabeschwerden, Ermüdung, aber auch bei Störungen der weiblichen Regelblutung.
Ferrum phosphoricum D3 (Eisenphosphat) ist eine wichtige Arznei bei fieberhaften Infekten und Schwächezuständen, die durch schwere Erkrankungen hervorgerufen werden. Es wirkt besonders gut bei nervösen, empfindlichen Personen, die leicht erröten.

● **Dosierung:** 3-mal täglich 15 Tropfen auf 1 EL Wasser vor dem Essen einnehmen.

Allgemeine Empfehlungen bei Impotenz

Wenn Sie an einer Impotenz leiden, sollten Sie auf eine weitgehend ausgeglichene Lebensführung achten. Gönnen Sie sich vor allem die nötigen Erholungspausen im Berufsleben – auch wenn dies manchmal schwierig sein mag. Eine gesunde, ausgewogene, vitaminreiche Ernährung kann Ihre körperliche und seelische Stabilität fördern. Die Nahrung sollte bei Impotenz – sofern nichts dagegen spricht (wie zum Beispiel eine Herz-Kreislauf-Erkrankung) – nicht allzu eiweiß- oder cholesterinarm sein, da Cholesterin der Grundbaustein für die Bildung der Geschlechtshormone ist. Sorgen Sie jedoch für ausreichende körperliche Bewegung und sportlichen Ausgleich. Das fördert die Durchblutung auch im Bereich der Geschlechtsorgane. Rauchen, Alkohol und übermäßigen Kaffeegenuss sollten Sie dagegen meiden – sie können die Problematik verstärken.

12

Erkrankungen der männlichen Geschlechtsorgane

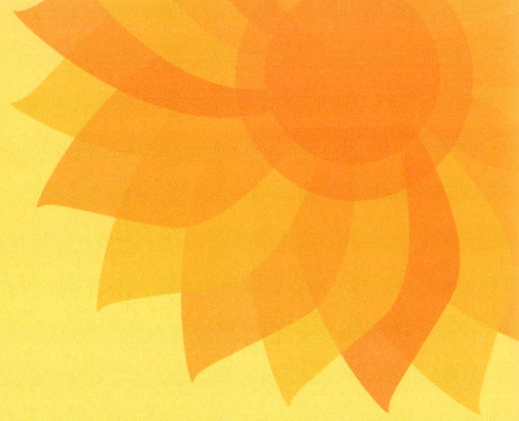

Frauenleiden

Die Frau ist während ihres gebärfähigen Alters starken hormonellen Schwankungen unterworfen. Allein der weibliche Fortpflanzungszyklus wird von mehreren Hormonen reguliert, die in feiner Abstimmung zusammenwirken und an deren Steuerung auch Teile des Gehirns beteiligt sind, insbesondere die Hirnanhangsdrüse (Hypophyse). Schon geringe Abweichungen des Hormonmusters können sich in Unregelmäßigkeiten des normalen Zyklusverlaufs oder in Blutungsstörungen ausdrücken. Die Hormone beeinflussen aber nicht nur die Geschlechtsfunktionen, sondern wirken auf den gesamten Organismus, beispielsweise das Bindegewebe und die Psyche. Deshalb können hormonelle Schwankungen auch Befindlichkeit und Stimmungslage beeinflussen. Umgekehrt wirken sich seelische Probleme oft auf die hormonelle Regulation des weiblichen Fortpflanzungszyklus aus. So kann zum Beispiel unter extremer körperlicher oder seelischer Belastung die Monatsblutung plötzlich ausbleiben.

Wie der weibliche Zyklus abläuft

Der weibliche Fortpflanzungszyklus und damit die Fähigkeit der Frau, neues Leben gebären zu können, beginnt mit der ersten Regelblutung (Menarche). Sie tritt – mit großen individuellen Unterschieden – meist zwischen dem 12. und 15. Lebensjahr ein. In regelmäßigen Abständen von etwa 28 Tagen wiederholt sich der Zyklus während des gesamten gebärfähigen Alters einer Frau. Das sind durchschnittlich 30 Jahre. Er endet mit der letzten Monatsblutung (Menopause) in den Wechseljahren.

Zu den weiblichen Geschlechtsorganen zählen die Eierstöcke, die Eileiter, die Gebärmutter (Uterus) und der Geburtskanal (Vagina). Jeden Monat reift unter dem Einfluss der Geschlechtshormone (Östrogene) in den Eierstöcken eine befruchtungsfähige Eizelle heran. Etwa gegen Zyklusmitte – abhängig von der Länge des Zyklus ist dies meist zwischen dem 12. und 16. Tag der Fall – platzt das Eibläschen im Eierstock (Eisprung – Ovulation), und die Eizelle wandert durch den Eileiter in die Gebärmutter. Auf ihrem Weg dorthin kann sie von einer männlichen Samenzelle befruchtet werden.

Der weibliche Fortpflanzungszyklus wird von einem genau abgestimmten Zusammenspiel der Geschlechtshormone Östrogen und Progesteron gesteuert.

Währenddessen wandelt sich das im Eierstock verbliebene Eibläschen in den sogenannten Gelbkörper um und beginnt seinerseits ein Hormon (Progesteron) zu produzieren. Dieses Gelbkörperhormon hat die Aufgabe, die Gebärmutterschleimhaut für die Einnistung der Eizelle vorzubereiten und eine möglicherweise eintretende Schwangerschaft zu erhalten. Wird das Ei befruchtet, kann es sich in der Gebärmutter einnisten und zum Embryo – so wird die Leibesfrucht während der ersten Monate genannt – weiterentwickeln. Wird es nicht befruchtet, versiegt die Hormonbildung des Gelbkörpers, die Gebärmutterschleimhaut löst sich ab und wird mitsamt dem unbefruchteten Ei ausgestoßen. Dieser Vorgang tritt als Regelblutung in Erscheinung. Danach beginnt der weibliche Fortpflanzungszyklus aufs Neue.

Die Beschwerden wandeln sich mit der Lebensphase

Während es in der Pubertät im Allgemeinen eher selten zu ernsten gesundheitlichen Problemen kommt, ist die Frau ab dem gebärfähigen Alter anfällig gegenüber Störungen im Bereich der Geschlechtsorgane. Häufige Beschwerden in dieser Lebensphase sind Ausfluss und Entzündungen der Scheide (Vaginitis), Regelstörungen und das sogenannte Prämenstruelle Syndrom.

Den sicherlich problematischsten Abschnitt im Leben einer Frau stellt das Klimakterium (Wechseljahre) dar. Der damit verbundene plötzliche Abbruch der Hor-

13

Frauenleiden

monproduktion hat eine einschneidende Veränderung im gesamten Körper zur Folge und kann zu einer Vielzahl von Beschwerden in den Wechseljahre führen.

Auch durch die Schwangerschaft kommt es zu einer massiven hormonellen Umstellung, die sich auf den Gesamtorganismus der Frau auswirkt und deshalb mit teils erheblichen Befindlichkeitsstörungen verbunden sein kann. Die wohl häufigste Beschwerde in dieser Zeit ist das Schwangerschaftserbrechen, das vor allem während der ersten drei bis vier Monate sehr heftig sein kann. Mit welchen Mitteln Sie dagegen vorgehen können, finden Sie im Kapitel Übelkeit und Erbrechen auf Seite 152 ff.

13

Frauenleiden

Die Homöopathie hält einige Mittel bereit, die bei Frauenleiden sehr gut helfen. Viele Frauen sind gegenüber dieser natürlichen und sanften Heilmethode besonders aufgeschlossen.

Nach der Entbindung hingegen kann ein eventuell erforderlich werdendes frühzeitiges Abstillen Probleme bereiten und zur Entstehung schmerzhafter Veränderungen der Brustdrüsen führen.

Verhärtungen und knotige, teils stark schmerzende Veränderungen der Brust finden sich auch bei der sogenannten Mastopathie. Sie ist meist durch hormonelle Abweichungen bedingt und kann vor allem gegen Ende der zweiten Zyklushälfte unangenehme Missempfindungen und eine Berührungsempfindlichkeit der Brust verursachen.

Vorsicht

Gynäkologische Probleme sollten Sie grundsätzlich vor einer homöopathischen Selbstbehandlung Ihrem Frauenarzt anvertrauen. Hinter vielen Beschwerden können sich auch schwerwiegende organische Erkrankungen verbergen. Deshalb ist es meist erforderlich, die Ursache der Störung durch entsprechende diagnostische Verfahren ärztlich abklären zu lassen.

Sie suchen Hilfe bei:

- Ausfluss und Entzündung der Vagina (Seite 217)
- Regelstörungen (Seite 221)
- Prämenstruellem Syndrom (Seite 226)
- Beschwerden in den Wechseljahren (Seite 229)
- Abstillen (Seite 234)
- Mastopathie (Seite 237)

Einzelmittel oder Komplexmittel?

Eine ganze Reihe homöopathischer Arzneien übt eine ausgezeichnete Wirkung auf den weiblichen Organismus aus. Viele Frauenleiden werden in der Homöopathie mit dem jeweiligen Konstitutionsmittel behandelt. Umgekehrt dienen die Charakteristika des Menstruationszyklus einer Frau der homöopathischen Mittelfindung, auch wenn die Behandlung wegen ganz anderer Beschwerden erfolgt, denn die Eigenheiten während der Regelblutung gehören zu den individuellen Merkmalen. Eine Frau kann beispielsweise grundsätzlich vor den Menses reizbar sein, eine andere ist eher depressiv oder neigt zum Weinen. Auch die Blutung unterscheidet sich oft erheblich. So können die Regelblutungen sehr stark und heftig oder eher spärlich sein, das Blut kann hellrot, schwarz, dünnflüssig oder dick und klumpig sein. All diese Faktoren werden bei der Suche nach der heilenden Arznei berücksichtigt. Wenn Sie unter den aufgeführten Einzelmitteln kein passendes Homöopathikum finden können, empfiehlt es sich, auf ein Komplexmittel auszuweichen.

Ausfluss und Entzündung der Vagina

Vor allem zum Zeitpunkt des Eisprungs hin leiden viele Frauen an einer Absonderung milchigen, manchmal auch dickrahmigen, weißlichen bis gelblichen Sekretes aus der Vagina, das als Ausfluss, in der medizinischen Fachsprache auch als »Fluor« bezeichnet wird. Er ist in aller Regel nicht behandlungsbedürftig, denn meist liegt keine entzündliche Veränderung im Bereich der Vagina (Vaginitis) vor. Ursachen sind vielmehr ein hormonelles Ungleichgewicht, Stress oder Überarbeitung, gelegentlich aber auch mechanische und chemische Reize.

Jedoch können auch Bakterien, aber noch häufiger ein Pilzbefall, die Vagina entzünden und starken Ausfluss verursachen. Er ist dann meist mit einem heftigen Juckreiz, teilweise auch mit Rötung oder Schwellung der Schamlippen verbunden. Hormonelle Störungen, Abwehrschwäche und die Einnahme bestimmter Medikamente wie zum Beispiel Antibiotika, insbesondere aber die »Pille« begünstigen eine Infektion der Scheide. Eine solche Entzündung muss vom Frauenarzt mit den entsprechenden Arzneien – meist sind es Scheiden-Zäpfchen und Salben – behandelt werden. Sie können den Heilungsprozess jedoch mit homöopathischen Mitteln fördern.

In den Wechseljahren wird die Vagina aufgrund des herrschenden Hormonmangels trockener. Deshalb kommt es in dieser Zeit besonders leicht zu Entzündungen.

13

Frauenleiden

217

Welche Einzelhomöopathika können bei Ausfluss und Entzündung der Vagina helfen?

Beschwerdebild	Ihnen fällt auf	Besser 🙂 Schlimmer ☹	Mittel + Dosierung
Weißer oder gelblicher bis grünlicher Ausfluss mit Juckreiz, Wundgefühl oder brennenden Missempfindungen. Als Auslöser kommen ein hormonelles Ungleichgewicht, die Wechseljahre oder Überlastung durch familiäre oder berufliche Aufgaben in Frage.	Der Ausfluss ist wund machend und riecht unangenehm. Die Schamlippen sind entzündet und gerötet. Die Beschwerden sind oft ausgeprägter nach dem Geschlechtsverkehr – oft enthält der Ausfluss dann sogar Blutspuren. Sie sind reizbar, fühlen sich überfordert, es kommen Ihnen leicht die Tränen, Sie verspüren eine Abneigung oder Gleichgültigkeit gegenüber der Familie, insbesondere Ihrem Ehemann.	● Wärme ● Kräftige Bewegung. etwa beim Sport ● Kälte ● Gehen	**Sepia (S. 330)** D12 1 x täglich 5 Globuli
Milchiger oder rahmiger Ausfluss, möglicherweise mit geschwollenen Schamlippen, ausgelöst durch hormonelle Schwankungen, beispielsweise in der Pubertät.	Die Beschwerden verstärken sich vor und nach der Monatsblutung. Der Ausfluss ist mild und schmerzlos. Sie haben Stimmungsschwankungen, sind oft tränenreicher Stimmung und haben das Bedürfnis nach Zuwendung und Trost.	● Frische Luft ● Sanfte Bewegung ● Warme, stickige Luft ● Berührung ● Während und vor der Periode	**Pulsatilla pratensis (S. 326)** D12 1 x täglich 5 Globuli
Weißlicher, gelber oder grünlicher Ausfluss mit quälendem Juckreiz und brennenden Schmerzen.	Die Vagina und Schamlippen sind wund, entzündet, brennen und jucken. Bei Berührung mit Wasser beim Waschen oder Baden verschlimmern sich die Beschwerden. Sie neigen zu Durchfällen, die Sie morgens aus dem Bett treiben. Meistens vormittags gegen 11 Uhr entwickeln Sie einen Heißhunger.	● Frische Luft ● Trockenes, warmes Wetter ● Bettwärme ● Waschen ● Morgens	**Sulfur (S. 335)** D12 1 x täglich 5 Globuli

Wann zum Arzt?

- Bei ungewohnten oder anhaltenden Beschwerden. Der Arzt sollte dann sicherstellen, dass keine Infektion mit Bakterien oder Pilzen, keine Geschlechtskrankheit und auch keine Entzündungen der Eierstöcke, Eileiter oder der Gebärmutter vorliegen.
- Wenn Ausfluss mit Fieber oder gestörtem Allgemeinbefinden verbunden ist.
- Wenn Sie eine Blutbeimengung bemerken.

Welche Komplexmittel helfen?

Die Beschwerden
- → Fluor / Ausfluss
- → Entzündung von Vagina und Vulva

Hier hilft **Chenopodium N Oligoplex**. Dieses Mittel können Sie auch – jedoch nur unterstützend und in Rücksprache mit Ihrem Arzt – bei Pilzbefall oder bakteriellen Entzündungen der Vagina anwenden. Die darin enthaltenen homöopathischen Arzneien haben einen ausgeprägten Einfluss auf die weiblichen äußeren Geschlechtsorgane und fördern ihre Widerstandskraft.

Bitte beachten Sie:
Nicht anwenden bei Alkoholkranken!

Chenopodium N Oligoplex enthält:
Chenopodium olidum D3 (Stinkender Gänsefuß) ist eine homöopathische Arznei, die nützlich ist, wenn anstatt der Regelblutung ein überriechender Ausfluss auftritt. Als ein Leitsymptom gilt ein dumpfer Schmerz unter dem rechten Schulterblatt. **Kreosotum D6** (Buchenholzteerkreosot) hilft bei Jucken und Brennen der Vagina mit Schwellung der Schamlippen, besonders wenn brennender, überriechender Ausfluss die Beschwerden begleitet. **Thuja occidentalis D6** (Lebensbaum) wirkt hauptsächlich auf die Haut und die Harnorgane und hat einen keimtötenden Effekt. Es stärkt die Abwehrkraft der Schleimhäute und ist vielfach angezeigt, wenn Gewebe tumorartig zu wuchern beginnt. Deshalb ist es auch eine geeignete Arznei zur Behandlung von Warzen.

Dosierung:
- Bei akuten Beschwerden: Alle halbe bis ganze Stunde, höchstens 12-mal täglich, je 5–10 Tropfen einnehmen.
- Zur Dauertherapie: 1- bis 3-mal täglich 5–10 Tropfen auf 1 EL Wasser einnehmen.

Die Beschwerden
- → Fluor in den Wechseljahren

Leiden Sie während der Wechseljahre an einer Entzündung der Vagina oder an Ausfluss, so ist **Sepia Oligoplex** ein geeignetes Kombinationspräparat, um Ihre Be-

13

Frauenleiden

schwerden zu lindern. Die darin enthaltenen Homöopathika regulieren das Hormonsystem und zeigen insgesamt einen günstigen Einfluss auf Störungen im Klimakterium und damit auf die Ursache der Beschwerden.

Bitte beachten Sie:
Bei Überempfindlichkeit gegen Chinin sollten Sie Sepia Oligoplex nicht anwenden.

Sepia Oligoplex enthält:

Sepia D4 (Tintenfisch) entfaltet eine tiefgreifende Wirkung auf den gesamten Körper, vornehmlich der Frau. Es fördert den Blutfluss in gestauten Venen, reguliert hormonelle Abweichungen und beeinflusst stark die Geschlechtsorgane. Daher findet das Homöopathikum bei vielen Frauenleiden Anwendung, insbesondere bei Problemen in den Wechseljahren.
Ambra D5 (Grauer Amber) ist nützlich bei nervösen Beschwerden, Regelstörungen und der Neigung zu Zwischenblutungen. Es hilft bei Wundheit, Schwellung und Juckreiz der Vagina mit reichlichem bläulich weiß verfärbtem, schleimigem Ausfluss.
China D2 (Chinarinde) ist ein Heilmittel bei Schwäche, nervöser Reizbarkeit und eignet sich für viele Beschwerden, die durch Verlust von Körpersäften entstanden sind, beispielsweise eine starke Regelblutung. Es ist ferner nützlich bei weißem, teils blutig verfärbtem Ausfluss.
Digitalis D4 (Fingerhut) eignet sich für viele Erkrankungen, bei denen das Herz in Mitleidenschaft gezogen ist. Es stärkt die Herzkraft, hilft bei Herzklopfen und Stechen in der Herzgegend.
Natrium carbonicum D3 (Natriumcarbonat) fördert den Stoffwechsel der Körperzellen. Es stabilisiert den Kreislauf und stärkt den Organismus nach Schwächezuständen.
Strontium chloratum D4 (Strontiumchlorid) kräftigt den Körper nach Blutverlusten, z. B. nach einer Operation. Es hilft bei Schwindel, verbunden mit Kopfschmerzen, Übelkeit, pulsierenden Hitzewallungen und einem geröteten Gesicht.

● **Dosierung:** 3-mal täglich 2 Tabletten vor dem Essen im Mund zergehen lassen.

....

■ Allgemeine Empfehlungen bei Ausfluss und Entzündung der Vagina

Wenn Sie an Ausfluss leiden, sollten Sie auf keinen Fall chemisch-synthetische Mittel wie beispielsweise Vaginalspülungen oder Intimsprays anwenden. Sie schädigen die normalerweise in der Scheide vorkommenden Bakterien. Diese übertriebene vermeintliche Hygiene kann deshalb sogar manchmal die Ursache einer Scheidenentzündung darstellen.
Vielmehr empfiehlt es sich, die natürliche Bakterienflora, die hauptsächlich aus milchsäurebildenden Keimen besteht, zu unterstützen. Dies gelingt mit speziellen Vaginalzäpfchen, die Sie in der Apotheke kaufen können. Verwenden Sie während der Regelblutung möglichst keine Tampons, wenn Sie an Ausfluss leiden.

13

Frauenleiden

Regelstörungen

Regelstörungen und Blutungsanomalien können sich sehr unterschiedlich ausdrücken. Eine Blutung kann zu lang, zu stark, zu kurz oder zu spärlich sein oder mit starken, quälenden Schmerzen einhergehen. Auch Übelkeit, Kopfschmerzen und sogar Erbrechen können eine schmerzhafte Regelblutung (Dysmenorrhoe) begleiten. Mitunter sind die Beschwerden so heftig, dass sich die Betroffenen in den ersten Tagen hinlegen müssen und unfähig sind, ihren Alltagsverpflichtungen nachzukommen.

Von sogenannten Zwischenblutungen spricht man, wenn zu einem ungewöhnlichen Zeitpunkt des Zyklus Blut abgesondert wird. Dabei handelt es sich häufig um Schmierblutungen – darunter versteht man die Absonderung spärlichen, meist bräunlich gefärbten Blutes, ohne dass es zur normalen Menstruation kommt.

Ursachen sind in den meisten Fällen ein hormonelles Ungleichgewicht, seelische Belastungen, Stress und Überforderung. Auch in den Wechseljahren können Schmierblutungen oder verlängerte, teils heftige Blutungen auftreten (siehe Seite 229).

Wann zum Arzt?

● Bei ungewohnten (auch ungewohnt schmerzhaften) oder sehr heftigen Blutungen. Sie können auch durch gravierende hormonelle Entgleisungen, Entzündungen oder Veränderungen im Bereich der inneren Geschlechtsorgane, beispielsweise eine Gewebswucherung der Gebärmutter (Myom), verursacht werden.

● Bei häufigen Zwischen- oder Schmierblutungen. Ständige, auch leichtere, Blutungen können nämlich zur Blutarmut führen, die mitunter bedrohlich werden kann.

● Bei Ausbleiben der Regel. Dann liegt im Normalfall eine Schwangerschaft vor, jedoch können auch behandlungsbedürftige hormonelle Entgleisungen dahinterstecken.

13

Frauenleiden

Das kann Ihnen bei Regelstörungen helfen

Bei sehr schmerzhafter Regel lindert mitunter ein leicht erwärmtes Heizkissen oder eine Wärmflasche die Schmerzen. Sind Ihre Beschwerden durch seelische Überforderung bedingt, können Bewegung an frischer Luft, Gymnastik und Entspannungsübungen die Regulation des Zyklus unterstützen und dadurch Beschwerden während der Monatsblutung mindern. Allerdings sollten Sie sich während der Blutung selbst keine stärkere körperliche Belastung zumuten. Sorgen Sie möglichst auch für regelmäßige Entspannungspausen in der Hektik Ihres Alltags und für eine gesunde, vitaminreiche und fettarme Ernährung.

Welche Einzelhomöopathika können bei Regelstörungen helfen?

Beschwerdebild	Ihnen fällt auf	Besser 😊 Schlimmer ☹	Mittel + Dosierung
Sehr schmerzhafte Menstruationsblutung, mit bis in die Oberschenkel ausstrahlenden Missempfindungen, verbunden mit Hitzegefühl.	Die Schmerzen sind wehenartig und extrem heftig. Sie sind gereizter eigensinniger Stimmung, werden leicht zornig, weil die Schmerzen kaum zu ertragen sind und Sie wütend machen.	● Umhergehen ● Zudecken ● Liegen ● Abends und nachts ● Wind ● Kälte	**Chamomilla (S. 307)** D3–D8 3–5 x täglich 5 Globuli
Schmerzhafte Regelblutungen mit Unterleibskrämpfen und nach unten drängenden Schmerzen, die in Ihrer Ausprägung stark wechseln.	Eine starke Wechselhaftigkeit der Symptome, so dass keine Menstruation der anderen gleicht. Sie haben manchmal spärlichen Blutfluss, manchmal äußert heftige Blutungen mit klumpigem Blut. Sie sind launenhaft, haben Stimmungsschwankungen und Tränenausbrüche ohne Grund.	● Frische Luft ● Sanfte Bewegung ● Kühle Anwendungen ● Zuwendung ● Trost ● Wärme ● Stickige Luft ● Fette Speisen	**Pulsatilla pratensis (S. 326)** D4–D8 3–4 x täglich 5 Globuli
Ausbleibende oder verspätete Menstruation oder aber unverhofft und plötzlich einsetzende Zwischenblutung, ausgelöst durch seelischen Kummer.	Sie sind reizbar und leiden unter sehr widersprüchlichen Stimmungsschwankungen. Sie können lachen, und im nächsten Moment bekommen Sie einen Tränenausbruch. Je mehr Sie weinen, umso stärker wird der Weinkrampf. Sie sind übernervös und vertragen keine starken Gerüche.	● Essen ● Wärme ● Druck ● Häufiger Wechsel der Körperhaltung ● Morgens ● Kalte Luft ● Kaffeegenuss ● Tabakrauch ● Trost	**Ignatia (S. 317)** D12 1 x täglich 5 Globuli
Ständige Zwischenblutungen verbunden mit Nervosität, Reizbarkeit, möglicherweise auch nervösem Muskelzucken.	Die Blutungen treten beim geringsten Anlass in Erscheinung, beispielsweise nach dem Pressen beim Stuhlgang oder nach körperlicher Anstrengung.	● Langsame Bewegung im Freien ● Kalte Getränke ● Liegen auf der Seite ● Alles Ungewohnte ● Anwesenheit fremder Menschen ● Warme Räume	**Ambra grisea (S. 297)** D12 1 x täglich 5 Globuli

13

Frauenleiden

Welche Komplexmittel helfen?

Da Regelstörungen sehr unterschiedliche Erscheinungsformen annehmen können, richtet sich die Wahl eines passenden Komplexmittels ähnlich wie in der Einzelhomöopathie nach dem jeweiligen Blutungscharakter.

Die Beschwerden
→ Starke / schmerzhafte Blutung

Gerade wenn Sie zu starken, schmerzhaften Regelblutungen neigen, ist **Hypericum Oligoplex** hier die geeignete Kombination. Es enthält eine Komposition homöopathischer Mittel, die hormonelle Störungen regulieren sowie erhöhter Blutungsbereitschaft entgegenwirken.

Hypericum Oligoplex enthält:

Hypericum perforatum D2 (Johanniskraut) hat einen heilsamen Einfluss auf das Nervengewebe. Es hilft bei Kreuzschmerzen, löst Verkrampfungen und psychische Spannungen.

Caulophyllum thalictroides D2 (Blauer Hahnenfuß) hat eine ausgeprägte Wirkung auf die Gebärmutter und findet Anwendung bei Regelstörungen, schmerzhaften Blutungen mit in Oberschenkel und Beine ausstrahlenden Missempfindungen, ferner bei Problemen während des Geburtsvorgangs. Es fördert eine zu schwache Wehentätigkeit, das Ausstoßen der Nachgeburt und normalisiert den Wochenfluss.

Chamomilla D3 (Echte Kamille) wirkt krampflösend und entzündungshemmend auf gereizte Schleimhäute. Es hilft bei heftigen Regelblutungen mit unerträglichen, wehenartigen Schmerzen.

Cyclamen D3 (Alpenveilchen) ist nützlich bei reichlichen oder unregelmäßigen Regelblutungen, deren Blut schwarz gefärbt ist und die von wehenartigen Schmerzen, Kopfweh, Übelkeit, Erbrechen, Schwindel und Flackern vor den Augen begleitet sind. Es eignet sich besonders gut, wenn gleichzeitig das Bedürfnis besteht, zu weinen und allein zu sein.

Gelsemium D4 (Wilder Jasmin) hilft bei beschwerlichen Regelblutungen mit bis in den Rücken ausstrahlenden, wehenartigen Schmerzen.

Hamamelis D3 (Virginische Zaubernuss) beseitigt Blutstauungen sowohl in den Beinvenen als auch in den Venen des Enddarms, hilft aber auch bei schmerzhafter Regelblutung, Zwischenblutungen und Bauchschmerzen aufgrund einer Eierstockentzündung.

Potentilla anserina D1 (Gänsefingerkraut) ist nützlich bei krampfartigen Schmerzen während der Monatsblutung, gestautem Wochenfluss nach einer Entbindung sowie bei schmerzhaften Verkrampfungen des Magen-Darm-Kanals.

Pulsatilla D4 (Küchenschelle) hat eine ausgeprägte Wirkung auf das Hormonsystem und die Geschlechtsorgane. Es hilft bei vielen Störungen im Zusammenhang mit der Monatsblutung.

Valeriana D2 (Baldrian) lindert Übererregbarkeit wie Stimmungsschwankungen und löst nervöse Anspannung.

Viburnum opulus D3 (Gemeiner Schneeball) beseitigt Verkrampfungen und kolikartige Schmerzen im Bereich der Beckenorgane. Es ist vielfach hilfreich bei drohender Fehlgeburt und bei schmerzhaften Krämpfen während der Periodenblutung.

Dosierung:

- 1–2 Tage vor der erwarteten Regelblutung: 3-mal täglich 15 Tropfen in 1 EL Wasser einnehmen.
- Bei starken Schmerzen: 2-stündlich 15 Tropfen, sonst 3-mal täglich 15 Tropfen einnehmen.

Die Beschwerden
→ Extrem schmerzhafte und starke Blutung

Hier hat sich die zusätzliche Einnahme von **Viscum album Oligoplex** bewährt. Es enthält eine Zusammenstellung schmerzlindernder und blutungshemmender Homöopathika.

Viscum album Oligoplex enthält:

Viscum album D1 (Mistel) hat Einfluss auf die Blutgefäße und ist ein bedeutendes Herzmittel, hilft aber auch bei starken, hellroten, klumpigen Blutungen aus der Gebärmutter. Ferner ist es nützlich bei Beschwerden in den Wechseljahren sowie bei Zwischenblutungen außerhalb der Regel.

Alchemilla D3 (Frauenmantel) wirkt besonders gut bei Regelstörungen von Frauen, die an Übergewicht leiden.

Caulophyllum thalictroides D4 (Blauer Hahnenfuß), siehe Seite 223.

Hydrastis canadensis D4 (Kanadische Gelbwurz) hat heilsamen Einfluss auf die Schleimhäute. Es hilft bei Ausfluss mit Juckreiz im Bereich der Schamlippen sowie bei schmerzhaften Regelstörungen und zu starker Menstruation.

Magnesium chloratum D2 (Magnesiumchlorid) wirkt besonders bei Frauen, die unter andauernden Beschwerden im Bereich der Geschlechtsorgane, vor allem der Gebärmutter leiden. Es eignet sich für die Behandlung von Zwischenblutungen und schwarzen, klumpigen Regelblutungen.

Secale cornutum D4 (Mutterkorn) hat eine starke Wirkung auf die Blutgefäße. Es ist ein wichtiges Mittel bei Sickerblutungen und ständigem bräunlich gefärbtem Ausfluss.

Ovarium D4 (Ovar-Extrakt) reguliert das Hormonsystem, insbesondere die Funktion der Hirnanhangsdrüse.

Phosphorus D5 (Gelber Phosphor) hilft bei Nervenschwäche, seelischen Verstimmungen und Labilität des vegetativen Nervensystems. Es ist außerdem heilsam bei entzündlich-gereizten Schleimhäuten mit Blutungsneigung.

- **Dosierung:** 1–2 Tage vor der erwarteten Blutung bis zum Menstruationsbeginn alle drei Stunden 10 Tropfen auf 1 EL Wasser einnehmen.

13

Frauenleiden

Die Beschwerden

→ Zu schwache Regelblutung

→ Zu seltene Regelblutung

Hier kann **Rosmarinus Oligoplex** helfen. Es enthält homöopathische Arzneien, die hormonelle Fehlregulationen ausgleichen und günstige Wirkungen auf den weiblichen Zyklus ausüben.

Rosmarinus Oligoplex enthält:

Rosmarinus officinalis D3 (Rosmarin) hat Heilkräfte bei Haarausfall, Neigung zur Fehlgeburt und bei Regelstörungen, besonders wenn die Blutung zu früh eintritt. Die Betroffenen frösteln stark, so dass sie am liebsten im warmen Bett bleiben möchten.

Caulophyllum thalictroides D2 (Blauer Hahnenfuß), siehe Seite 223.

Conium D4 (Gefleckter Schierling) ist eine bedeutende Arznei bei Nachlassen der körperlichen und geistigen Kräfte, beeinflusst günstig verhärtetes Drüsengewebe, beispielsweise der weiblichen Brust, und lindert schmerzhafte Regelstörungen.

Crocus D4 (Safran) eignet sich für dunkle, fädige Blutungen, besonders wenn sie von einem häufigen und gegensätzlichen Wechsel der Stimmung begleitet sind.

Hypophysis D4 (Hypophysen-Extrakt) übt eine regulierende Wirkung auf das vegetative Nervensystem, die Schilddrüse, Eierstöcke und andere dem Hormonsystem zugehörige Organe aus.

Ovarium D4 (Ovar-Extrakt) siehe Seite 224.

Thyreoidea D5 (Schilddrüsen-Extrakt) beeinflusst das Hormonsystem und hilft besonders bei Schilddrüsenstörungen mit Abmagerung, Schweißausbruch und Kopfschmerzen, ferner bei Knoten der weiblichen Brust.

Pulsatilla D4 (Küchenschelle) siehe Seite 223.

● **Dosierung:** 3-mal täglich 15 Tropfen auf 1 EL Wasser vor dem Essen einnehmen.

....

Andere Komplexmittel bei Regelstörungen:

Agnus castus D0–D1, Cimicifuga D2, Pulsatilla D4, Zincum valerianum D3 (enthalten in Agnus castus Hevert® femin), Agnus castus D0, Caulophyllum thalictroides D4, Cyclamen D4, Ignatia D6, Iris D2, Lilium tigrinum D3 (enthalten in Mastodynon®)

13

Frauenleiden

Prämenstruelles Syndrom

Nähert sich der Zeitpunkt der monatlichen Regelblutung, fühlen sich viele Frauen in ihrer Befindlichkeit stark beeinträchtigt. Die Brüste spannen und schmerzen, die Augenlider sind morgens geschwollen, weil das Körpergewebe vermehrt Flüssigkeit einlagert, Kopfschmerzen und Migräne können sich hinzugesellen. Einige Frauen sind plötzlich sehr reizbar und aufbrausend, andere bekommen einen regelrechten »Putzfimmel«. Vielfach stellen sich aber auch eine niedergedrückte, depressive Stimmungslage und erhöhte Empfindsamkeit ein. Die unmittelbaren Familienmitglieder bekommen diese Veränderungen – insbesondere die Reizbarkeit – dabei meistens eher zu spüren als die Betroffene selbst.

Diese Beschwerden werden in der Medizin als sogenanntes Prämenstruelles Syndrom (PMS) zusammengefasst. Ursachen sind in den meisten Fällen leichtere hormonelle Regulationsstörungen.

Wann zum Arzt?

- Bei ungewohnt heftigen Beschwerden.
- Wenn sehr starke Zyklusschwankungen auftreten oder die Regel ungewohnt lange ausbleibt.

Mitunter kann nämlich auch eine schwere hormonelle Entgleisung oder eine gutartige Vergrößerung der Hirnanhangsdrüse (Hypophyse) solche Beschwerden verursachen.

Nach Schätzungen leiden bis zu 75 Prozent aller Frauen – mehr oder weniger ausgeprägt – am Prämenstruellen Syndrom. Dabei ist die Altersgruppe ab 30 besonders häufig betroffen.

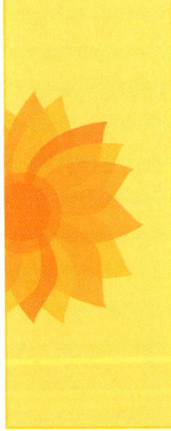

PMS und PMDS

Beim Prämenstruellen Syndrom können sich die unterschiedlichsten Symptome zeigen, ohne dass direkt eine organische Ursache vorliegt. Schon deshalb werden Frauen im Alltag nicht immer mit Ihren Beschwerden ernst genommen. Aus medizinischer Sicht werden zyklusbedingte Störungen aber nicht angezweifelt und im Falle der Prämenstruell Dysphorischen Störung (PMDS) auch offiziell als Krankheit anerkannt: Hier ist vor allem die psychische Symptomatik so ausgeprägt, dass soziale Kontakte darunter leiden und zeitweise sogar eine Krankschreibung notwendig wird.

13

Frauenleiden

Welche Einzelhomöopathika können beim Prämenstruellen Syndrom helfen?

Beschwerdebild	Ihnen fällt auf	Besser 😀 Schlimmer 😞	Mittel + Dosierung
Probleme vor der Regelblutung, die sich ausdrücken in Spannungsgefühl und Verhärtung der Brüste, Wassereinlagerung im Gewebe und starker Launenhaftigkeit.	Immer vor der Regel haben Sie heftige Stimmungsschwankungen, bemitleiden sich selbst, bekommen Tränenausbrüche ohne erkennbaren Grund. Sie sind anlehnungsbedürftig und verspüren das Bedürfnis nach Trost und Zuwendung.	● Sanfte Bewegung an der frischen Luft ● Zuwendung ● Weinen ● Wärme ● Stickige Räume ● Fette Speisen ● Abends	**Pulsatilla pratensis (S. 326)** **D12** 1 x täglich 5 Globuli (ca. 1 Woche vor der erwarteten Regelblutung beginnen)
Vor der Regelblutung leiden Sie an Brustspannen, Müdigkeit, Schwäche oder auch Übelkeit, die vor allem morgens auftritt. Die Haut ist fettig, und im Gesicht blühen Aknepusteln auf. Möglicherweise verschlimmert sich in dieser Zeit nicht nur die Haut, sondern auch Venenprobleme – beispielsweise Krampfadern oder Hämorrhoidalbeschwerden – verschlimmern sich.	Immer vor der Periode sind Sie sehr gereizt, Ihre Familie, insbesondere Ihr Ehemann gehen Ihnen »auf die Nerven«. Meist bekommen Sie einen »Putzfimmel«, haben Heißhunger auf saure Speisen, vor Fett ekeln Sie sich.	● Wärme ● Frische Luft ● Kräftige Bewegung ● Morgens ● Kälte ● Trost ● Tabakrauch	**Sepia (S. 330)** **D12** 1 x täglich 5 Globuli (ca. 1 Woche vor der erwarteten Regelblutung beginnen)
Erschöpfung, Niedergeschlagenheit vor der Periode, verbunden mit Wassereinlagerung im Gewebe und geschwollenen, empfindlichen Brüsten. Sie neigen außerdem zu Ausfluss und Hautproblemen.	Sie sind sehr kälteempfindlich, sorgenvoller Stimmung, fühlen sich abgeschlagen, schon die geringste Anstrengung verursacht einen Schweißausbruch.	● Wärme ● Morgens ● Trockenes, warmes Wetter ● Kälte, feuchtkaltes Wetter ● Vollmond ● Anstrengung	**Calcium carbonicum Hahnemanni (S. 303)** **D12** 1 x täglich 5 Globuli (ca. 1 Woche vor der erwarteten Regelblutung beginnen)

13

Frauenleiden

Welche Komplexmittel helfen?

Die Beschwerden
→ Prämenstruelles Syndrom

Bei PMS steht mit **Cimicifuga Oligoplex** eine geeignete Kombination homöopathischer Mittel zur Verfügung. Sie wirkt auf das Hormonsystem, gleicht Zyklusstörungen aus und kann seelische Spannungszustände lösen.

Cimicifuga Oligoplex enthält:

Cimicifuga D3 (Wanzenkraut) hat eine ausgeprägte Wirkung auf die weiblichen Geschlechtsorgane, insbesondere Gebärmutter und Eierstöcke. Es ist ein ausgezeichnetes Heilmittel für körperliche wie seelische Probleme im Zusammenhang mit der Regel, den Wechseljahren oder einer Entbindung.

Asa foetida D4 (Stinkasant) wirkt besonders bei nervösen, zur Hysterie neigenden Personen. Leitsymptom ist eine gesteigerte allgemeine Empfindlichkeit.

Belladonna D4 (Tollkirsche) ist ein wichtiges Heilmittel bei Entzündungen, wirkt jedoch auch auf die Geschlechtsorgane. Es hilft bei schmerzhaften Brustentzündungen, heftigen Schmerzen während der Regelblutung sowie bei pulsierenden Kopfschmerzen und Hitzewallungen.

Crocus D4 (Safran) eignet sich für dunkle, fädige Blutungen, besonders wenn sie von einem häufigen und gegensätzlichen Wechsel der Gefühle und Stimmungen begleitet sind.

Sabina D4 (Sadebaum) ist eine Arznei für Beschwerden nach einer Fehlgeburt, Gebärmutterentzündung und schmerzhafte Periodenblutungen. Leitsymptome sind Schmerzen, die vom Kreuzbein zum Schambein und von unten nach oben durch die Scheide schießen.

Sanguinaria D4 (Kanadische Blutwurz) beeinflusst die Schleimhäute und ist ein Heilmittel, das sich vor allem für Verdauungsstörungen, Gefäßerkrankungen, Ausfluss, Regelstörungen und Beschwerden in den Wechseljahren eignet.

Secale cornutum D4 (Mutterkorn) hat eine starke Wirkung auf die Blutgefäße. Es hilft bei Sickerblutungen und ständigem bräunlich gefärbtem Ausfluss. Die Beschwerden können von Schwäche, Angstgefühl und Abmagerung begleitet sein, obwohl vielfach ein gesteigerter Appetit und starkes Durstgefühl bestehen.

● **Dosierung:** 3-mal täglich 15 Tropfen auf 1 EL Wasser vor dem Essen einnehmen. Das Mittel sollten Sie so lange einnehmen, bis die Beschwerden beseitigt sind, mindestens aber für 2–3 Monate ohne Unterbrechung.

Andere Komplexmittel:

Agnus castus D0–D1, Cimicifuga D2, Pulsatilla D4, Zincum valerianicum D3 (enthalten in Agnus castus Hevert® femin), Agnus castus D0, Caulophyllum thalictroides D4, Cyclamen D4, Ignatia D6, Iris D2, Lilium tigrinum D3 (enthalten in Mastodynon®)

Allgemeine Empfehlungen beim Prämenstruellen Syndrom

Wenn Sie unter prämenstruellen Beschwerden leiden, sollten Sie eine reiz- und fettarme, dafür aber vitaminreiche Kost bevorzugen. Es empfiehlt sich, insbesondere auf Reiz- und Genussmittel wie Kaffee, Tee, Alkohol, vor allem Bier und Rauchen weitgehend zu verzichten. Zudem empfiehlt sich regelmäßige Bewegung: Studien haben gezeigt, dass moderater Sport hormonelle Störungen ausgleichen und so Beschwerden günstig beeinflussen kann. Meiden Sie jedoch – soweit es möglich ist – größere seelische oder körperliche Beanspruchungen kurz vor der Regel.

Beschwerden in den Wechseljahren

Zwischen dem 40. und 50. Lebensjahr nimmt die Anzahl reifungsfähiger Eizellen in den Eierstöcken deutlich ab, und allmählich stellen diese ihre Hormonproduktion ein – das Klimakterium beginnt. Als Erstes kündigt sich der Wechsel oft durch verkürzte Zyklen, später durch Unregelmäßigkeiten der Monatsblutung an. Auch lang anhaltende Blutungen kommen vor. Schließlich wird der Hormoneinfluss so schwach, dass kein Ei mehr heranreifen kann und überhaupt keine Blutung mehr ausgelöst wird. Der Zeitpunkt der letzten Regelblutung wird als Menopause bezeichnet.

Der Hormonmangel kann sich in mehr oder weniger starken Befindlichkeitsstörungen äußern. Die typischen Symptome des Klimakteriums sind Hitzewallungen, Schweißausbrüche und Schlafstörungen. Besonders die Schweißausbrüche können sehr lästig sein. Manche Frauen schwitzen so stark, dass sie mehrmals täglich tropfnass sind und ihre Kleidung wechseln müssen. Auch depressive Verstimmungen und andere Störungen des körperlichen und seelischen Gleichgewichts, wie Herzrasen, Kopfschmerzen, Migräneattacken, Angstzustände oder nachlassendes sexuelles Verlangen, können sich einstellen. Allerdings herrschen dabei große individuelle Unterschiede. Einige Frauen haben überhaupt keine Beschwerden, andere wiederum leiden extrem heftig, teils auch sehr lange darunter.

13

Frauenleiden

Weil die weiblichen Hormone auch das Bindegewebe und die Schleimhäute, insbesondere der Harnwege beeinflussen, können sich in den Wechseljahren manchmal eine Beckenbodenschwäche und Inkontinenz, das heißt die Unfähigkeit, den Urin beispielsweise beim Lachen, Niesen oder Husten zurückzuhalten, bemerkbar machen. Was Sie speziell bei Inkontinenz tun können, steht auf Seite 192 ff. Häufig klagen die betroffenen Frauen über Trockenheit im Bereich der Vagina mit der Folge wiederkehrender Entzündungen (siehe Seite 217 ff.). Wenn Sie im Klimakterium unter besonders heftigen Kopfschmerzen oder Migräneattacken leiden, können Sie im Kapitel Migräne auf Seite 35 nachschlagen.

Wann zum Arzt?

- Bei Veränderungen (Knoten) des Brustgewebes.
- Bei Herz-Kreislauf-Beschwerden.
- Bei ständigen Kopfschmerzen.
- Bei Schmierblutungen oder länger anhaltenden Blutungen.
- Bei allen ungewohnten Veränderungen.

Aufgrund des hormonellen Einbruchs in den Wechseljahren ist der weibliche Organismus anfälliger gegenüber Erkrankungen als sonst. Bei sehr heftigen Beschwerden und allen ungewöhnlichen Veränderungen, die Sie möglicherweise in dieser Lebensphase an Ihrem Körper bemerken, sollten Sie deshalb besser den Arzt aufsuchen, damit er die Ursache abklären kann.

13

Frauenleiden

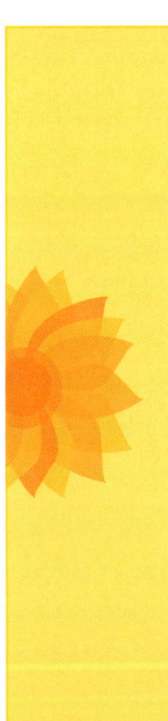

Osteoporose vorbeugen

Östrogenmangel gilt als die häufigste Ursache für die Knochenbrüchigkeit (Osteoporose). Schätzungen zufolge erkrankt immerhin ein Drittel aller Frauen nach den Wechseljahren daran. Besonders gefährdet sind Frauen mit einer erblichen Veranlagung für Osteoporose, Frauen denen frühzeitig die Eierstöcke entfernt wurden, die Cortison einnehmen müssen oder deren gebärfähige Lebensspanne relativ kurz war (späte Menarche, frühe Menopause). Auch häufige Knochenbrüche in der Vorgeschichte gelten als Risikofaktor. Wichtigste vorbeugende Maßnahmen sind eine gesunde Ernährung und ausreichende körperliche Bewegung möglichst an der frischen Luft (Sonneneinstrahlung fördert die Bildung des für die Knochenfestigkeit wichtigen Vitamin D im Körper). Die Kost sollte weitgehend fettarm sein, dafür aber reich an Calcium und Vitaminen, insbesondere Vitamin D. Rauchen und allzu viel Kaffee- oder Alkoholgenuss sollten Sie besser vermeiden. Dies verschlechtert die Durchblutung und vermindert den Calciumeinbau in den Knochen.

Welche Einzelhomöopathika können bei Beschwerden in den Wechseljahren helfen?

Beschwerdebild	Ihnen fällt auf	Besser 🙂 Schlimmer 🙁	Mittel + Dosierung
Hitzewallungen, Schweißausbrüche bei der geringsten Anstrengung, verbunden mit depressiver Verstimmung, Trockenheit der Scheide und unregelmäßigen, oft zu starken Blutungen.	Sie sind kälteempfindlich, reizbar, beginnen leicht zu weinen und haben eine Abneigung gegen Geschlechtsverkehr. Manchmal verspüren Sie ein abwärtsdrängendes Gefühl im Unterleib. Sie neigen zu Kopfschmerzen und zur Ohnmacht, haben oft Heißhunger auf Saures oder Süßes. Wenn Sie Sport treiben, geht es Ihnen besser.	● Wärme ● Frische Luft ● Kräftige körperliche Bewegung ● Morgens ● Kälte ● Trost ● Tabakrauch ● Gewitter	**Sepia (S. 330)** D12 1 x täglich 5 Globuli
Hitzewallungen, Schlafstörungen, verbunden mit ständigen Schmierblutungen oder anhaltenden Blutungen in den Wechseljahren.	Morgens nach dem Aufwachen fühlen Sie sich meist besonders schlecht, Sie neigen dazu, übermäßig viel und schnell zu reden, verspüren ein gesteigertes sexuelles Verlangen, sind zänkisch und sehr eifersüchtig. Sie haben manchmal linksseitig auftretende Migräne und vertragen nichts Enges um den Hals.	● Einsetzen von Absonderungen, etwa der Regelblutung ● Morgens ● Wärme	**Lachesis (S. 320)** D12 1 x täglich 5 Globuli
Unerträgliche Hitzewallungen mit hektisch gerötetem Gesicht, brennenden Wangen und Atembeklemmung.	Vor der Hitzwallung frösteln Sie meistens. Sie neigen zu Ohnmacht, zu Kopfschmerzen und Migräne, die morgens beginnen, bis Mittag zunehmen und dann langsam abklingen. Sie haben heiße, brennende Hände und Füße.	● Schlaf ● Dunkelheit ● Liegen auf der linken Seite ● Berührung ● Bewegung ● Genuss von Süßigkeiten	**Sanguinaria canadensis (S. 329)** D12 1 x täglich 5 Globuli

13

Frauenleiden

Welche Komplexmittel helfen?

Die Beschwerden

➜ Wechseljahre / Hitzewallungen /
  Schweißausbrüche / Schlafstörungen

Liegt das Schwergewicht Ihrer Wechseljahrbeschwerden überwiegend bei den Symptomen Hitzewallungen, Schweißausbrüche und Schlafstörungen, können Sie Ihre Beschwerden mit **Cimicifuga Oligoplex** günstig beeinflussen. Die homöopathischen Wirkstoffe dieses Kombinationspräparats regulieren das Hormonsystem und lindern die typischen Beschwerden der Wechseljahre. Sie wirken ferner Blutungsstörungen entgegen.

Cimicifuga Oligoplex enthält –
(Näheres dazu auf Seite 228):
Cimicifuga D3 (Wanzenkraut)
Asa foetida D4 (Stinkasant)
Belladonna D4 (Tollkirsche)
Crocus D4 (Safran)
Sabina D4 (Sadebaum)
Sanguinaria D4 (Kanadische Blutwurz)
Secale cornutum D4 (Mutterkorn)

● **Dosierung:** 3-mal täglich 15 Tropfen auf 1 EL Wasser vor dem Essen einnehmen. Das Mittel sollten Sie so lange einnehmen, bis die Beschwerden beseitigt sind, mindestens aber für 2–3 Monate ohne Unterbrechung.

....

Die Beschwerden

➜ Wechseljahre /
  sehr heftige Schweißausbrüche

Wenn Ihre Beschwerden sich hauptsächlich in starken Schweißausbrüchen ausdrücken, kann die in **Salvia Oligoplex** enthaltene Kombination Ihnen Linderung verschaffen. Neben Homöopathika, die gegen nervöse Übererregbarkeit helfen, enthält sie Arzneien mit hemmender Wirkung auf die Schweißabsonderung.

Bitte beachten Sie:
Bei Überempfindlichkeit gegen Chinin sollten Sie Salvia Oligoplex nicht anwenden.

Salvia Oligoplex enthält:
Salvia officinalis D1 (Salbei) wirkt auf die Schweißdrüsen, hemmt deren Sekretion und hat eine anregende Wirkung auf die Hautdurchblutung.
Agaricus D4 (Fliegenpilz) ist heilsam bei starker nervöser Übererregbarkeit mit Zucken, Zittern und Juckreiz. Es hilft bei Kopfschmerzen und Beschwerden im Bereich der Geschlechtsorgane, besonders in der Zeit der Wechseljahre.
Belladonna D4 (Tollkirsche) siehe Seite 228.
Boletus laricis D4 (Röhrling) wirkt bei starker Schweißneigung, insbesondere wenn sie nachts auftritt.
China D2 (Chinarinde) ist ein Heilmittel bei Schwäche und nervöser Reizbarkeit

13

Frauenleiden

und eignet sich für viele Beschwerden, die durch Verlust von Körpersäften entstanden sind. China ist ferner nützlich bei weißem oder blutig verfärbtem Ausfluss.

Geum urbanum D3 (Mauernelkenwurz) wirkt bei Harnwegsbeschwerden und stimuliert die Verdauungsorgane.

Jaborandi D4 (Jaborandistrauch) beeinflusst die Drüsen und reguliert ihre Funktion. Es wirkt bei übermäßigem Schwitzen, schwächenden Nachtschweiß und starkem Speichelfluss.

● **Dosierung:** 3-mal täglich 15 Tropfen auf 1 EL Wasser vor dem Essen einnehmen.

....

Die Beschwerden

→ Wechseljahre / Blutungsanomalien / depressive Verstimmung / Nervosität / Herzklopfen

Wenn Sie in den Wechseljahren überwiegend an diesen Symptomen leiden, ist **Sepia Oligoplex** eine geeignete Kombination, um diese Beschwerden zu lindern. Die darin enthaltenen Arzneien verfügen über einen ausgeprägten Einfluss auf das Hormonsystem und die weiblichen Geschlechtsorgane, insbesondere in den Wechseljahren.

Sepia Oligoplex enthält:

Sepia D4 (Tintenfisch) entfaltet eine tiefgreifende Wirkung auf den gesamten Körper, vornehmlich der Frau. Es fördert den Blutfluss in gestauten Venen, reguliert hormonelle Abweichungen und beeinflusst die Geschlechtsorgane. Daher findet es bei vielen Frauenleiden Anwendung.

Bitte beachten Sie:
Bei Überempfindlichkeit gegen Chinin sollten Sie Sepia Oligoplex nicht anwenden.

Ambra D5 (Grauer Amber) ist nützlich bei nervösen Beschwerden, Regelstörungen, der Neigung zu Zwischenblutungen sowie bei Wundsein, Schwellung und Juckreiz der Vagina mit reichlichem bläulich weiß verfärbtem, schleimigem Ausfluss.

China D2 (Chinarinde) siehe Seite 232.

Digitalis D4 (Fingerhut) eignet sich für viele Erkrankungen, bei denen das Herz in Mitleidenschaft gezogen ist. Es stärkt die Herzkraft und hilft bei Herzklopfen und Stechen in der Herzgegend.

Natrium carbonicum D3 (Natriumcarbonat) fördert den Stoffwechsel der Körperzellen. Es stabilisiert den Kreislauf und wirkt Schwächezuständen entgegen.

Strontium chloratum D4 (Strontiumchlorid) kräftigt den Körper nach Blutverlusten, beispielsweise nach einer Operation. Es hilft bei Schwindel mit Kopfschmerzen, Übelkeit, pulsierenden Hitzewallungen und einem geröteten Gesicht.

● **Dosierung:** 3-mal täglich 2 Tabletten vor dem Essen im Mund zergehen lassen.

....

13

Frauenleiden

Andere Komplexmittel:
Lachesis D12, Cimicifuga D5, Sepia D5, Lilium tigrinum D5 (enthalten in Cefakliman® Tabletten), Cimicifuga D2, Sepia D2, Ignatia D3, Sanguinaria D6 (enthalten in Klimaktoplant® N Tabletten)

Die Wechseljahre sind ein äußerst problematischer Lebensabschnitt. Sie zeigen das unwiderrufliche Ende der Gebärfähigkeit an. Aber nicht nur der abrupte Hormonmangel bereitet vielen Frauen Probleme, sondern auch die Tatsache, dass sie erstmals mit den Vorzeichen des Alterns konfrontiert werden. Die Haut wird schlaffer, oder es kommt zur Gewichtszunahme. Darüber hinaus sind zu diesem Zeitpunkt auch die Kinder erwachsen geworden und verlassen das elterliche Haus, so dass eine weitere, das bisherige Leben erfüllende Aufgabe der Frau entfällt. Deshalb ist es besonders wichtig, sich neue Ziele zu suchen. Je mehr sich eine Frau gegen die ablaufenden Veränderungen wehrt, um so mehr wird sie meist darunter leiden. Sehen Sie deshalb die Wechseljahre als eine Krise oder einen normalen Wandel, der keiner Frau erspart bleibt, und versuchen Sie, die neu gewonnene Zeit, die Sie nun für Ihre eigenen Interessen nutzen können, zu genießen. Die meisten Frauen fühlen sich nach überstandenem Wechsel wieder ausgesprochen gut und leistungsstark.

13

Frauenleiden

Abstillen

Das Stillen ist für ein Neugeborenes die ideale Form der Ernährung, denn die Muttermilch enthält alle wichtige Nährstoffe in optimaler Zusammensetzung. Nicht zuletzt vermittelt die körperliche Nähe während des Stillens Ihrem Baby Geborgenheit, Sicherheit und Wohlbefinden. Wenn möglich, sollten Kinder deshalb wenigstens bis zum sechsten Lebensmonat gestillt werden. Danach reicht die Milchproduktion vielfach nicht mehr aus, um das Baby zu versorgen, so dass mit dem »Zufüttern« begonnen werden muss.

Wer vorzeitig mit dem Stillen aufhören möchte oder muss, kann unterstützend mit homöopathischen Mitteln verhindern, dass es zu einem Milchstau oder zu Verhärtungen in der Brust kommt.

In manchen Fällen können ungünstige Umstände ein frühzeitiges Abstillen erforderlich machen. Zu diesen Stillhindernissen gehören schwere gesundheitliche Probleme der Mutter oder die Einnahme bestimmter Medikamente, die das Baby gefährden könnten. Auch entzündete oder ungünstig gestaltete Brustwarzen können manchmal zum frühzeitigen Abstillen zwingen. Dabei ist es wichtig, einen Milchstau in der Brustdrüse zu verhindern und Verhärtungen oder Entzündungen der Brustdrüse vorzubeugen. In den meisten Fällen wird man die Milchproduktion mit Medikamenten stoppen müssen.

Welche Einzelhomöopathika können beim Abstillen helfen?

Beschwerdebild	Ihnen fällt auf	Besser 😀 Schlimmer 🙁	Mittel + Dosierung
Milchstau mit harten, entzündlich geröteten Brüsten, die äußerst berührungsempfindlich sind.	Sie verspüren pochende oder pulsierende Missempfindungen in den Brüsten, die Haut ist heiß und brennt.	● Lauwarme Umschläge ● Im Stehen ● Halb aufrechtes Sitzen ● Berührung ● Erschütterung ● Nachts ● Liegen	**Belladonna (S. 300)** D6–D8 3–4 x täglich 5 Globuli
Milchstau mit knotiger Brust und entzündeten Brustwarzen, die hochempfindlich gegen Berührung sind.	Die Brüste fühlen sich wund an, sind sehr empfindlich gegen Druck und schmerzen vor allem beim Treppauf- oder Treppabgehen.	● Ruhe ● Liegen ● Wärme ● Treppensteigen ● Berührung	**Lac caninum (S. 320)** D6–D8 3–4 x täglich 5 Globuli

13

Frauenleiden

235

Welche Komplexmittel helfen?

Die Beschwerden
→ Abstillen / Milchstau

Eine geeignete Kombination, mit der Sie das Abstillen erleichtern können, ist **Rosmarinus Oligoplex**. Darin findet sich eine Mischung aus homöopathischen Arzneien, die das Hormonmuster des normalen Menstruationszyklus rasch wiederherzustellen vermögen und damit die überschießende Milchproduktion bremsen. Ferner wirken sie knotigen Veränderungen der Brust entgegen.

Rosmarinus Oligoplex enthält:

Rosmarinus officinalis D3 (Rosmarin) hat Heilkräfte bei Haarausfall, Neigung zur Fehlgeburt und bei Regelstörungen. Es wirkt besonders gut, wenn die Betroffenen stark frösteln, so dass sie am liebsten im warmen Bett bleiben möchten. Rosmarinus hilft ferner bei Kopfschmerz und nachlassender Gedächtnisleistung.

Caulophyllum thalictroides D2 (Blauer Hahnenfuß) hat eine ausgeprägte Wirkung auf die Gebärmutter und findet Anwendung bei Regelstörungen oder Problemen während des Geburtsvorgangs. Es fördert eine zu schwache Wehentätigkeit, das Ausstoßen der Nachgeburt und normalisiert den Wochenfluss.

Conium D4 (Gefleckter Schierling) ist eine bedeutende Arznei bei Nachlassen der körperlichen und geistigen Kräfte, beeinflusst günstig verhärtetes Drüsengewebe, beispielsweise der weiblichen Brust, und zeigt Wirkung bei Regelstörungen.

Crocus D4 (Safran) eignet sich für dunkle, fädige Blutungen, besonders wenn sie von einem häufigen und gegensätzlichen Wechsel der Gefühle und Stimmungen begleitet sind.

Hypophysis D4 (Hypophysen-Extrakt) übt eine regulierende Wirkung auf das vegetative Nervensystem, die Schilddrüse, Eierstöcke und andere dem Hormonsystem zugehörige Organe aus.

Ovarium D4 (Ovar-Extrakt) reguliert das Hormonsystem, insbesondere die Funktion der Hirnanhangsdrüse.

Thyreoidea D5 (Schilddrüsen-Extrakt) beeinflusst das Hormonsystem und hilft besonders bei Schilddrüsenstörungen mit Abmagerung, Schweißausbruch und Kopfschmerzen. Ferner ist dieses Mittel hilfreich bei Knoten der weiblichen Brust und Problemen in der Schwangerschaft.

Pulsatilla D4 (Küchenschelle) ist ein typisches Frauenmittel und hat eine ausgeprägte Wirkung auf das Hormonsystem und die Geschlechtsorgane. Es ist ein wichtiges Heilmittel bei vielen Störungen im Zusammenhang mit der Monatsblutung und der Schwangerschaft. Pulsatilla eignet sich besonders für anlehnungsbedürftige Frauen, die leicht zu weinen beginnen.

● **Dosierung:** 3-mal täglich 15 Tropfen auf 1 EL Wasser vor dem Essen einnehmen.

13

Frauenleiden

236

■ Allgemeine Empfehlungen beim Abstillen

Achten Sie in dieser Zeit auf peinliche Sauberkeit der Brustwarzen. Eventuell können kühlende, mit Kamillentee getränkte Umschläge entstehende Beschwerden lindern.

Da Stillen auch immer große körperliche Nähe bedeutet, die Ihr Baby jetzt gewohnt ist und braucht, sollten Sie sich Ihrem Kind in der Phase des Abstillens besonders zuwenden. Viel Schmusen und Spielen können die Übergangsphase gut ausfüllen. Stillen Sie auch nicht zu abrupt ab, sondern ersetzen anfangs immer nur alle paar Tage das Stillen durch fertige Babynahrung. So reduziert sich auch Ihre Milchmenge allmählich. Bei allen Problemen mit dem Abstillen sollten Sie sich jedoch an Ihre Hebamme oder eine Stillberaterin wenden.

Mastopathie

Unter Mastopathie versteht man Umbauvorgänge des Brustgewebes, die als schmerzhafte knotige Verhärtungen der Brustdrüse in Erscheinung treten. Weil die weibliche Brust ein hormonabhängiges Organ ist, können sich die Knötchen meist in der zweiten Zyklushälfte oder zum Zeitpunkt der Regelblutung hin vergrößern und zu schmerzen beginnen. In den meisten Fällen handelt es sich dabei um gutartige Umbauvorgänge des Brustgewebes, die sich nach der Menstruation wieder weitgehend zurückbilden.

Einige Mittel, die vor der Periode auftretende Brustschmerzen beeinflussen können, finden Sie deshalb auch im Kapitel »Prämenstruelles Syndrom« auf Seite 226. Ursache der Mastopathie ist in aller Regel ein Überschuss der Östrogene, die einen stimulierenden Einfluss auf die Gewebebildung haben. Mit den Wechseljahren klingt eine Mastopathie in aller Regel ab.

Wann zum Arzt?

● Zu Ihrer eigenen Sicherheit sollten Sie jede Veränderung der Brustdrüse zuerst gynäkologisch untersuchen lassen. Einer Mastopathie kann auch eine behandlungsbedürftige hormonelle Entgleisung zugrundeliegen. Auch ein Brustkrebs (Mammakarzinom) kann als Knoten in der Brust in Erscheinung treten.

● Wenn Sie eine eingezogene Brustwarze oder veränderte Hautstellen der Brust feststellen, sollten Sie ohne Zeitverzug Ihren Gynäkologen aufsuchen.

13

Frauenleiden

Welche Einzelhomöopathika können bei Mastopathie helfen?

Beschwerdebild	Ihnen fällt auf	Besser 😊 Schlimmer 😟	Mittel + Dosierung
Sie haben Knoten in der Brust, die vom Arzt als gutartig eingestuft worden sind. Die Brüste sind hart, schmerzen und sind berührungsempfindlich.	Die Beschwerden sind vor und während der Regelblutung besonders ausgeprägt. Oft sind sie verbunden mit Juckreiz in den Brüsten oder mit stechenden, zwickenden Schmerzen. Sie können den Druck der Kleidung kaum ertragen. Die Brüste schmerzen bei jedem Schritt.	● Dunkelheit ● Wärme ● Menstruation ● Nachts und morgens ● Gehen	**Conium maculatum (S. 311)** D12 1 x täglich 5 Globuli
Sie haben vom Arzt als gutartig eingestufte Knoten in der Brust, wobei die rechte Seite stärker betroffen ist.	Die Brust fühlt sich besonders vor und während der Periode entzündet an und schmerzt, die Haut ist rötlich verfärbt. Sie haben das Verlangen, die Brust fest mit den Händen zu halten.	● Drücken mit den Händen ● Liegen auf der linken Seite ● Bewegung ● Heben der Arme ● Feuchtes Wetter ● Liegen auf der rechten Seite	**Phytolacca decandra (S. 326)** D12 1 x täglich 5 Globuli

13

Frauenleiden

Welche Komplexmittel helfen?

Die Beschwerden
→ Mastopathie

Mit **Conium Oligoplex** können Sie eine Mastopathie im Allgemeinen günstig beeinflussen. Die darin enthaltenen homöopathischen Arzneien wirken Gewebsveränderungen und -wucherungen entgegen.

Conium Oligoplex enthält:

Conium maculatum D4 (Gefleckter Schierling) ist nützlich bei Schwächezuständen, Verlangsamung, Nachlassen der geistigen Leistung und des Gedächtnisses. Es ist ein bedeutendes Heilmittel für vergrößerte, verhärtete Drüsen und hat außerdem einen günstigen Einfluss auf Tumoren.

Absinthium D1 (Wermut) wirkt auf das Gehirn. Es findet in der Homöopathie Anwendung bei nervösem Zittern und Schlaflosigkeit, aber auch bei vorzeitiger Menopause.

Agaricus D3 (Fliegenpilz) hat gleichfalls einen starken Einfluss auf das Gehirn und hilft bei starken Erregungszuständen. Zudem wirkt Agaricus bei klimakterischen Beschwerden sowie bei Juckreiz und Brennen der Brustwarzen.

Arsenicum album D8 (Arsentrioxid) zeigt günstige Effekte auf Gewebswucherungen und Entzündungen.

Chelidonium D2 (Schöllkraut) ist ein wichtiges Leber-Galle-Mittel. Es ist aber auch vielfach angezeigt bei Regelstörungen, Tumoren und Warzen.

Clematis D3 (Aufrechte Waldrebe) entfaltet seine Wirkungen vornehmlich auf die Haut, Drüsen, Augen und Harnwege. Clematis wird vor allem zur Behandlung von Entzündungen in diesen Regionen genutzt.

Condurango D3 (Kondurangostrauch) regt die Verdauung an und bessert so die allgemeine Befindlichkeit. Es zeigt günstigen Einfluss bei Gewebswucherungen und bei Krebs.

Galium aparine D2 (Klebkraut) erstreckt seine Heilkraft vorwiegend auf die Harnorgane. Es fördert die Ausscheidungsleistung der Niere, wirkt entwässernd und fördert die Heilung bei Geschwüren. Ferner wirkt es Gewebswucherungen entgegen.

● **Dosierung:** 3-mal täglich 10–15 Tropfen auf 1 EL Wasser vor dem Essen einnehmen. Sie können das Mittel so lange anwenden, bis die Beschwerden abgeklungen sind.

....

■ **Allgemeine Empfehlungen bei Mastopathie**

Kühlende Umschläge können bei Mastopathie auftretende Schmerzen lindern. Vermeiden Sie möglichst fettreiche Kost und Stimulanzien wie Kaffee, Alkohol oder Nikotin. Alle diese Faktoren haben einen ungünstigen Einfluss auf die hormonelle Regulation.

13

Frauenleiden

Beschwerden der Muskeln, Knochen und Gelenke

14

Vielen Menschen kann nasskalte Witterung oder Zugluft regelrecht »in die Knochen« fahren. Der Nacken ist steif, Glieder und Muskeln reißen und die Gelenke schmerzen. Diese Beschwerden werden allgemein als »Rheuma« bezeichnet. Die Medizin versteht darunter jedoch recht unterschiedliche Krankheitsbilder. Sie unterscheidet entzündliche rheumatische Erkrankungen von den sogenannten degenerativen Leiden, die durch Abnutzungserscheinungen der Gelenke bedingt sind. Bei Ersteren bildet der Körper vermutlich Abwehrstoffe gegen seine eigenen Gelenkstrukturen. Sie drücken sich als Entzündung meist mehrerer Gelenke aus und führen im weiteren Verlauf zu deren Zerstörung und teils schwerer Verformung. Ursachen des Gelenkverschleißes sind hingegen höheres Lebensalter, Über- oder Fehlbelastungen, aber auch Bewegungsmangel. Beim Weichteilrheumatismus sind ausschließlich die weichen Anteile des Bewegungsapparates – Muskeln, Sehnen und Bänder – betroffen.

Alle Teile des Bewegungsapparates arbeiten zusammen

Zum Bewegungsapparat gehören neben den Knochen, Gelenken und Muskeln auch die Bänder, Sehnen und Gelenkkapseln. All diese Strukturen arbeiten eng zusammen. Das Knochengerüst stützt den Körper, und die Gelenke gewährleisten die Beweglichkeit. Jeder Knochen ist deswegen an seinem Gelenkende mit einer elastischen Knorpelschicht überzogen, die wie ein Polster Druck- und Stauchungsbelastungen auffängt und dafür sorgt, dass die Knochen bei Bewegung nicht aneinanderreiben. Ähnlich wie ein Kugellager wird das Gelenk durch die sogenannte Gelenkschmiere »geölt«. Sie wird bei jeder Bewegung über die Knorpelflächen verteilt. Deshalb kann auch Bewegungsmangel dem Gelenk schaden.

An den stark belasteten Zonen des Bewegungsapparates kommt es häufig zur Abnutzung der Gelenke, die erhebliche Schmerzen verursacht und die Beweglichkeit beeinträchtigen kann.

Der aktive Anteil unseres Bewegungsapparates ist die Muskulatur. Sie verleiht den Gelenken zusätzliche Stabilität und ermöglicht alle Bewegungen. Jeder Muskel ist über Sehnen an der Knochenhaut befestigt. Man unterscheidet Beuge- und Streckmuskeln, deren fein aufeinander abgestimmter Spannungszustand jede Körperhaltung und einen kontrollierten Bewegungsablauf ermöglicht.

Häufige Beschwerden des Bewegungsapparates

In den stark belasteten Zonen des Bewegungsapparates kommt es am häufigsten zu Problemen. Deshalb treten Rückenschmerzen insbesondere in der Nacken- und Lendenregion auf. Eine Folge von Muskelverspannungen oder Verschleißerscheinungen in diesen Bereichen sind Beschwerden im Schulter-Arm-Bereich, Ischiasschmerzen und der Tennisarm. Beim sogenannten Tennisarm handelt es sich um eine Entzündung des Ellenbogengelenkes, die durch ständige Über- und Fehlbelastung wie zum Beispiel die Schlagbewegung beim Tennisspielen entsteht. Auch Knie- und Hüftgelenke sind stark beansprucht. Deshalb kommt es in diesen Gelenken häufig zur Abnutzung des Gelenkknorpels, die als Arthrose bezeichnet wird.

Muskelbeschwerden entstehen vielfach durch eine falsche oder einseitige Körperhaltung, die zu schmerzhaften Muskelverspannungen führt. Schmerzen im Bereich der Muskulatur können auch durch Überlastung, beispielsweise beim Sport (Muskelkater) oder durch eine Verletzung bedingt sein.

Während die Osteoporose (Knochenbrüchigkeit) überwiegend im fortgeschrittenen Lebensalter zu finden ist, können bei Kindern Wachstumsschmerzen auftreten.

14

Beschwerden der Muskeln, Knochen und Gelenke

Vorsicht

Mitunter können auch schwere Erkrankungen mit Gelenk- oder Gliederschmerzen einhergehen. Deshalb sollten alle anhaltenden Schmerzzustände im Bereich des Bewegungsapparates vom Arzt abgeklärt werden – insbesondere wenn ein Gelenk entzündet und geschwollen ist.

Bei Lähmungserscheinungen oder Gefühllosigkeit der Extremitäten müssen Sie sofort den Arzt aufsuchen.

Sie suchen Hilfe bei:

Einzelmittel oder Komplexmittel?

Zur Erinnerung: Die Behandlung mit einem homöopathischen Einzelmittel ist nicht immer einfach, weil die gewählte Arznei möglichst genau mit den Leitsymptomen übereinstimmen muss. Einzelheiten dazu, wann die Behandlung mit einem Einzelmittel erfolgversprechend ist und wann es sich empfiehlt, zum Komplexmittel zu greifen, finden Sie auf Seite 21.

Rückenschmerzen und »Hexenschuss«

Menschen, die durch ihre berufliche Tätigkeit einer einseitigen Körperhaltung ausgesetzt sind, klagen häufig über Rückenschmerzen (Lumbalgie). Die Muskulatur verspannt sich, das Kreuz schmerzt oder der gesamte Rücken wird vom langen Sitzen steif.

Der Nacken- und Lendenbereich sind dabei besonders gefährdet. Kälte, Nässe und Zugluft begünstigen die Entstehung von Rückenschmerzen.

Muskelverspannungen im Nacken können auch die Ursache von Schulter-Arm-Beschwerden, Kopfschmerzen und Migräneanfällen sein (siehe Seite 28 ff. und 35 ff.).

Eine abrupte Bewegung oder schweres Heben löst manchmal einen heftig einschießenden, stechenden Schmerz im Kreuz aus. Wie vom Blitz getroffen, verharren die Betroffenen in der gerade ausgeführten Bewegung, es kommt zum Hartspann der Muskulatur im betroffenen Rückenbereich, und sie können nur unter großen Qualen – manchmal auch gar nicht – ihre aufrechte Haltung wieder einnehmen. Deshalb spricht man dabei auch vom »Hexenschuss«. Ursache ist eine Reizung der empfindlichen Gelenkstrukturen durch die plötzliche Belastung oder eine Schädigung der Bandscheibe. Auch Reizungen des Ischiasnervs mit ins Bein ausstrahlenden Schmerzen kann eine Bandscheibenschädigung zugrunde liegen.

Welche Einzelhomöopathika können bei Rückenschmerzen und »Hexenschuss« helfen?

Beschwerdebild	Ihnen fällt auf	Besser 🙂 Schlimmer 🙁	Mittel + Dosierung
Reißende Rücken-/Nackenschmerzen oder Hexenschuss, ausgelöst durch Unterkühlung der Muskulatur nach körperlicher Anstrengung, z.B. Durchnässung oder Zugluft, nachdem Sie beim Sport geschwitzt haben. Möglicherweise haben Sie sich die Beschwerden auch durch eine abrupte Bewegung, beispielsweise beim Heben, zugezogen.	Sie müssen sich andauernd bewegen, um die Schmerzen ertragen zu können. Sogar nachts werden Sie wach, müssen aufstehen und umhergehen.	● Ständige leichte Bewegung ● Wärme ● Heiße Anwendungen ● Morgens ● Nachts ● Ruhe ● Kälte ● Feuchtigkeit	**Rhus toxicodendron (S. 327)** D2–D6 3–4 x täglich 5 Globuli
Hexenschuss oder akut auftretende Schmerzen im Bereich der Lendenwirbelsäule oder des Nackens, verbunden mit Muskelverspannungen. Auslöser waren Stress, Ärger, Überarbeitung, Schlafmangel oder ein Alkoholexzess.	Sie sind reizbar, übellaunig und empfindlich gegen Hektik und Geräusche (insbesondere gegen Stimmen und Schritte). Sie frösteln und verlangen nach Wärme und Ruhe.	● Wärme, Ruhe ● Kurzer Schlaf ● Abends ● Morgens ● Kälte ● Zugluft ● Geräusche ● Ärger	**Nux vomica (S. 324)** D4–D8 3–4 x täglich 5 Globuli
Reißende, dumpfe oder stechende Rückenschmerzen, verbunden mit Brennen und Ziehen besonders im Nackenbereich. Als Auslöser kommen in Frage körperliche Überlastung, Witterungswechsel. Begünstigend können finanzielle Sorgen wirken.	Ihr Rücken fühlt sich wie zerschlagen an und schmerzt bei der geringsten Bewegung. Sie möchten sich deshalb am liebsten überhaupt nicht mehr rühren, wollen auch nicht sprechen, sind reizbar und verlangen nach Ruhe.	● Fester Druck auf die betroffenen Körperregionen ● Ruhe ● Liegen auf den schmerzhaften Körperstellen ● Wärme ● Geringste Bewegung ● Morgens gegen 3 Uhr ● Wetterwechsel	**Bryonia alba (S. 302)** D6 3–4 x täglich 5 Globuli

14

Beschwerden der Muskeln, Knochen und Gelenke

Wann zum Arzt?

- Bei anhaltenden oder wiederkehrenden Beschwerden, denn auch eine entzündliche rheumatische Erkrankung, insbesondere der sogenannte Morbus Bechterew, der langfristig zur völligen Versteifung der Wirbelsäule führt, kann Rückenschmerzen verursachen. Mit Hilfe eines Röntgenbildes, gegebenenfalls auch einer Laboruntersuchung kann Ihr Arzt eine solche Erkrankung ausschließen.

- 🧰 Bei Lähmungserscheinungen oder plötzlichem Taubheitsgefühl im Bereich der Extremitäten müssen Sie ohne Zeitverzug zum Arzt. Dann haben Sie möglicherweise einen Bandscheibenvorfall (Prolaps), der einen Nerv reizt und unbedingt behandelt werden muss, andernfalls drohen bleibende Schäden.

- Bei Nackenschmerzen als Folge eines Unfalls (sogenanntes Schleudertrauma). In diesem Fall ist es notwendig, eine Beschädigung oder einen Bruch im Bereich der Halswirbelsäule auszuschließen. Selbst ein kleiner Knochenriss in einem Halswirbel kann gefährlich werden, weil der Wirbel bei Bewegung oder erneuter Belastung vollständig brechen kann.

Regelmäßige körperliche Bewegung und sportliche Aktivitäten halten Ihre Muskeln in Schwung; damit entlasten Sie Ihre Gelenke und beugen wirkungsvoll Übergewicht und Rückenschmerzen vor.

Welche Komplexmittel helfen?

Die Beschwerden
→ Rückenschmerzen
→ Ischiasbeschwerden
→ Hexenschuss

Eine Kombination, die Ihnen hier helfen kann, enthält **Rhus toxicodendron Oligoplex**. Die Inhaltsstoffe wirken auf das Bindegewebe, fördern den Knochenstoffwechsel, lindern Entzündungsprozesse und Schmerzen.

Denken Sie daran, dass sich auch chronischer Stress oder starke seelische Belastungen mitunter als Rückenschmerzen bemerkbar machen können.

Rhus toxicodendron Oligoplex enthält:
Rhus toxicodendron D4 (Giftsumach) beeinflusst das Bindegewebe, die Sehnen, Muskeln und Gelenke. Es zeigt heilende Effekte bei rheumatischen Schmerzen, die von einer Steifheit der Gelenke begleitet sind. Rhus ist hilfreich, wenn Beschwerden durch Verheben, Verrenkung oder Verstauchung entstanden sind. Auch Muskelrisse sprechen gut auf dieses Mittel an.

Bryonia alba D3 (Weiße Zaunrübe) ist hilfreich bei rheumatischen Beschwerden mit stechenden oder reißenden Schmerzen sowie bei Gelenkschwellungen.

Mercurius sublimatus corrosivus D5 (Quecksilberchlorid) hilft bei Entzündungen und

14

hat einen günstigen Effekt auf die Ausscheidungsleistung der Niere.

Oleum Gaultheriae D2 (Wintergrünöl) ist angezeigt bei entzündlichen rheumatischen Erkrankungen, Ischiasbeschwerden und anderen Nervenschmerzen, ferner bei Entzündungen und beeinträchtigter Funktion der Nieren.

Oleum Terebinthinae D3 (Terpentinöl) wirkt besonders auf blutende Schleimhäute sowie bei brennenden Rückenschmerzen in der Nierenregion.

Salix alba D1 (Silberweide) hat eine entzündungshemmende, schmerzlindernde Wirkung bei allen entzündlichen Erkrankungen, insbesondere im Bereich des Bewegungsapparates.

Dosierung:

- Bei akuten Beschwerden: An den ersten beiden Tagen 3-mal täglich 40 Tropfen einnehmen.
- Danach 3-mal täglich 20 Tropfen auf 1 EL Wasser vor dem Essen einnehmen, bis die Beschwerden abklingen.

....

Bitte beachten Sie:
Rhus toxicodendron Oligoplex dürfen Sie nicht anwenden bei Nierenfunktionsstörungen, in der Schwangerschaft und Stillzeit, bei Säuglingen und Kleinkindern, bei Alkoholkranken sowie bei Überempfindlichkeit gegen Giftsumachgewächse, Salicylate und Terpentin. Wenn Sie während der Einnahme einen vermehrten Speichelfluss beobachten, müssen Sie das Mittel absetzen.

■ **Zur Unterstützung des Heileffekts**

Es hat sich bewährt, Rhus toxicodendron Oligoplex im täglichen Wechsel mit **Berberis Oligoplex** einzunehmen. Diese Komposition enthält zusätzlich Arzneien, die das Bindegewebe von Stoffwechselschlacken befreien und dadurch den Heileffekt verstärken.

Berberis Oligoplex enthält:

Berberis D2 (Berberitze) ist ein Heilmittel für Gicht, rheumatische Schmerzen, Hexenschuss und zeigt eine starke Wirkung auf die Harnorgane. Harnwegsprobleme, die mit Gelenkbeschwerden verbunden sind, sprechen deshalb besonders gut auf dieses Mittel an.

Abrotanum D1 (Eberraute) ist geeignet bei Gicht, rheumatischen Beschwerden, Schwäche, Steifigkeit und Lahmheit des Rückens; ferner bei Abmagerung – trotz guten Appetits –, insbesondere wenn die untere Körperhälfte oder die Beine betroffen sind.

Colchicum D4 (Herbstzeitlose) ist ein wichtiges Heilmittel bei Gicht, Gelenkentzündungen und reißenden Gliederschmerzen. Es wirkt besonders auf das Muskelgewebe, die Knochen- und Gelenkhäute. Bewegung und Berührung der schmerzenden Gelenke werden als unerträglich empfunden.

Colocynthis D4 (Koloquinte) löst kolikartige quälende Bauchschmerzen, bei denen der Kranke sich krümmen muss, und lindert Muskelschmerzen, die als krampfend oder zusammenschnürend empfunden werden.

14

Beschwerden der Muskeln, Knochen und Gelenke

Gnaphalium polycephalum D3 (Vielköpfiges Ruhrkraut) ist hilfreich bei Rheuma und Ischiasschmerzen mit Taubheitsgefühl im betroffenen Bein, besonders wenn die Betroffenen gleichzeitig zu Durchfall und häufigem Wasserlassen neigen.

Ledum D3 (Sumpfporst) ist ein bedeutendes Heilmittel bei Beschwerden nach Stichverletzungen, insbesondere nach Insektenstichen, hat aber auch Einfluss auf rheumatische Schmerzen.

Nux vomica D4 (Brechnuss) hilft bei brennenden Rückenschmerzen, krampfartigen Schmerzen und Schulter-Arm-Beschwerden.

Oleum Terebinthinae D3 (Terpentinöl) siehe Seite 245.

Dosierung:
- Anfangs: für 2 Tage 3-mal täglich 40 Tropfen.
- Danach: 3-mal täglich 20 Tropfen auf 1 EL Wasser vor dem Essen einnehmen, bis die Beschwerden abklingen.

Bitte beachten Sie:
Berberis Oligoplex dürfen Sie nicht anwenden in der Schwangerschaft und Stillzeit, bei Säuglingen und Kleinkindern, bei Alkoholkranken sowie bei Überempfindlichkeit gegen Terpentinöl. Zu Beginn der Behandlung können eine gesteigerte Harnproduktion und Schweißbildung auftreten. Dies deutet auf eine verstärkte Ausscheidung von Stoffwechselschlacken hin und ist als günstige Reaktion des Körpers zu werten.

Die Beschwerden
→ Rückenschmerzen / witterungsbedingt

Leiden Sie überwiegend an witterungsbedingten Schmerzen und Steifigkeit des Rückens, so ist die in **Ledum Oligoplex** enthaltene Kombination geeignet, um Ihre Beschwerden zu lindern. Die homöopathischen Wirkstoffe lindern rheumatische Schmerzen, insbesondere wenn sie durch feuchtes Wetter ausgelöst werden. Sie fördern außerdem die Ausscheidung von Stoffwechselprodukten.

Bitte beachten Sie:
Während der Schwangerschaft darf Ledum Oligoplex nicht eingenommen werden.

Ledum Oligoplex enthält:

Ledum D3 (Sumpfporst) siehe oben links.

Bryonia alba D3 (Weiße Zaunrübe) siehe Seite 244.

Colchicum D4 (Herbstzeitlose) siehe Seite 245.

Dulcamara D3 (Bittersüß) ist heilsam bei rheumatischen Schmerzen, aber auch vielen anderen Beschwerden, die durch feuchte Kälte ausgelöst werden und sich bei jedem Wechsel zu kalter Witterung verschlimmern.

Gnaphalium polycephalum D2 (Vielköpfiges Ruhrkraut) siehe oben links.

Natrium nitricum D3 (Natriumnitrat) ist ein bedeutendes Homöopathikum bei

Beschwerden der Muskeln, Knochen und Gelenke

Grippeerkrankung und entzündlichen Prozessen, die zur Blutung neigen.

Rhododendron D3 (Goldgelbe Alpenrose) wirkt auf viele unterschiedliche Körperbereiche. Es wird unter anderem eingesetzt bei rheumatischen Erkrankungen, Nerven- und Kopfschmerzen, die beim Herannahen eines Sturms oder eines Gewitters aufkommen oder sich dadurch verschlimmern.

● **Dosierung:** 3-mal täglich 15 Tropfen auf 1 EL Wasser vor dem Essen einnehmen.

....

Die Beschwerden
→ Nackenschmerzen
→ Muskelverspannungen
→ Schulter-Arm-Syndrom

Wenn Ihre Beschwerden sich primär als Nackenschmerzen ausdrücken, kann Ihnen die homöopathische Komposition von **Ranunculus Oligoplex** helfen. Darin sind Arzneien zusammengestellt, die sich insbesondere bei Verschleißerscheinungen der Halswirbelsäule, aber auch bei Muskelverspannungen und Schulter-Arm-Beschwerden bewährt haben.

Wenn Sie sehr viel im Sitzen oder am Bildschirm arbeiten, sollten Sie zwischendurch immer wieder für kleine Entspannungspausen sorgen, um die Nackenmuskulatur zu entlasten.

Ranunculus Oligoplex enthält:

Ranunculus bulbosus D3 (Knollenhahnenfuß) wirkt auf das Muskelgewebe, die Haut und ist ein Heilmittel gegen die Folgen sitzender Lebensweise. Ranunculus löst Verspannungen der Muskulatur im Bereich des gesamten Schultergürtels und Brustbereichs, vor allem wenn diese sich wie geprellt anfühlen und die Beschwerden von Frösteln begleitet sind. Eines der Leitsymptome für Ranunculus ist ein Muskelschmerz am unteren Rande des Schulterblattes.

Aconitum D4 (Blauer Eisenhut) wirkt bei plötzlich einsetzenden hoch fieberhaften Erkrankungen, die von starker Unruhe und Angst begleitet sind. Aber auch bei rheumatischen Beschwerden mit schießenden Schmerzen oder Lahmheitsgefühl in Armen und Beinen ist Aconitum nützlich. Auslöser ist oft kalter Wind.

Actaea D3 (Christophskraut) ist ein wirksames Rheumamittel, besonders wenn die kleinen Gelenke, zum Beispiel die Finger- und Handgelenke, betroffen sind. Charakteristisch sind gerötete, geschwollene Gelenke und eine leichte Ermüdbarkeit der Gliedmaßen.

Aesculus D1 (Rosskastanie) fördert den Blutfluss in gestauten Venen und findet deshalb in erster Linie Anwendung bei Hämorrhoiden. Es ist angezeigt bei tiefsitzenden Rückenschmerzen sowie bei Schulterbeschwerden mit in die Arme einschießenden Schmerzen.

Bryonia alba D4 (Weiße Zaunrübe) siehe Seite 244.

Gelsemium D4 (Wilder Jasmin) hilft bei dumpfen, meist plötzlich einsetzenden

14

Beschwerden der Muskeln, Knochen und Gelenke

Schmerzen im hinteren Bereich des Kopfes und im Nacken, die von Schwindel und Benommenheit begleitet sind.
Rhododendron D4 (Goldgelbe Alpenrose) siehe Seite 247.

● **Dosierung:** 3-mal täglich 15 Tropfen auf 1 EL Wasser vor dem Essen einnehmen.

....

Andere Komplexmittel:
Bryonia D4, Dulcamara D3, Gnaphalium D2, Ledum D4, Nux vomica D4, Spiraea D2, Tartarus stibiatus D3 (enthalten in Rheuma-Hevert®NTropfen)

■ **Allgemeine Empfehlungen bei Rückenschmerzen und »Hexenschuss«**

Regelmäßige Bewegung und eine tägliche Ausgleichsgymnastik kräftigen die Rückenmuskeln und sind die beste Vorbeugung gegen chronische Rückenschmerzen. Bestimmte Entspannungstechniken wie Autogenes Training, Yoga oder die sogenannte Progressive Muskelentspannung können Stress abbauen und dadurch zur Lösung der verspannten Rückenmuskulatur beitragen.
Um akute Beschwerden zu lindern, können Sie ein warmes Rheumabad nehmen, zum Beispiel mit Heublumen- oder Moorextraktzusatz. Bei Hexenschuss helfen vor allem Wärme, Ruhe und Entspannung, um den Muskelhartspann wieder zu lösen. Achten Sie beim Liegen darauf, dass die Lendenwirbelsäule möglichst gerade und gestreckt auf einer nicht zu weichen Unterlage aufliegt.

»Tennisarm«

Durch akute Überbeanspruchung oder chronische Überlastung der Muskulatur kann sich das Ellenbogengelenk entzünden, was zu starken Schmerzen führt. Diese können so heftig sein, dass sie die Beweglichkeit des betroffenen Armes erheblich beeinträchtigen. Oft muss das Gelenk dann für längere Zeit ruhig gestellt werden.
Beim Tennisarm treten die Schmerzen vor allem im Bereich des äußeren Ellenbogens, beim sogenannten Golferellenbogen am inneren Ellenbogen auf. Die Bezeichnungen stammen daher, dass dieses Schmerzsyndrom bei Tennis- und Golfspielern vermehrt auftritt; allerdings hat der Großteil der Betroffenen in seinem Leben noch nie Tennis oder Golf gespielt, sondern meist sind gleichförmige ständige Belastungen bei der Arbeit oder andauernde Fehlbelastungen des Gelenks die Ursache.
Selbst Büroarbeit kann bei einseitiger Überbeanspruchung des Ellenbogengelenks mitunter zu entzündlichen Erscheinungen führen. In der Folge treten starke Schmerzen auf, die vom Ellenbogen bis in die Finger ausstrahlen können; sie machen mit der Zeit die Ausführung vieler alltäglicher Bewegungen unmöglich, wie beispielsweise Händeschütteln, Anheben von Gegenständen oder die Finger zur Faust ballen.

Wann zum Arzt?
● Bei sehr heftigen und anhaltenden Beschwerden.
● Bei starker Schwellung des Gelenks.

Welche Einzelhomöopathika können bei »Tennisarm« helfen?

Beschwerdebild	Ihnen fällt auf	Besser 😊 Schlimmer 😞	Mittel + Dosierung
Heftige Schmerzen im Bereich des Ellenbogengelenks, ausgelöst durch einseitige Überlastung.	Sie empfinden nicht nur Schmerz, sondern auch eine auffallende Schwäche im betroffenen Gelenk. Trotzdem möchten Sie das betroffene Gelenk ständig bewegen. Sie fühlen sich insgesamt wie zerschlagen, alle Körperstellen schmerzen besonders in Ruhe. Sie wissen kaum, welche Position Sie einnehmen sollen, und müssen sich auch nachts im Bett dauernd drehen und wenden. Die Sehnen fühlen sich wie verkürzt an.	● Wärme ● Bewegung ● Sanftes Reiben der schmerzhaften Regionen ● Ruhe ● Kalte Anwendungen	**Ruta graveolens (S. 328)** D6 3–4 x täglich 5 Globuli
Reißende Schmerzen im Ellenbogengelenk, ausgelöst durch Überlastung. Begünstigend können Witterungswechsel und finanzielle Sorgen wirken.	Das Gelenk schmerzt bei der geringsten Bewegung, Sie möchten sich deswegen am liebsten überhaupt nicht mehr rühren, Sie sind äußerst reizbar, wollen auch nicht sprechen und verlangen nach Ruhe.	● Kalte Umschläge ● Ruhe ● Warme Umschläge ● Geringste Bewegung ● Wetterwechsel	**Bryonia alba (S. 302)** D6 3–4 x täglich 5 Globuli

Beschwerden der Muskeln, Knochen und Gelenke

Welche Komplexmittel helfen?

Die Beschwerden
→ »Tennisarm«

Eine Kombination, die Ihnen hier wie auch bei bei vielen anderen Gelenkerkrankungen helfen kann, ist **Rhus toxicodendron Oligoplex**. Seine Inhaltsstoffe wirken auf das Bindegewebe, fördern den Knochenstoffwechsel, lindern Entzündungsprozesse und Schmerzen.

Tennisspieler sollten zur Vorbeugung auf regelmäßiges Aufwärmen mit Dehn- und Stretchübungen, einen moderaten Trainingsaufbau und eine korrekte Schlagtechnik achten.

Rhus toxicodendron Oligoplex enthält – (Näheres dazu auf Seite 244):
Rhus toxicodendron D4 (Giftsumach)
Bryonia alba D3 (Weiße Zaunrübe)
Mercurius sublimatus corrosivus D5 (Quecksilberchlorid)
Oleum Gaultheriae D2 (Wintergrünöl)
Oleum Terebinthinae D3 (Terpentinöl)
Salix alba D1 (Silberweide)

Dosierung:

● Bei akuten Beschwerden: An den ersten beiden Tagen 3-mal täglich 40 Tropfen einnehmen.
● Danach: 3-mal täglich 20 Tropfen auf 1 EL Wasser vor dem Essen einnehmen.

■ Allgemeine Empfehlungen bei »Tennisarm«

Wenn das Gelenk entzündet ist und stark schmerzt, helfen kühlende Umschläge oder Gele. In diesem Zustand sollten Sie das Gelenk weitgehend entlasten. Dies gelingt durch Anlegen einer Stützbandage oder Gelenkmanschette.

Danach kann die Muskulatur durch sanfte Massagen und ausgewogene gymnastische Übungen gelockert und gleichzeitig gestärkt werden. Meiden Sie vor allem – sofern es möglich ist – eine fortgesetzte Fehlbelastung des Gelenks.

14

Beschwerden der Muskeln, Knochen und Gelenke

Arthrose und Gelenkprobleme

Die Arthrose entsteht durch Abnutzung des Gelenkknorpels. Betroffen sind meist die am stärksten belasteten Gelenke unseres Körpers, nämlich das Knie- und Hüftgelenk. Sie müssen nicht nur das gesamte Körpergewicht tragen, sondern werden auch beim Treppensteigen, Springen, Hüpfen und Laufen am meisten beansprucht.

Bei Menschen, die ihre Fingergelenke über Gebühr strapazieren müssen, kann die Arthrose auch dort auftreten. Dabei kommt es zur Bildung von typischen Knötchen und Verdickungen an den Fingerend- und mittelgelenken.

Aber nicht nur Überbeanspruchung, sondern auch Bewegungsmangel kann zur Entstehung einer Arthrose beitragen, weil dann die Gelenkschmiere nicht ausreichend über den Knorpel verteilt wird.

Wenn die Knorpeloberfläche erst einmal aufgerieben ist, kann sich ein Gelenk auch entzünden und den Gelenkknorpel weiter zerstören, den darunterliegenden Knochen in Mitleidenschaft ziehen, bis das Gelenk schließlich versteift. Merkwürdigerweise steht das Ausmaß der Schmerzen nicht immer im Gleichklang mit der Ausprägung einer Arthrose. Diese kann nur leichte Beschwerden verursachen, wie beispielsweise morgendliche Anlaufschmerzen oder Belastungsschmerz. Umgekehrt kann aber eine geringgradige Arthrose sehr heftige Schmerzen verursachen – das ist besonders dann der Fall, wenn eine entzündliche Komponente hinzutritt (aktivierte Arthrose). Deshalb sollten Sie einer Arthrose rechtzeitig vorbeugen.

Übergewicht, ständige Überlastung eines Gelenks, beispielsweise beim Leistungssport oder durch schwere körperliche Arbeit, sowie angeborene Fehlstellungen der Beine (X- oder O-Beine) begünstigen die Entstehung der Arthrose.

Ebenso können eine Wirbelsäulenverkrümmung (Skoliose) und ein schlecht verheilter Knochenbruch die Auslöser für einen Gelenkverschleiß sein.

In manchen Fällen können Gelenkschmerzen auch durch einen Reizzustand oder durch feuchte Witterung ausgelöst werden, ohne dass eine Arthrose vorliegt. Die Schmerzen wandern dabei häufig von einem Gelenk zum anderen.

Wann zum Arzt?

● Bei anhaltenden Schmerzen oder wenn das Gelenk anschwillt, sich warm anfühlt und die darüberliegende Haut sich rötet. Der Arzt sollte dann besser die Ursache Ihrer Beschwerden feststellen. Eine entzündliche rheumatische Erkrankung kann nämlich ganz ähnliche Beschwerden wie eine Arthrose verursachen. Im Falle einer entzündlich-rheumatischen Gelenkerkrankung wird er Ihnen entsprechende Medikamente verschreiben müssen. Sie können die ärztliche Behandlung jedoch mit homöopathischen Mitteln unterstützen.

14

Beschwerden der Muskeln, Knochen und Gelenke

Welche Einzelhomöopathika können bei Arthrose und Gelenkproblemen helfen?

Beschwerdebild	Ihnen fällt auf	Besser 😊 Schlimmer 😞	Mittel + Dosierung
Gelenkschmerzen mit erheblicher Steifigkeit, die sich vor allem in Ruhe, nachts und morgens bemerkbar macht. Mögliche Auslöser können Überanstrengung, Durchnässung und Unterkühlung oder eine Verletzung sein.	Sie müssen sich andauernd bewegen, um die Schmerzen ertragen zu können. Sogar nachts werden Sie wach, müssen immer wieder aufstehen und umhergehen. Sie sind reizbar und empfindlich gegen Kälte und Zugluft.	● Ständige leichte Bewegung ● Wärme ● Warme Anwendungen ● Morgens ● Nachts ● Ruhe ● Kälte ● Feuchtigkeit	**Rhus toxicodendron (S. 327)** D6 3–4 x täglich 5 Globuli oder D12 1 x täglich 5 Globuli
Gelenkschmerzen mit heißen, geschwollenen Gelenken, ausgelöst durch Überanstrengung, eine Verletzung oder durch Witterungswechsel.	Bei der geringsten Bewegung verspüren Sie stechende oder reißende Schmerzen im betroffenen Gelenk. Sie möchten sich deshalb am liebsten überhaupt nicht mehr rühren, wollen auch nicht sprechen, sind reizbar und verlangen nach Ruhe.	● Kalte Umschläge ● Feste Bandage ● Ruhe ● Warme Anwendungen ● Geringste Bewegung ● Wetterwechsel	**Bryonia alba (S. 302)** D6 3–4 x täglich 5 Globuli oder D12 1 x täglich 5 Globuli
Stechende, ziehende Schmerzen, die besonders in den Knie-, Hüft- und Fußgelenken auftreten oder in den unteren Gliedmaßen begonnen haben und nach oben aufsteigen. Die Beschwerden sind möglicherweise Folge einer früheren Verletzung.	Sie frieren leicht, trotzdem lindern kalte Umschläge die Beschwerden, während sie durch Bettwärme unerträglich werden (die Gelenke werden dann heiß und beginnen zu brennen).	● Kalte Umschläge ● Bewegung ● Bettwärme ● Warme Anwendungen	**Ledum pallustre (S. 321)** D6 3–4 x täglich 5 Globuli oder D12 1 x täglich 5 Globuli

Beschwerden der Muskeln, Knochen und Gelenke

Welche Komplexmittel helfen?

Die Beschwerden
→ Arthrose
→ Gelenkschmerzen

Die Beschwerden
→ Aktivierte Arthrose
→ Entzündliche rheumatische Gelenkerkrankung (nur unterstützend zur
   ärztlichen Behandlung)

Eine Kombination, die hier empfohlen werden kann, enthält **Rhus toxicodendron Oligoplex**. Die homöopathischen Inhaltsstoffe wirken auf das Bindegewebe, fördern den Knochenstoffwechsel, lindern Entzündungsprozesse und Schmerzen.

Bitte beachten Sie die auf Seite 245 aufgeführten Gegenanzeigen, bei denen eine Behandlung mit Rhus toxicodendron Oligoplex nicht in Frage kommt.

Rhus toxicodendron Oligoplex enthält – (Näheres dazu auf Seite 244):
Rhus toxicodendron D4 (Giftsumach)
Bryonia alba D3 (Weiße Zaunrübe)
Mercurius sublimatus corrosivus D5 (Quecksilberchlorid)
Oleum Gaultheriae D2 (Wintergrünöl)
Oleum Terebinthinae D3 (Terpentinöl)
Salix alba D1 (Silberweide)

Dosierung (siehe auch Seite 245):
● Bei akuten Beschwerden: An den ersten beiden Tagen 3-mal täglich 40 Tropfen einnehmen.
● Danach 3-mal täglich 20 Tropfen auf 1 EL Wasser vor dem Essen einnehmen.

Wenn Sie bemerken, dass sich das Gelenk zu entzünden beginnt, empfiehlt sich die zusätzliche Einnahme der in **Spiraea Oligoplex** enthaltenen Homöopathika. Sie hemmen entzündliche Gelenkprozesse und schwemmen Stoffwechselschlacken aus.

Spiraea Oligoplex eignet sich deshalb nicht nur zur Behandlung einer Arthrose, sondern auch zur Unterstützung der ärztlichen Behandlung bei entzündlich-rheumatischen Erkrankungen. Allerdings sollten Sie dann die geplante Einnahme vorher mit Ihrem Arzt besprechen.

Bitte beachten Sie:
Bei Überempfindlichkeit gegen Chinin sollten Sie Spiraea Oligoplex nicht anwenden.

Spiraea Oligoplex enthält:
Spiraea ulmaria D3 (Mädesüß) hat eine ausgeprägte Wirkung auf die Harnorgane, fördert die Ausscheidungsleistung der Niere und wirkt Ablagerungen in den Harnwegen entgegen. An den Gliedmaßen löst dieses Homöopathikum schmerzhafte Muskelkrämpfe.
Asa foetida D3 (Stinkasant) lindert Schmerzen, wenn der Knochen aufgerie-

14

Beschwerden der Muskeln, Knochen und Gelenke

ben ist und eine beginnende Zerstörung der Knochenstruktur einsetzt.

China D2 (Chinarinde) ist ein Heilmittel bei Schwäche, nervöser Reizbarkeit und eignet sich besonders gut für Beschwerden, die durch Verlust von Körpersäften entstanden sind. Es hilft vor allem bei langwierigen, chronischen Erkrankungen, bei Gicht sowie bei Schwellungen, Schmerzen und hochgradiger Berührungsempfindlichkeit der Glieder und Gelenke.

Convallaria majalis D4 (Maiglöckchen) entfaltet seine Wirkung primär am Herzen, beseitigt Wasseransammlungen im Gewebe und fördert den Blutfluss.

Kalmia D3 (Berglorbeer) ist ein ausgezeichnetes Rheumamittel, besonders wenn gleich mehrere Gelenke entzündet, heiß, gerötet und geschwollen sind.

Lycopus virginicus D3 (Virginischer Wolfstrapp) entfaltet seine Hauptwirkung an den Herz-Kreislauf-Organen und der Schilddrüse. Es senkt den Blutdruck, beruhigt den Herzschlag und kräftigt den Herzmuskel. Rheumatische Beschwerden, die mit Herzsymptomen verbunden sind, sprechen gut auf dieses Mittel an.

Melissa D1 (Melisse) hat eine beruhigende Wirkung bei nervöser Übererregbarkeit.

Dosierung:

- Bei akuten Beschwerden: Für die Dauer von 2 Tagen 8-mal täglich 15 Tropfen einnehmen.
- Danach: 5-mal täglich 15 Tropfen auf 1 EL Wasser vor dem Essen einnehmen.

Die Beschwerden
- → Wandernde Gelenkschmerzen
- → Witterungsbedingte Gelenkschmerzen

Hier ist **Urtica Oligoplex** ein geeignetes Mittel, um die Beschwerden zu lindern. Es enthält mehrere Homöopathika, die eine sehr gute Heilwirkung auf die Gelenke und ihre umgebenden Gewebestrukturen entfalten. Sie haben sich bei rheumatischen Erkrankungen und witterungsbedingten Gelenkbeschwerden bewährt.

Bitte beachten Sie:
Urtica Oligoplex dürfen Sie nicht anwenden bei Nierenfunktionsstörungen, in der Schwangerschaft und Stillzeit sowie bei Säuglingen und Kleinkindern.

Urtica Oligoplex enthält:

Urtica D3 (Brennnessel) ist ein Heilmittel für rheumatische Beschwerden und Gicht. Besonders Gelenkbeschwerden, die von nesselartigen Ausschlägen begleitet sind, sprechen gut auf dieses Mittel an. Urtica wirkt besonders gut, wenn sich Beschwerden durch Schneeluft, Berührung, in kühler, feuchter Witterung und durch Wasser verschlimmern.

Bryonia alba D3 (Weiße Zaunrübe) wirkt auf Schleimhäute, Eingeweide und Muskulatur. Bryonia ist hilfreich bei rheumatischen Beschwerden und Gelenkschwellungen, die durch eine Entzündung der Gelenkhäute hervorgerufen sind.

14

Beschwerden der Muskeln, Knochen und Gelenke

Guajacum D2 (Pockholzbaum) entfaltet wirksame Heileffekte auf das Bindegewebe und eignet sich hervorragend zur Behandlung von akuten Gelenkentzündungen, rheumatischen Beschwerden und Wachstumsschmerzen bei Kindern. Leitsymptome sind stechende Schmerzen und Hitzegefühl in den Gliedern.

Mercurius sublimatus corrosivus D4 (Quecksilberchlorid) hilft bei Entzündungen und hat einen günstigen Effekt auf die Ausscheidungsleistung der Niere.

Phytolacca decandra D1 (Kermesbeere) hilft bei entzündeten Drüsen, beeinflusst aber auch Knochen, Muskulatur und Schleimhäute. Es findet Anwendung bei Rheuma, Mandelentzündungen und Arthritis.

Ruta D3 (Weinraute) wirkt auf die Knochenhäute, den Knorpel, die Augen und Sehnen.

Spiraea ulmaria D3 (Mädesüß) hat eine ausgeprägte Wirkung auf die Harnorgane, fördert die Ausscheidungsleistung und wirkt Ablagerungen in den Harnwegen entgegen.

● **Dosierung:** 3-mal täglich 15 Tropfen auf 1 EL Wasser vor dem Essen einnehmen.

....

Andere Komplexmittel:
Berberis D0, Ledum D2, Thuja D1, Rhus toxicodendron D3, Colchicum D4, Formica rufa D4, Lithium carbonicum D6 (enthalten in rheuma-Loges® Tropfen), Rhus toxicodendron D4, Bryonia D4, Nux vomica D4, Berberis D4, Ledum D4 (enthalten in Rheumaselect® Tropfen)

■ **Allgemeine Empfehlungen bei Arthrose und Gelenkproblemen**

Regelmäßige, aber mäßige und vor allem ausgewogene körperliche Bewegung ist das beste Mittel, um Ihre Gelenke in »Schwung« zu halten und einer Arthrose vorzubeugen. Dadurch wird der Knorpel besser ernährt. Darüber hinaus verleiht eine gekräftigte Muskulatur dem Gelenk zusätzlichen Halt. Wenn Sie bereits an einer Arthrose leiden, sollten Sie das Gelenk ebenfalls bewegen, aber viel vorsichtiger und dabei nie über die Schmerzgrenze hinausgehen.

Ein entzündetes Gelenk braucht hingegen erst einmal Ruhe, bis die akute Entzündung abgeklungen ist.

Wichtig ist, das Körpergewicht auf ein normales Maß zu reduzieren, um Knie- und Hüftgelenke nicht unnötig zu belasten. Falsche oder übermäßige Belastung, insbesondere abrupte Drehbewegungen im Rahmen bestimmter Sportarten, wirken sich ungünstig auf die Gelenke aus und sind bei Arthrose besser zu vermeiden. Dazu gehören beispielsweise Skifahren, Fußball oder Tennis.

Geeignet sind vielmehr Spaziergänge, da deren Tempo der jeweiligen Belastbarkeit sehr gut angepasst werden kann, ferner Schwimmen, Gymnastik oder Radfahren, sofern es sich nicht um »Gewalt-Touren« handelt.

14

Beschwerden der Muskeln, Knochen und Gelenke

Muskelbeschwerden

Bei feuchter Witterung, Kälte oder Zugluft, aber auch durch einseitige (Fehl-)Haltung können sich die Muskeln verspannen. Die Folge sind Schmerzen, manchmal auch eine Bewegungseinschränkung oder die Bildung kleiner Verhärtungen im Muskelgewebe, die auch als Myogelosen bezeichnet werden. Von schmerzhaften Verspannungen besonders häufig betroffen ist die Nackenmuskulatur (siehe Seite 242 ff.).

Ein Muskelkater wird durch eine »Übersäuerung« des Muskels hervorgerufen. Bei einem untrainierten Muskel bildet sich unter starker Belastung Milchsäure, die sich im Gewebe anhäuft.

Wird ein untrainierter Muskel ungewohnt starker Belastung ausgesetzt, häufen sich Stoffwechselprodukte im Gewebe an. Der Muskel »übersäuert«, wenn diese Produkte nicht schnellstmöglich wieder abtransportiert werden. Ermüdungsgefühl und Muskelschwäche sind die Folge. Wird die Belastung fortgesetzt, kommt es zum bekannten Phänomen des »Muskelkaters«. Für die vielfach sehr heftigen Schmerzen sind vermutlich winzige Risse und Verletzungen des Gewebes mitverantwortlich, die eine leichte Entzündung im Muskel verursachen.

Bei Verletzungen, einem Stoß oder Sturz kann es zu einer Muskelprellung kommen. Weil dabei Blut über verletzte Gefäße in das Gewebe eintritt, macht sie sich neben Schmerzen meist als blauer Fleck (Hämatom) bemerkbar.

Wann zum Arzt?

- Bei anhaltenden Beschwerden, denn auch schwere Erkrankungen des Bindegewebes und der Muskulatur, ebenso wie bestimmte Nervenleiden, können Muskelschmerzen verursachen.
- Wenn Sie einen Schwund oder eine Verkümmerung von Muskelpartien bemerken.

Heilende Wärme bei Nackenschmerzen

Es gibt verschiedene Wärmeanwendungen, die Schmerzen im Nacken auf wohlige Art verschwinden lassen. Das Anlegen einer warmen Packung, beispielsweise einer Wärmflasche oder eines heißen Wickels, bewirkt eine lokale Übererwärmung des betreffenden Areals. Es kommt zur Weitstellung der Blutgefäße und so zur verbesserten Durchblutung. Dies verbessert den Stoffwechsel in der schmerzhaften Region und löst schmerzende Verspannungen in der Muskulatur.

Achten Sie bei der Selbstanwendung immer auf die Temperatur, um Verbrennungen zu vermeiden.

14

Beschwerden der Muskeln, Knochen und Gelenke

Welche Einzelhomöopathika können bei Muskelbeschwerden helfen?

Beschwerdebild	Ihnen fällt auf	Besser 😊 Schlimmer 😟	Mittel + Dosierung
Starker Muskelkater (insbesondere bei untrainierter Muskulatur) oder reißende Schmerzen in Muskeln und Gliedern, die Sie sich durch Überanstrengung, Durchnässung, Unterkühlung nach Schwitzen oder eine Verletzung – zum Beispiel einen Muskelriss – zugezogen haben.	Sie müssen sich andauernd bewegen, um die Schmerzen ertragen zu können. Sogar nachts werden Sie wach, müssen immer wieder aufstehen und umhergehen. Vor allem morgens fühlen Sie sich steif. Die Steifigkeit lässt nach, wenn Sie sich eine Weile bewegt haben.	• Ständige leichte Bewegung • Wärme • Warme Anwendungen • Ruhe • Morgens • Nachts • Kälte • Feuchtigkeit	**Rhus toxicodendron (S. 327)** D6 3–4 x täglich 5 Globuli 🦆 **Für Kinder** Je nach Alter 2–4 Globuli
Muskelkater sowie Glieder- und Muskelschmerzen infolge einer Verletzung oder Überanstrengung.	Sie fühlen sich am ganzen Körper wie zerschlagen, als hätten Sie Prellungen. Schon die geringste Berührung oder Erschütterung ist unerträglich. Sie haben das Gefühl, das Bett sei zu hart (so weich es auch sein mag).	• Kurze leichte Bewegung • Ruhe • Berührung • Erschütterung • Hitze	**Arnica montana (S. 299)** D6 3–4 x täglich 5 Globuli 🦆 **Für Kinder** Je nach Alter 2–4 Globuli

14

Beschwerden der Muskeln, Knochen und Gelenke

Welche Komplexmittel helfen?

Die Beschwerden
→ Muskelreißen
→ Muskelverspannungen

Hier kann die in **Ranunculus Oligoplex** enthaltene Kombination helfen. Darin sind Arzneien zusammengestellt, die sich insbesondere bei Verschleißerscheinungen der Gelenke und bei Muskelverspannungen bewährt haben.

Ranunculus Oligoplex enthält –
(Näheres dazu auf Seite 247 f.):
Ranunculus bulbosus D3 (Knollenhahnenfuß)
Aconitum D4 (Blauer Eisenhut)
Actaea D3 (Christophskraut)
Aesculus D1 (Rosskastanie)
Bryonia alba D4 (Weiße Zaunrübe)
Gelsemium D4 (Wilder Jasmin)
Rhododendron D4 (Goldgelbe Alpenrose)

● **Dosierung:** 3-mal täglich 15 Tropfen auf 1 EL Wasser vor dem Essen einnehmen.

Die Beschwerden
→ Muskelkater
→ Prellungen

Die in **Calendula Oligoplex** enthaltene Komposition homöopathischer Arzneien

ist in der Lage, diese Beschwerden günstig zu beeinflussen. Sie haben einen ausgeprägten Effekt bei Verletzungen, fördern die Durchblutung, den Abtransport von abgestorbenen Muskelzellen und unterstützen die Wundheilung.

Bitte beachten Sie:
Bei Schilddrüsenerkrankungen Calendula Oligoplex nicht ohne ärztlichen Rat anwenden.

Calendula Oligoplex enthält:
Calendula D2 (Ringelblume) ist eine Arznei für offene Wunden, die nicht heilen wollen. Es fördert eine gesunde Wundheilung und findet deshalb seine hauptsächliche Anwendung bei vielen Arten von Verletzungen.
Bellis perennis D2 (Gänseblümchen) hat eine ausgeprägte Heilwirkung auf die Muskelfasern und Blutgefäße. Es lindert das Prellungsgefühl der Muskulatur und ist ein hervorragendes Mittel bei Blutergüssen sowie Verletzungen tiefliegender Gewebestrukturen, bei denen auch Nerven in Mitleidenschaft gezogen sind.
Euphorbia cyparissias D4 (Zypressen-Wolfsmilch) hat einen besonderen Effekt bei Hautreizungen und rheumatischen Schmerzen, die in Ruhe auftreten und mit lähmender Schwäche der Muskeln verbunden sind.
Hamamelis D2 (Virginische Zaubernuss) beseitigt Blutstauungen in den Venen. Das Homöopathikum dichtet die Adern ab und fördert die Heilung offener, schmerzender Wunden, besonders wenn der

Körper durch Blutverluste geschwächt ist, wie es beispielsweise nach einer Operation der Fall sein kann.

Millefolium D2 (Schafgarbe) stillt Blutungen unterschiedlicher Ursache, vor allem wenn das Blut eine hellrote Farbe aufweist. Verletzungen infolge eines Sturzes aus der Höhe sprechen im Allgemeinen gut auf dieses Mittel an.

Phosphorus D6 (Gelber Phosphor) hilft bei Nervenschwäche, seelischen Verstimmungen und Labilität des vegetativen Nervensystems. Es wirkt auf Knochen, Stoffwechsel und hilft bei Entzündungen, Eiterung und Blutungsneigung.

Sanguinaria D2 (Kanadische Blutwurz) beeinflusst die Schleimhäute und beseitigt Blutandrang in den Adern.

Spongia D4 (Gerösteter Meerschwamm) hat eine ausgeprägte Wirkung auf die Atemwege und das Herz.

● **Dosierung:** 3-mal täglich 15 Tropfen auf 1 EL Wasser vor dem Essen einnehmen.

■ **Allgemeine Empfehlungen bei Muskelbeschwerden**

Verletzte Muskulatur bedarf der Schonung. Auch bei Muskelkater sollten Sie weitere starke Belastung vermeiden. Durch moderate Bewegung oder warme Anwendungen können Sie jedoch die Durchblutung und den Abtransport von Stoffwechselschlacken anregen. Bei Muskelverspannungen empfehlen sich Wärme, Massagen und Lockerungsübungen, um die schmerzhaften Verspannungen zu lösen (siehe Kasten).

14

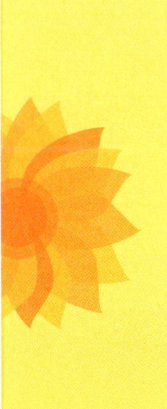

Natürliche Hilfe bei verspannten Muskeln

Bei akuten Verspannungen der Muskulatur haben sich verschiedene Heilanwendungen sehr gut bewährt. Dies können warme Voll- oder Teilbäder mit Kräuterzusätzen oder aromatischen Pflanzenölen, Saunabesuche (Vorsicht: Bei Herz-Kreislauf-Beschwerden, Infektionskrankheiten oder Schilddrüsenfehlfunktion unbedingt vorher den Hausarzt zu Rate ziehen!), warme Güsse, feuchtwarme Kompressen, Heizkissen, Wärmestrahler und Wärmepackungen (Fango, Moorschlamm, Paraffin) sein. Ebenso können Wärmepflaster mit dem Wirkstoff Capsaicin die Durchblutung anregen und Verspannungen lösen.

Osteoporose

Im fortgeschrittenen Lebensalter lässt die Härte der Knochensubstanz allmählich nach. Die Knochen werden brüchiger, es kommt zur sogenannten Osteoporose, der Knochenbrüchigkeit. Deshalb erleiden ältere Menschen bei einem Sturz leichter einen Knochenbruch als jüngere. Weil auch hormonelle Faktoren den Aufbau der Knochensubstanz regeln, sind vor allem Frauen nach den Wechseljahren gefährdet, an Knochenschwund zu erkranken.

Allerdings sind auch erbliche Faktoren mitverantwortlich, ob ein Mensch eine Osteoporose bekommt oder nicht. Hinweis für ein mögliches Risiko ist, wenn bereits in jüngeren Jahren oder in der Familie eine Neigung zu häufigen Knochenbrüchen oder zur Osteoporose bestanden hat. Auch eine verkürzte Phase des gebärfähigen (hormonaktiven) Alters begünstigt die Entstehung der Knochenbrüchigkeit im späteren Lebensalter der Frau.

Wann zum Arzt?

● Die Behandlung der Osteoporose gehört grundsätzlich in die Hand eines Arztes. Die größte Gefahr dieser Erkrankung liegt in dem Risiko, einen Knochenbruch zu erleiden. In einigen Fällen kann der Knochen sogar so brüchig werden, dass beispielsweise ein Wirbelkörper spontan zusammenbricht. Dies verursacht große Schmerzen und mitunter bleibende Schäden. Sie können die ärztliche Behandlung jedoch mit homöopathischen Mitteln unterstützen.

14

Beschwerden der Muskeln, Knochen und Gelenke

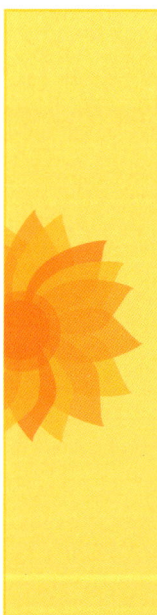

Wichtig – die richtige Ernährung

Bei Osteoporose ist eine bewusste Ernährung besonders wichtig. Sie sollte vor allem calciumreich sein. Wichtige Calciumquellen sind Milchprodukte, insbesondere Hart- und Schnittkäsesorten wie beispielsweise Parmesan oder Emmentaler (im Vergleich dazu enthalten Milch, Quark, Joghurt und Kefir bedeutend weniger Calcium). Damit Calcium vom Körper überhaupt aufgenommen werden kann, benötigt er ausreichend Vitamin D. Reich an Vitamin D sind beispielsweise Lebertran, aber auch fetter Fisch z. B. Makrele oder Lachs, die deshalb häufig in den Speiseplan aufgenommen werden sollten. Es ist ratsam, Calcium möglichst nicht gemeinsam mit oxalathaltigen Nahrungsmitteln wie Rhabarber, Kakao, Spinat und Mangold zu verzehren. Sie verringern die Calciumaufnahme. Das Gleiche gilt für Phytate, z. B. enthalten in Getreideprodukten, Hülsenfrüchten und Ölsaat.

Welche Einzelhomöopathika können bei Knochenbrüchigkeit helfen?

Beschwerdebild	Ihnen fällt auf	Besser 😊 Schlimmer ☹️	Mittel + Dosierung
Osteoporose bei abgemagerten Menschen mit allgemeiner Schwäche.	Extreme Abgeschlagenheit und äußerste Schwäche des Rückens, Ziehen und Spannen in den Rücken- und Lendenmuskeln. Der Rücken fühlt sich an wie zerschlagen mit nagenden Schmerzen tief in den Knochen.	● Wärme ● Bewegung ● Kälte ● Ruhe ● Nachts	**Strontium carbonicum (S. 334)** D12 1 x täglich 5 Globuli Es hat sich bewährt, dieses Mittel kombiniert mit **Symphytum D4** 1 x täglich 5 Globuli einzunehmen.

Die Behandlung der Osteoporose mit Einzelhomöopathika ist schwierig. Mitunter können Sie die ärztliche Therapie mit den genannten Mitteln unterstützen, für die Selbstmedikation sicherer ist jedoch die Komplextherapie.

Welche Komplexmittel helfen?

Die Beschwerden
→ Osteoporose

Eine Kombination, die Sie unterstützend zur ärztlichen Therapie anwenden können, ist in **Silicea Oligoplex** enthalten. Diese Komposition homöopathischer Arzneien stärkt den Knochen und fördert den Aufbau von Knochengewebe.

Bitte beachten Sie:
Ununterbrochen sollten Sie Silicea Oligoplex nicht länger als acht Wochen einnehmen.

Silicea Oligoplex enthält:

Silicea D3 (Kieselsäure) ist ein Mittel für Erkrankungen, die durch mangelhafte Ernährung oder Minderversorgung des Gewebes mit Nährstoffen bedingt sind. Es ist ein tiefgreifendes Mittel mit einer starken Wirkung auf alle Gewebe und hilft vor allem bei Eiterungen, Abszessen, Knochenerkrankungen, zum Beispiel zerbrechlichen Knochen, Rachitis, und schlecht heilenden Brüchen.

Antimonium crudum D2 (Schwarzer Spießglanz) entfaltet seine Hauptwirkung am Magen-Darm-Kanal. Es wirkt bei Appetitmangel, Aufstoßen, Übelkeit, Erbrechen und Durchfall, der mit Verstopfung abwechselt.

Arnica montana D3 (Bergwohlverleih) ist ein wichtiges Heilmittel bei Durchblu-

14

Beschwerden der Muskeln, Knochen und Gelenke

tungsstörungen und nützlich bei Verletzungen. Es kräftigt die Muskulatur und lindert starke, quälende Schmerzen, die sich bei der geringsten Erschütterung verstärken.

Calcium fluoratum D4 (Calciumfluorid) ist ein stark wirksames Gewebemittel. Es eignet sich für die Behandlung von Drüsenverhärtungen, bei denen Eiterung droht, bei Knochenbrüchigkeit, steinharten Gewebsverhärtungen und Knoten in der weiblichen Brust.

Equisetum arvense D1 (Ackerschachtelhalm) entfaltet seine Hauptwirkung an den Harnorganen. Es hilft vor allem bei Inkontinenz älterer Frauen.

Thuja D3 (Lebensbaum) wirkt auf die Haut, das Blut, den Magen-Darm-Trakt und die Harnorgane, hat einen keimtötenden Effekt und stärkt die Abwehrkraft der Schleimhäute. Am Bewegungsapparat hilft es bei Schmerzen, Muskelschwäche und Gelenkbeschwerden.

● **Dosierung:** 3-mal täglich 2 Tabletten vor dem Essen im Mund zergehen lassen.

....

Die Beschwerden

➔ Osteoporose / sehr starke Schmerzen
➔ Knochenbrüche / Unterstützung des Heilprozesses

Hier kann zusätzlich die in **Symphytum Oligoplex** enthaltene Kombination eingenommen werden. Die darin enthaltenen Homöopathika haben einen heilsamen Effekt auf das Knochengewebe, fördern seinen Aufbau und lindern Schmerzen, insbesondere wenn es verletzt oder geschädigt ist. Dieses Mittel eignet sich deshalb auch hervorragend zur Unterstützung der Heilung von Knochenbrüchen.

Symphytum Oligoplex enthält:

Symphytum D7 (Beinwell) ist – wie sein Name schon sagt – ein hervorragendes Heilmittel für Knochenerkrankungen, aber auch für Knochenbrüche. Sie heilen unter seiner Einwirkung oft überraschend gut und ohne Folgen ab. Auch Brüche, die nicht heilen wollen, oder Schmerzen nach Amputation einer Gliedmaße sprechen in aller Regel ausgezeichnet auf Symphytum an. Selbst bei komplizierten Brüchen beschleunigt Symphytum die Bildung des zur Heilung notwendigen Kallusgewebes.

Abrotanum D1 (Eberraute) ist geeignet bei rheumatischen Beschwerden, Schwäche, Steifigkeit und Lahmheit des Rückens, ferner bei Gicht und Abmagerung, wenn überwiegend die untere Körperhälfte oder die Beine betroffen sind.

Arnica montana D3 (Bergwohlverleih) ist ein wichtiges Heilmittel bei Durchblutungsstörungen, nützlich bei Verletzungen, Entzündungen und beugt Eiterungen vor. Es kräftigt die Muskulatur und lindert starke, quälende Schmerzen, die sich bei der geringsten Erschütterung verstärken.

Calendula D2 (Ringelblume) ist ein Heilmittel für offene Wunden, die nicht heilen wollen. Es fördert die gesunde Wundheilung und findet deshalb seine hauptsächliche Anwendung bei Verletzungen.

Hypericum D2 (Johanniskraut) eignet sich für hochgradige Schmerzzustände, wie sie beispielsweise infolge von Nervenverletzungen oder Nervenreizungen entstehen.

● **Dosierung:** 3-mal täglich 15 Tropfen auf 1 EL Wasser vor dem Essen einnehmen.

....

■ Allgemeine Empfehlungen bei Knochenbrüchigkeit

Der Knochen braucht für seinen Aufbau vor allem viel Calcium, das Sie durch eine gesunde Ernährung zuführen können. Nahrungsmittel mit hohem Calciumgehalt sind vor allem Hartkäsesorten wie beispielsweise Parmesan oder Emmentaler Käse.

Um das Calcium überhaupt aufnehmen zu können, benötigt der Körper jedoch auch Vitamin D. Reich an dieser Substanz sind vor allem fetter Fisch wie Lachs und Makrele oder Lebertran. Außerdem bildet der Körper dieses Vitamin selbst in der Haut, aber nur unter Sonneneinstrahlung.

Deshalb sollten Sie sich täglich wenigstens 20 Minuten an der frischen Luft oder in der Sonne (sofern sie scheint) aufhalten. Sonnencremes mit einem starken Lichtschutzfaktor beeinträchtigen allerdings die Vitamin-D-Bildung.

Je öfter der Knochen belastet wird, umso mehr harte Knochenmasse kann er aufbauen, und zwar genau an den Stellen, an denen er eine Belastung registriert. Eine ausgewogene, regelmäßige Bewegung, möglichst im Freien, ist deshalb das beste Mittel, um einer Osteoporose vorzubeugen.

Extrembelastungen beim Sport sollten Sie hingegen meiden. Geeignet sind Ausdauersportarten wie Jogging, Skilanglauf, Schwimmen, Radfahren und Wandern.

Vorsicht ist geboten bei den sogenannten Calciumräubern unter den Nahrungs- und Genussmitteln. Dazu gehören übermäßiger Kaffeegenuss, Rauchen und Cola-Getränke sowie Wurst- und Fleischwaren, bei deren Herstellung Phosphat verwendet wurde.

14

Beschwerden der Muskeln, Knochen und Gelenke

Wachstumsschmerzen bei Kindern

Das Längenwachstum des kindlichen Knochens verläuft in Schüben. Dabei klagen die Kinder manchmal über Missempfindungen oder ziehende Schmerzen, die allgemein als »Wachstumsschmerzen« bezeichnet werden. Mehr als 30 Prozent aller Kinder zwischen dem Kleinkind- und Pubertätsalter sind von derartigen Beschwerden betroffen.

Die Schmerzen treten besonders im Bereich der Beine und der Kniekehlen auf, gelegentlich auch in den Armen. Typisch ist der plötzliche Beginn der Beschwerden, meist in der Nacht, wobei die Kinder aus dem Schlaf gerissen werden. Genauso plötzlich, wie sie auftreten, lassen die Schmerzen auch wieder nach. Diese Wachstumsschmerzen können quälend sein und bedürfen der Linderung. Dazu kann auch die Zuwendung der Eltern beitragen.

Wann zum Arzt?

● Die Ursache der Beschwerden Ihres Kindes sollte grundsätzlich immer vom Arzt abgeklärt werden, weil das Wachstum normalerweise ohne Schmerzen verläuft. Bereits im Kindesalter können entzündlich-rheumatische Erkrankungen vorkommen und ähnliche Beschwerden verursachen. Auch schwere Blutkrankheiten äußern sich beim Kind manchmal als Gelenkschmerzen.

14

Welche Einzelhomöopathika können bei Wachstumsschmerzen bei Kindern helfen?

Beschwerdebild	Ihnen fällt auf	Besser 😀 Schlimmer 😟	Mittel + Dosierung
Ihr Kind klagt über Schmerzen in den Gelenken und Gliedern, möglicherweise im Anschluss an eine akute Erkrankung beispielsweise eine Grippe oder einen heftigen Magen-Darm-Infekt.	Ihr Kind ist in letzter Zeit sehr rasch gewachsen, es ist rasch erschöpft, müde, empfindlich gegen laute Geräusche und wirkt oft unkonzentriert. Nach dem Schlaf fühlt es sich aber immer gut ausgeruht. Es friert leicht, hat oft wenig Appetit und mag am liebsten saftiges Obst und Fruchtsäfte.	● Schlaf ● Wärme ● Kälte ● Geräusche	**Acidum phosphoricum (S. 295)** 🦆 Für Kinder D6 2 x täglich 2–4 Globuli

Welche Komplexmittel helfen?

Die Beschwerden
→ Wachstumsschmerzen

Mit **Calcium fluoratum Oligoplex** steht eine Kombination homöopathischer Arzneien zur Verfügung, die sich günstig auf wachstumsbedingte Schmerzen auswirken. Darin sind Arzneien enthalten, die den Knochenstoffwechsel unterstützen, den Calciumeinbau fördern und darüber hinaus über eine schmerzlindernde Wirkung an Knochen- und Gelenkstrukturen verfügen.

Calcium fluoratum Oligoplex enthält:
Calcium fluoratum D3 (Calciumfluorid) eignet sich bei Drüsenverhärtungen, die zu eitern drohen, sowie bei brüchigen Knochen.
Abrotanum D1 (Eberraute) ist angezeigt bei rheumatischen Beschwerden und Abmagerung.
Kalium carbonicum D4 (Kaliumcarbonat) ist angezeigt bei Rückenschmerzen, Muskelschwäche und Lähmungserscheinungen.
Lathyrus sativus D3 (Platterbse) wirkt auf das Nervengewebe und das Rückenmark. Es hilft bei Muskellähmungen nach erschöpfenden Krankheiten.
Selenium D3 (Selen) zeigt deutliche Wirkungen auf die Harn- und Geschlechtsorgane. Charakteristika sind körperliche und geistige Schwäche – vor allem wenn sie als Folgen erschöpfender Krankheiten auftreten.

Dosierung:
● 🦆 Kinder: 3-mal täglich 1–2 Tabletten vor dem Essen im Mund zergehen lassen.

■ **Allgemeine Empfehlungen bei Wachstumsschmerzen bei Kindern**

Eine gesunde Ernährung, die reichlich Calcium und alle für den Knochenaufbau wichtigen Substanzen enthält, ist für Kinder in der Wachstumsphase besonders wichtig. Sorgen Sie dafür, dass die sogenannten Calciumräuber, dazu gehören insbesondere die bei Kindern beliebten Cola-Mix-Getränke, möglichst nicht konsumiert werden. Bei akuten Beschwerden können Sie versuchen, die Schmerzen Ihres Kindes mit Wärmeanwendungen, z. B. einem warmen Bad, oder mit einer sanften Massage der schmerzenden Gliedmaßen zu lindern.

14

Beschwerden der Muskeln, Knochen und Gelenke

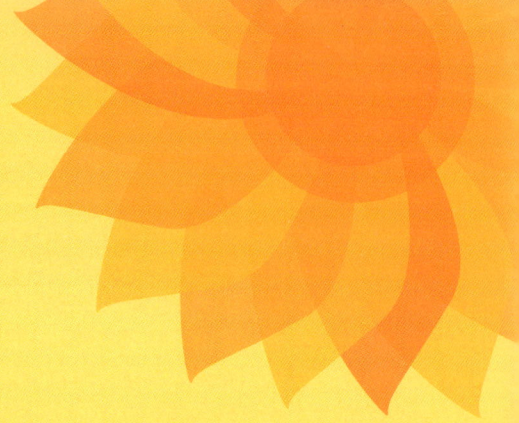

Hautprobleme

Hauterkrankungen bereiten oft quälende Beschwerden. Sie können unerträglich jucken, beißen oder brennen. Teils schuppen oder nässen sie stark, bilden Krusten, und die angegriffene Haut reißt immer wieder ein oder schilfert sich ab. Mitunter sehen sie recht abstoßend aus und können deshalb die Betroffenen seelisch stark belasten. Ansteckend sind Hauterkrankungen jedoch zum Glück eher selten.

Die Haut erfüllt vielfältige Aufgaben. Sie schützt den Körper vor Krankheitserregern, wie Bakterien, Viren oder Pilzen, und ist zugleich ein wichtiges Sinnesorgan. Sie registriert, ob beispielsweise spitze, kalte oder heiße Gegenstände dem Körper schaden könnten, ist aber auch sehr sensibel für angenehme Empfindungen. Außerdem unterstützt die Haut die Regulation der Körpertemperatur. Über den Schweiß ist die Haut auch an der Ausscheidung von bestimmten Stoffwechselprodukten beteiligt.

Hautprobleme haben meist eine »tiefere« Ursache

Deswegen werden die meisten Hautprobleme nicht allein durch äußere Einflüsse verursacht, zum Beispiel einen allergieauslösenden Stoff. Fast immer liegt auch eine Störung des »inneren Körpermilieus« zugrunde wie eine hormonelle Fehlregulation, eine Ausscheidungs- oder Stoffwechselschwäche.

Häufige Hautprobleme sind Akne, mit der vor allem Jugendliche während der Pubertät zu kämpfen haben, sowie Ekzeme, die oberflächliche Hautentzündungen darstellen. Die Schuppenflechte ist eine Sonderform des Ekzems. Ihr Erscheinungsbild ist durch starke Schuppenbildung auf den erkrankten Hautarealen geprägt.

Mitunter kann die Haut auch jucken, ohne dass ein Hautausschlag auftritt. Dies ist beim sogenannten Altersjuckreiz der Fall, der vermutlich auf eine Austrocknung der Haut zurückzuführen ist.

Vorsicht

Jede Hauterkrankung muss grundsätzlich vor einer Selbstbehandlung vom Hautarzt diagnostisch abgeklärt werden, denn hinter Hautproblemen kann auch eine Infektionskrankheit oder eine schwere Erkrankung der inneren Organe stecken. So kann beispielsweise einem unerklärlichen Juckreiz eine Lebererkrankung zugrunde liegen.

Auch einige Kinderkrankheiten sind mit Hautausschlägen verbunden. Besonders die Windpocken bedürfen wegen des quälenden Juckreizes einer Linderung. Warzen sind kleine Hautwucherungen, die durch eine Infektion mit dem Papilloma-Virus ausgelöst werden.

Sie suchen Hilfe bei:

- Akne (Seite 268)
- Ekzemen (Seite 272)
- Windpocken (Seite 279)
- Warzen (Seite 282)

Einzelmittel oder Komplexmittel?

Die Suche nach dem homöopathischen Einzelmittel ist bei Hauterkrankungen oftmals nicht einfach. Sie erfordert Erfahrung und ein großes Spezialwissen. In der Selbstbehandlung ist es meist einfacher, eine breiter wirkende Kombination zu wählen. Ziel der Homöopathie ist es, Hautsymptome nicht zu unterdrücken, sondern von innen heraus zu heilen. In Komplexmitteln finden sich daher nicht nur Arzneien, die sich bei Hauterkrankungen häufig bewährt haben, sondern möglichst auch solche, die gleichzeitig den Stoffwechsel anregen und die Ausscheidung schädlicher Stoffe fördern. Näheres zur Frage, wann Einzelmittel Erfolg versprechen und wann Sie besser zum Komplexmittel greifen sollten, steht auf Seite 21.

15

Hautprobleme

Akne

Das Problem der Akne (Akne vulgaris) kennen viele Jugendliche. Kaum beginnt die Pubertät, schon beginnen die Pickel zu sprießen, besonders im Bereich von Gesicht, Brust, Schultern und Rücken.

Die Akne ist eine Folge übermäßiger Talgproduktion und wird durch hormonelle Faktoren begünstigt. Dabei verstopfen die kleinen Ausführungsgänge der Talgdrüsen. Bemerkbar macht sich der Talgstau zuerst als kleine schwarze Punkte, die auch Mitesser (Komedonen) genannt werden.

Angegriffene Haut ist besonders empfindlich, und es besteht die erhöhte Gefahr einer sekundären Infektion mit Krankheitserregern.

In einer gestauten Talgdrüse siedeln sich leichter Bakterien an, und so kann sie sich entzünden und zu den typischen geröte-ten Knötchen führen. Eine Akne kann sehr unterschiedlich stark ausgeprägt sein. Sie reicht von kleinen vereinzelten Pickelchen bis hin zu dicht stehenden, teilweise ineinanderübergehenden Knoten mit der Entwicklung schmerzhafter Eiterbeulen.

Wann zum Arzt?

● In allen unklaren sowie hartnäckigen Fällen. Eine Akne kann nämlich auch durch andere Erkrankungen, aber auch durch die Einnahme bestimmter Medikamente ausgelöst sein.

● Wenn Sie bemerken, dass es zur starken Eiteransammlung kommt.

Und noch etwas: Pickel sollten Sie möglichst nicht selbst aufdrücken. Dadurch könnten die Bakterien in die Haut eindringen und die Entzündung verstärken. Besonders im Mund-Nase-Stirn-Dreieck kann dies gefährlich werden. Außerdem können dadurch unschöne Narben entstehen.

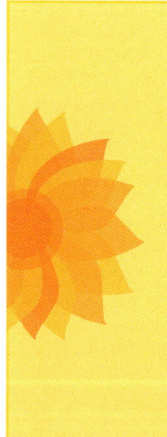

Ist Akne ein Zeichen mangelnder Körperhygiene?

Dieses weitverbreitete Vorurteil ist falsch, denn Akne kann nicht als Mangel der persönlichen Hygiene angesehen werden. Zwar ist eine sorgfältige Körperpflege wichtig, damit sich die angegriffene Haut nicht infiziert oder entzündet, aber das richtige Maß ist entscheidend: Zu häufiges Waschen, insbesondere mit Seife, und ausgedehnte Aufenthalte in der Badewanne können die Haut auslaugen und den Säureschutzmantel beschädigen, was die Krankheit noch verschlimmert. Waschen Sie sich deshalb maximal zweimal täglich mit einem pH-hautneutralen (pH-Wert 5,5) Hautreinigungsmittel.

Welche Einzelhomöopathika können bei Akne helfen?

Beschwerdebild	Ihnen fällt auf	Besser 😊 Schlimmer 😡	Mittel + Dosierung
Akne mit vielen kleinen Pickeln, die bevorzugt bei Frauen vor oder während der Regelblutung oder aber bei Jugendlichen in der Pubertät in Erscheinung treten.	Sie leiden unter häufigen und starken Stimmungsschwankungen, und oft fließen die Tränen ohne erkennbaren Grund. Sie haben das Bedürfnis nach Trost und Zuwendung. Vor Fett und Fleisch ekeln Sie sich. In stickigen Räumen fühlen Sie sich unwohl und haben Verlangen nach kühler frischer Luft.	🟢 Kühlende Anwendungen 🟢 Allgemein durch Trost und Zuwendung 🟢 Weinen 🟢 Sanfte Bewegung an der frischen Luft 🔴 Fettreiche Speisen 🔴 Wärme 🔴 Stickige Räume	**Pulsatilla pratensis (S. 326)** D12 1 x täglich 5 Globuli
Unreine, fettige Haut mit vielen Mitessern und zahlreichen geröteten Aknepusteln, die schmerzen, brennen und zur Eiterung neigen. Die Hautunreinheiten treten vor allem auf der Stirn, der Nasenregion und am Kinn in Erscheinung.	Sie vertragen keine Bettwärme, strecken nachts die Füße aus dem Bett, weil Ihre Fußsohlen brennen. Auch die Aknepickel schmerzen im warmen Bett, aber auch beim Waschen und bei Berührung mit Wasser. Sie neigen zu Durchfall, der Sie meist morgens aus dem Bett treibt. Immer gegen 11 Uhr entwickeln Sie einen Heißhunger oder gesteigerten Appetit.	🟢 Frische Luft 🟢 Warmes, trockenes Wetter 🟢 Kühlende Umschläge 🔴 Morgens 🔴 Bettwärme 🔴 Waschen 🔴 Baden 🔴 Feuchtigkeit	**Sulfur (S. 335)** D12 1 x täglich 5 Globuli
Schmerzhafte, große Eiterpickel und zahlreiche Mitesser, die zur Abszessentwicklung neigen und vor allem auf der Stirn und am Rücken aufblühen.	Die Pickel schmerzen sehr stark bei der geringsten Berührung. Sie haben eine ungesunde, rissige Haut, die sich selbst bei kleinen Verletzungen leicht entzündet, immer wieder zur Eiterung neigt und schlecht heilt. Sie sind sehr empfindlich gegen Kälte.	🟢 Wärme 🟢 Warme Anwendungen 🟢 Warmes Wetter 🔴 Berührung 🔴 Kälte 🔴 Leichtester Luftzug	**Hepar sulfuris (S. 316)** D12 1 x täglich 5 Globuli

15

Hautprobleme

Welche Komplexmittel helfen?

Die Beschwerden
→ Akne

Eine Kombination, die helfen kann, findet sich in **Euphorbia Oligoplex**. Ihre Wirkstoffe regulieren die Talgproduktion, wirken Entzündungen entgegen und unterstützen die Ausscheidung schädlicher Stoffe aus dem Körper.

Euphorbia Oligoplex enthält:
Euphorbia cyparissias D4 (Zypressen-Wolfsmilch) hilft bei Hautreizungen, insbesondere bei dunkelrot bis bläulich verfärbten entzündlichen Bläschen im Gesicht, und ist ein geeignetes Mittel zur Ausleitung von schädigenden Stoffen aus dem Körper. Charakteristisch ist, dass die Hauterscheinungen von einem Frösteln am ganzen Körper begleitet sind.
Clematis erecta D2 (Aufrechte Waldrebe) hat eine ausgeprägte Wirkung auf die Haut, die Drüsen und die Harnwege. Es hilft bei nässenden Hautausschlägen, weißen Bläschen und Pickeln im Gesicht, die berührungsempfindlich sind.
Lycopodium D4 (Bärlapp) ist ein ausgezeichnetes Mittel für Leber- und Galleleiden. Es hilft aber auch bei juckenden Ekzemen, Schuppenflechte und Hautgeschwüren, die zur Eiterung neigen, ferner bei Akne und Haarausfall.
Mezereum D3 (Seidelbast) entfaltet seine Heilwirkung auf die Haut, Knochen und das Nervengewebe. Es findet Anwendung bei juckenden Hautausschlägen, bei Nervenschmerzen und bei schuppendem Ausschlag am Kopf. Typisch für dieses Mittel ist eine große Empfindlichkeit gegen kalte Luft.
Ranunculus bulbosus D3 (Knollenhahnenfuß) wirkt insbesondere auf die Haut und das Muskelgewebe. Es hilft aber auch bei Beschwerden, die durch übermäßigen Alkoholgenuss verursacht sind. Ranunculus ist vielfach angezeigt bei herpesartigen, stark juckenden Hautausschlägen und Pusteln.
Sulfur D6 (Sublimierter Schwefel) hat eine tiefgreifende Wirkung im ganzen Körper, insbesondere aber an der Haut. Dieses Mittel hilft bei einer Vielzahl von Hautbeschwerden, zum Beispiel bei Akne und juckenden, nässenden, aber auch trockenen Ekzemen, die sich bei Kontakt mit Wasser verschlimmern.

Dosierung:
● Zu Beginn: Für die Dauer von 1 Woche 3-mal täglich 30–40 Tropfen auf 1 EL Wasser vor dem Essen einnehmen.
● Danach: 3-mal täglich 15–20 Tropfen.

Bitte beachten Sie:
Bei schwerer Lebererkrankung und Epilepsie sowie bei Hirngeschädigten, Schwangeren und Kindern besteht ein gesundheitliches Risiko, da bei jeder Einnahme von 40 Tropfen etwa 0,7 g Alkohol zugeführt werden. In diesen Fällen müssen Sie Ihren Arzt zu Rate ziehen.

Die Beschwerden

→ Akne / Neigung zur Eiterentwicklung
→ Chronische Akne

Wenn die Pickel immer wieder zur Vereiterung neigen, empfiehlt sich die in **Sulfur Oligoplex** enthaltene homöopathische Komposition. Die Wirkstoffe haben eine entzündungshemmende Wirkung, regulieren den Stoffwechsel und haben sich bei Hauteiterungen gut bewährt.

Bitte beachten Sie:
Bei Kindern sowie in der Schwangerschaft und Stillzeit dürfen Sie Sulfur Oligoplex nicht ohne ärztlichen Rat anwenden.

Sulfur Oligoplex enthält:

Sulfur D3 (Sublimierter Schwefel) siehe Seite 270.
Alumen D4 (Alaun) beeinflusst den Darm und löst Gewebsverhärtungen. Alumen ist vielfach bei verhärteten Hautgeschwüren, bei derb geschwollenen Drüsen, bei Hautwucherungen, aber auch bei Ekzemen angezeigt.
Cuprum oxydatum nigrum D5 (Schwarzes Kupferoxid) verbessert die Durchblutung der Haut, lindert den Juckreiz und bewirkt eine Umstimmung im Gewebe.
Magnesium sulfuricum D3 (Magnesiumsulfat) wirkt auf die Haut, die Harnwege und die weiblichen Geschlechtsorgane. Es ist hilfreich bei Ausfluss, juckenden Hautpickeln, Ekzemen und Warzen.

Dosierung:
● Akute Zustände: Alle Stunde, höchstens jedoch 12-mal täglich (für die Dauer von maximal 1 Woche) je 1 Tablette im Mund zergehen lassen.
● Chronische Verlaufsformen: 1- bis 3-mal täglich 1 Tablette im Mund zergehen lassen, Anwendungsdauer mit dem Arzt absprechen.

■ Allgemeine Empfehlungen bei Akne

Wichtig ist eine gesunde, vitamin- und ballaststoffreiche, aber fettarme Ernährung. Vor allem Schweinefleisch sollten Sie weitgehend meiden. Stuhlverstopfung stellt eine Ausscheidungsschwäche dar und kann eine Akne verstärken. Deshalb sollten Sie vor allem für einen geregelten Stuhlgang sorgen.
Kurze Sonnenbestrahlung und frische Luft regen die Durchblutung der Haut an und wirken sich deshalb meist günstig auf die Akneerkrankung aus.

15

Hautprobleme

Ekzeme

Ekzeme sind flächenhafte Entzündungen der Haut, die sehr unterschiedliche – teils wissenschaftlich noch nicht völlig geklärte – Ursachen haben können. In vielen Fällen ist ein solcher Hautausschlag durch eine Allergie bedingt, das heißt durch direkten Kontakt der Haut mit einem Stoff, gegen den der Körper überempfindlich reagiert. Auch Lichteinwirkung, Unverträglichkeit bestimmter Nahrungsmittel oder Medikamente sowie eine Störung des Stoffwechsels können einem Ekzem zugrunde liegen. Begünstigend wirken ferner chronischer Stress und seelische Konflikte. Vielfach sind jedoch mehrere dieser Faktoren gleichzeitig an der Entstehung eines Ekzems beteiligt.

Ebenso vielfältig wie die Ursachen von Ekzemen sind ihre Erscheinungsformen. Einige Hautausschläge sind trocken, die Haut schuppt und schilfert ab, andere bilden kleine Pusteln und Bläschen, beginnen zu nässen oder bilden schorfige Krusten aus. Manche neigen zur Eiterung.

Ekzeme können unerträglich jucken, beißen oder brennen und zu schmerzhaften Rissen in der angegriffenen Haut führen. In manchen Fällen können sie auch nur geringe Missempfindungen verursachen. Eine langwierige ekzematöse Hauterkrankung ist die Schuppenflechte (Psoriasis). Sie tritt bevorzugt am behaarten Kopf, an den Knien und Ellenbogen auf, kann sich aber auch an anderen Körperstellen bemerkbar machen oder das gesamte Hautorgan erfassen.

Wann zum Arzt?

- Jeder Hautausschlag sollte grundsätzlich vom Hautarzt inspiziert werden, damit er die Ursache feststellen und sich vom Schweregrad der Erkrankung ein Bild machen kann. Auch schwere Hautinfektionen durch Bakterien oder Pilze sowie Erkrankungen der inneren Organe (z. B. der Leber oder Niere) können ein Ekzem hervorrufen.
- Bei sehr starkem oder sich akut verschlimmerndem Hautausschlag, denn bei einem Ekzem kann die Gefahr bestehen, dass sich die angegriffene Haut sekundär mit Krankheitserregern infiziert.

Hautausschläge nicht unterdrücken!

Die Homöopathie sieht Hautprobleme als eine tief im Körper liegende Störung an, weswegen Hautausschläge nicht unterdrückt werden sollten. Die Behandlung ist deshalb nicht ganz einfach. Hier ist in besonderem Maße die Heringsche Regel zu beachten, das heißt, Hautausschläge sollen sich während der Behandlung von innen nach außen (das heißt, es kommt mitunter zur heftigen Erstverschlimmerung) oder von oben nach unten entwickeln und entsprechend abheilen (siehe S. 14).

Welche Einzelhomöopathika können bei Ekzemen helfen?

Beschwerdebild	Ihnen fällt auf	Besser 😀 Schlimmer 😞	Mittel + Dosierung
Überwiegend trockener, schuppiger oder abschilfernder Hautausschlag verbunden mit quälendem Juckreiz. Die Haut ist gerötet, beißt und brennt.	Bettwärme können Sie nicht ertragen, weil die Haut dann unerträglich zu jucken beginnt. Sie haben Abneigung, sich zu waschen, weil (vor allem kaltes) Wasser den Ausschlag verschlimmert. Je mehr Sie kratzen, umso schlimmer wird der Juckreiz und die Haut beginnt zu bluten. Gegen 11 Uhr vormittags entwickeln Sie meist gesteigerten Appetit oder Heißhunger. Sie sind sehr empfindlich gegenüber beruflichem Misserfolg.	• Warmes, trockenes Wetter • Frische Luft • Gemäßigte Temperaturen • Morgens • Warmes Bett • Waschen • Baden • Kaltes Wasser • Kratzen	**Sulfur** (S. 335) D12 1 x täglich 5 Globuli 🦆 **Für Kinder** Je nach Alter 1–4 Globuli
Trockener, brennender Hautausschlag, der zur Eiterung neigt und sich in kleieähnlichen Schuppen ablöst. Die Haut ist kalt, trocken oder pergamentartig.	Die betroffenen Hautstellen brennen und beißen. Sie frieren, sind ruhelos und ängstlich, wollen nicht alleine sein, sondern jemanden um sich haben, der Ihnen im Notfall Beistand leisten kann.	• Wärme • Warme Anwendungen • Sommer • Mitternachts • Kälte • Feuchtigkeit • Kratzen • Winter	**Arsenicum album** (S. 300) D12 1 x täglich 5 Globuli 🦆 **Für Kinder** Je nach Alter 1–4 Globuli
Juckender, bläschenbildender Hautausschlag besonders am Kopf, der zur Eiterung neigt und möglicherweise mit Nervenschmerzen im betroffenen Bereich verbunden ist. Die Bläschen weisen einen geröteten Hof auf, trocknen dann ein, schuppen und schilfern ab oder bilden dicke Krusten.	Die Haut ist wund, brennt, beißt und blutet leicht. Unter den Krusten sammelt sich dicker gelber Eiter an. Ihre Haut ist überempfindlich gegen Berührung. Manchmal haben Sie das Gefühl, als würde ein kalter Luftzug auf eine Körperstelle blasen. Sie sind niedergeschlagener Stimmung, übellaunig und mürrisch.	• Draußen • Berührung • Bettwärme • Kratzen	**Mezereum** (S. 323) D12 1 x täglich 5 Globuli 🦆 **Für Kinder** Je nach Alter 1–4 Globuli

15

Hautprobleme

Beschwerdebild	Ihnen fällt auf	Besser 😀 Schlimmer 😣	Mittel + Dosierung
Juckender Hautausschlag am ganzen Körper, der kleine gerötete, nässende Bläschen bildet. Sie neigen dazu, sich auszubreiten oder zusammenzufließen, und verursachen brennende Schmerzen.	Das Hautjucken ist nachts besonders schlimm und durch Kratzen nicht zu bessern. Sie sind ruhelos, müssen ständig in leichter Bewegung sein – dann sind Ihre Beschwerden erträglicher. Sie frieren und verlangen nach Wärme.	• Ständige Bewegung • Wärme • Warme Anwendungen • Kälte • Nässe • Nachts • Ruhe	**Rhus toxicodendron (S. 327)** D12 1 x täglich 5 Globuli 🦆 **Für Kinder** Je nach Alter 1–4 Globuli
Nässender, heftig juckender Hautausschlag, von dem bevorzugt die Handteller, Kniekehlen und Ellenbeugen, der behaarte Kopf sowie die Region hinter den Ohren oder zwischen Fingern und Zehen betroffen sind.	Die Hauterscheinungen neigen zur Eiterung, sondern ein ätzendes klebriges, übelriechendes Sekret ab. In der Folge bilden sich dicke, honigartige Krusten, die später abschilfern. Die Haut ist trocken und rissig. Sie sind mutlos, niedergeschlagen und denken oft an den Tod. Sie neigen zur Verstopfung, sind überempfindlich gegen Gerüche, insbesondere den von Blumen.	• Ruhe • Schlaf • Dunkelheit • Frische Luft • Wärme • Kratzen • Bewegung	**Graphites (S. 315)** D12 1 x täglich 5 Globuli 🦆 **Für Kinder** Je nach Alter 1–4 Globuli
Nesselausschlag mit geschwollener, heißer, geröteter Haut, auf der Bläschen oder Quaddeln entstehen, die heftige brennende oder stechende Schmerzen hervorrufen.	Die Quaddeln blühen ganz plötzlich auf und gleichen dem Stich einer Biene. Die Haut ist hochgradig berührungsempfindlich, und Sie verlangen nach Abkühlung. Ihre Augenlider sind angeschwollen. Sie sind reizbar, niedergeschlagen, nervös und misstrauisch.	• Kühle Anwendungen • Kaltes Wasser • Entkleiden • Frische Luft • Wärme • Berührung	**Apis mellifica (S. 298)** D3–D6 3–4 x täglich 5 Globuli 🦆 **Für Kinder** Je nach Alter 1–4 Globuli

15

Hautprobleme

Welche Komplexmittel helfen?

Ähnlich wie in der klassischen Homöopathie müssen Sie bei der Wahl eines geeigneten Komplexmittels die vorherrschenden Symptome Ihres Hautproblems berücksichtigen.

Die Beschwerden
→ Trockenes, schuppendes Ekzem
→ Altersjuckreiz

Diese Beschwerden können Sie mit den in **Bellis Oligoplex** enthaltenen Homöopathika behandeln. Die Wirkstoffe haben einen ausgesprochen günstigen Einfluss auf die entzündeten Hautbereiche, unterstützen ihre Durchblutung, verbessern den Stoffwechsel und beruhigen das Nervensystem.

Bellis Oligoplex enthält:

Bellis perennis D3 (Gänseblümchen) ist ein Verletzungsmittel, das bei Prellungen und blauen Flecken Anwendung findet. Es ist im Übrigen ein hervorragendes Mittel für die sogenannten »Knutschflecken«, hilft aber auch bei Hautproblemen wie Ekzemen, Akne und Furunkeln.
Es wirkt besonders gut, wenn gesundheitliche Störungen durch eine plötzliche Abkühlung des erhitzten Körpers entstehen.
Absinthium D2 (Wermut) hilft bei nervösen Störungen, die mit Erregung, Zittern, Krämpfen und Schlafstörungen verbunden sind.

Antimonium crudum D3 (Schwarzer Spießglanz) entfaltet seine Hauptwirkung am Magen. Es ist vielfach angezeigt bei Ekzemen, die mit honigfarbenen Borken bedeckt sind, sowie bei nesselartigen Hautausschlägen, die von Magenbeschwerden begleitet sind. Es hilft besonders gut, wenn die Kranken nervös und äußerst reizbar sind und sich durch Kleinigkeiten sehr schnell verärgern lassen.
Arnica montana D3 (Bergwohlverleih) ist ein wichtiges Verletzungsmittel und hat einen ausgeprägten Einfluss auf die Durchblutung. Es beugt Eiterungen vor und lindert Schmerzen. An der Haut wirkt es bei juckenden, brennenden Ausschlägen, die zur Entwicklung kleiner Furunkel neigen.
Graphites D6 (Graphit) hat Wirkung auf die Haut, die Schleimhäute, den Magen und den Stoffwechsel. Deshalb hilft es insbesondere bei Hautproblemen, die auf eine Stoffwechselstörung zurückzuführen sind. Es findet Anwendung bei Schuppenflechte und trockener, rissiger Haut, die zur Eiterung neigt.
Silicea D6 (Kieselsäure) ist ein Mittel für Zustände, die durch Minderversorgung des Gewebes mit Nährstoffen bedingt sind. Es hilft bei Eiterungen, Furunkeln, Abszessen und Geschwüren, die zur Fistelbildung neigen.

Dosierung:
● 2- bis 4-mal täglich 1–2 Tabletten vor dem Essen im Mund zergehen lassen.
● 🐦 Kinder nehmen 2-mal täglich ½–1 Tablette.

....

15

Hautprobleme

Solche Hauterscheinungen sprechen eher auf die in **Scabiosa Oligoplex** enthaltene Mischung an. Darin finden sich Homöopathika, die sich besonders bei der Behandlung entzündlicher, nässender Hautausschläge bewährt haben und in der Lage sind, einer zusätzlichen Infektion der erkrankten Haut vorzubeugen.

Scabiosa Oligoplex enthält:

Knautia arvensis (Scabiosa arvensis) D3 (Witwenblume) hat eine ausgeprägte Wirkung auf die Haut. Es hilft bei nässenden Ekzemen, die sich zu infizieren beginnen, und hat einen blutreinigenden Effekt.

Apis mellifica D4 (Honigbiene) wirkt bei entzündlichen Schwellungen der Haut und Schleimhäute (wie von einem Bienenstich), aber auch bei Entzündungen innerer Organe, zum Beispiel der Nieren.

Bellis perennis D2 (Gänseblümchen) siehe Seite 275.

Camphora D3 (Kampfer) hilft bei Kreislaufstörungen mit eisigem Kältegefühl und enormer Schwäche des gesamten Körpers. Es stabilisiert den Blutdruck und verbessert die Hautdurchblutung.

Sambucus nigra D3 (Schwarzer Holunder) entfaltet seine Hauptwirkung auf die Atemwege. Es fördert die Ausscheidung schädlicher Stoffwechselprodukte über den Schweiß.

Viola tricolor D1 (Stiefmütterchen) findet Anwendung bei juckenden, brennenden Hautausschlägen besonders in der Kopf- und Gesichtsregion, die sich typischerweise nachts verschlimmern. Viola wirkt besonders gut bei Ekzemen im Kindesalter.

- **Dosierung:** 3-mal täglich 15 Tropfen auf 1 EL Wasser vor dem Essen einnehmen, bis die Beschwerden abklingen.

....

Hier ist **Sulfur Oligoplex** ein geeignetes Kombinationsmittel. Allerdings sollten Sie die Therapie vorher mit Ihrem Hautarzt absprechen. Die Wirkstoffe dieser Komposition haben eine entzündungshemmende Wirkung, regulieren den Stoffwechsel und haben sich insbesondere bei Hauteiterungen bewährt (Näheres dazu auf Seite 271).

Sulfur Oligoplex enthält:

Sulfur D3 (Sublimierter Schwefel)

Alumen D4 (Alaun)

Cuprum oxydatum nigrum D5 (Schwarzes Kupferoxid)

Magnesium sulfuricum D3 (Magnesiumsulfat)

- **Dosierung:** 1- bis 3-mal täglich (in akuten Fällen anfangs auch bis zu 12-mal täglich) 1 Tablette im Mund zergehen lassen (siehe auch Seite 271).

....

Die Beschwerden
→ Stark juckende Ekzeme
→ »Juck-Krisen«

Stark juckende Ekzeme oder sogenannte Juck-Krisen sprechen erfahrungsgemäß gut auf die in **Cistus canadensis Oligoplex** enthaltene Kombination an. Die homöopathischen Inhaltsstoffe fördern den Lymphabfluss und wirken dem Juckreiz der Haut entgegen.

Gesunde, vitaminreiche Kost ist bei Ekzemen, wie bei allen Hautproblemen, eine wichtige Voraussetzung, um den Heilerfolg zu unterstützen.

Cistus canadensis Oligoplex enthält:

Cistus canadensis D3 (Kanadisches Ziströschen) hat eine deutliche Wirkung auf die Haut und die Drüsen. Das Homöopathikum ist bei herpesähnlichen Hautausschlägen angezeigt, besonders wenn gleichzeitig ein äußerstes Kältegefühl besteht. Cistus hilft, wenn sich kleine Stippchen bilden und die Haut überall juckt, so dass die Kranken kaum noch schlafen können.

Anacardium D4 (Ostindischer Tintenbaum) ist ein wichtiges Mittel bei Magenschmerzen, Übelkeit und Erbrechen. An der Haut hilft es bei juckenden Ausschlägen, besonders wenn die Betroffenen sehr reizbar sind und gleichzeitig an Konzentrationsstörungen und Gedächtnisschwäche leiden.

Arsenicum album D8 (Arsentrioxid) findet Anwendung bei Psoriasis, Hautausschlägen und Beschwerden, die durch den Verzehr von Muscheln hervorgerufen werden. Über den ganzen Körper verbreitete Ekzeme, die wie Feuer brennen und leicht bluten oder eitern, sprechen vielfach gut auf dieses Mittel an.

Berberis aquifolium D2 (Mahonie) hilft bei trockenen, schuppenden, juckenden Hautausschlägen, beispielsweise einer Schuppenflechte, sowie bei Herpes. Es regt den Stoffwechsel und Lymphabfluss an.

Cantharis D4 (Spanische Fliege) hat eine heilende Wirkung bei heftigen Entzündungen und Reizungen der Harn- und Geschlechtsorgane sowie des Magen-Darm-Traktes. An der Haut wirkt es bei Bläschenausschlägen und bei Verbrennungen.

Hydrocotyle asiatica D3 (Wassernabel) wirkt auf das Bindegewebe und die Haut. Es eignet sich für trockene Hautausschläge, die stark zur Schuppenbildung neigen und abblättern. Deshalb ist es hilfreich bei Schuppenflechte.

Mezereum D4 (Seidelbast) entfaltet seine Heilwirkung auf die Haut, den Knochen und das Nervengewebe. Es findet Anwendung bei juckenden Hautausschlägen, bei Nervenschmerzen, Gürtelrose, ferner bei schuppendem Ausschlag am Kopf, besonders wenn große Empfindlichkeit gegen kalte Luft besteht.

● **Dosierung:** 3-mal täglich 15 Tropfen auf 1 EL Wasser vor dem Essen einnehmen.

277

Die Beschwerden

→ Schuppenflechte (Psoriasis)

Hier kann die in **Euphorbia Oligoplex** enthaltene Kombination Linderung bringen. Ihre Wirkstoffe regulieren die Hautfunktionen, wirken entzündungshemmend und unterstützen die Ausscheidung schädlicher Stoffe aus dem Körper.

Bitte beachten Sie die auf Seite 270 angegebenen Warnhinweise.

Euphorbia Oligoplex enthält:

Euphorbia cyparissias D4 (Zypressen-Wolfsmilch) hilft bei Hautreizungen, insbesondere bei dunkelrot bis bläulich verfärbten entzündlichen Bläschen im Gesicht, und ist ein geeignetes Mittel zur Ausleitung von schädigenden Stoffen aus dem Körper.

Clematis erecta D2 (Aufrechte Waldrebe) hat eine ausgeprägte Wirkung auf die Haut, die Drüsen und die Harnwege. Es hilft bei nässenden Hautausschlägen, weißen Bläschen und Pickeln im Gesicht, die berührungsempfindlich sind.

Lycopodium D4 (Bärlapp) hilft sehr gut bei Leber- und Galleleiden, aber auch bei juckenden Ekzemen, Schuppenflechte und Hautgeschwüren, die zur Eiterung neigen, ferner bei Akne und Haarausfall.

Mezereum D3 (Seidelbast) findet Anwendung bei juckenden Hautausschlägen, bei Nervenschmerzen und bei schuppendem Ausschlag am Kopf.

Ranunculus bulbosus D3 (Knollenhahnenfuß) wirkt insbesondere auf die Haut und das Muskelgewebe. Es hilft aber auch bei Beschwerden, die durch übermäßigen Alkoholgenuss verursacht sind. Ranunculus ist vielfach angezeigt bei herpesartigen, stark juckenden Hautausschlägen und Pusteln.

Sulfur D6 (Sublimierter Schwefel) hat eine tiefgreifende Wirkung im ganzen Körper, insbesondere aber an der Haut. Dieses Mittel hilft deshalb bei einer Vielzahl von Hautbeschwerden.

● **Dosierung:** 3-mal täglich 15 Tropfen auf 1 EL Wasser einnehmen.

■ Allgemeine Empfehlungen bei Ekzemen

Bei Ekzemen ist es sicherlich wichtig, auf Reinlichkeit zu achten, damit sich die angegriffene Haut nicht bakteriell infiziert und noch stärker entzündet. Dennoch sollten Sie übermäßiges Waschen, insbesondere mit Seife, sowie ausgedehnte Aufenthalte in der Badewanne meiden. Dadurch würde die angegriffene Haut zusätzlich ausgelaugt. Cremen Sie die Haut nach dem Waschen mit milden, pflegenden Mitteln ein. Sie sollten möglichst keine Duftstoffe enthalten, um die Haut nicht noch mehr zu reizen. Beim nässenden Ekzem können Sie akute Beschwerden mit kühlenden Umschlägen oder Waschungen lindern, denen etwas Kamillentee zugesetzt werden kann.

Windpocken

Die Windpocken sind eine hochansteckende, in aller Regel aber harmlos verlaufende Kinderkrankheit, die durch das zur Herpes-Gruppe gehörende Varicella-Virus verursacht wird. Der Name gründet sich auf die hohe Infektiosität der Viren, die sogar über mehrere Meter in der Luft übertragen werden können. Windpocken beginnen drei Wochen nach Ansteckung mit meist nur geringem Fieberanstieg. Die Kinder fühlen sich etwas abgeschlagen und sind oft weinerlich. Der Windpockenausschlag beginnt meist am Rumpf und breitet sich allmählich über den ganzen Körper aus. Dabei entwickeln sich kleine Bläschen, die ein wässriges Sekret enthalten und schrecklich jucken. Sie trocknen allmählich ein und bilden beim Abheilen kleine Krusten, die schließlich abfallen. Werden sie aufgekratzt, kann es zu kleinen Vernarbungen kommen.

Nach ein bis zwei Wochen ist die Windpockenerkrankung meist überstanden. Wenn die letzten Krusten abgefallen sind, besteht für andere Personen keine Ansteckungsgefahr mehr. Nach Abklingen der Krankheit besteht in aller Regel eine lebenslange Immunität.

Wann zum Arzt?

- Sie sollten grundsätzlich die Diagnose durch den Arzt sicherstellen lassen, denn auch Masern oder Scharlach gehen mit einem Hautausschlag einher. Diese Erkrankungen können schwere Komplikationen verursachen.
- Wenn Ihr Kind an einer Abwehrschwäche leidet oder wegen einer anderen Erkrankung Medikamente einnehmen muss, die das Immunsystem schwächen. Es ist dann bei Windpocken äußerst gefährdet. Diese sonst leicht verlaufende Erkrankung kann bei ihm lebensbedrohlich werden. Es gehört deshalb in ärztliche oder häufig sogar in klinische Behandlung.

15

Hautprobleme

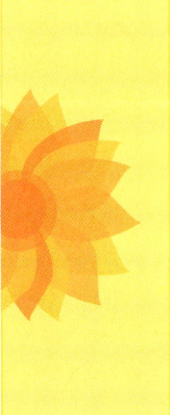

Wie Sie Ihrem Kind noch helfen können

Wichtig ist vor allem, dass Ihr Kind die Bläschen nicht aufkratzt, sonst kann es zu unschönen Narben kommen. Deshalb sollten Sie darauf achten, dass seine Fingernägel kurz geschnitten sind; Sie können ihm auch über Nacht Baumwollhandschuhe überziehen. Lüften Sie das Kinderzimmer gut durch, denn frische kühle Luft wird im Allgemeinen als angenehm empfunden. Um den Juckreiz zu lindern, können Sie dem Kind außerdem feuchte kühlende Umschläge und Kompressen machen oder eine milde adstringierende Emulsion auf die betroffenen Hautstellen auftragen.

Welche Einzelhomöopathika können bei Windpocken helfen?

Beschwerdebild	Ihnen fällt auf	Besser 🙂 Schlimmer 😞	Mittel + Dosierung
Ihr Kind leidet an Windpocken mit Fieber, fleckig geröteter Haut, auf der immer wieder heftig juckende Bläschen aufblühen. Der Ausschlag verschlimmert sich durch Kratzen und bereitet nachts im Bett besonders quälende Beschwerden.	Ihr Kind ist weinerlicher Stimmung, quengelt, ist dabei aber sehr anlehnungsbedürftig, will nicht alleine sein, sondern lieber in den Arm genommen und getröstet werden. Trotzdem es Fieber hat, verspürt Ihr Kind kaum Durst.	● Frische Luft ● Sanfte Bewegung ● Zuwendung ● Weinen ● Stickige Räume ● Wärme ● Fette Speisen	**Pulsatilla pratensis (S. 326)** 🦆 Für Kinder D8 3 x täglich 2–4 Globuli
Windpocken mit extrem juckendem Hautausschlag am ganzen Körper. Die kleinen geröteten, nässenden Bläschen neigen dazu, sich auszubreiten oder zusammenzufließen, und verursachen brennende Schmerzen.	Das Hautjucken ist nachts besonders schlimm. Ihr Kind ist reizbar, unruhig, will sich ständig bewegen, friert und verlangt nach Wärme.	● Ständige Bewegung ● Wärme ● Warme Anwendungen ● Kälte ● Nässe ● Nachts ● Ruhe	**Rhus toxicodendron (S. 327)** 🦆 Für Kinder D6 3–4 x täglich 2–4 Globuli

15

Hautprobleme

Welche Komplexmittel helfen?

Die Beschwerden
→ Windpocken
→ Masern / nur unterstützend zur ärztlichen Therapie!

Bei Windpocken können Sie den Krankheitsverlauf mit **Pulsatilla Oligoplex** günstig beeinflussen. Die darin enthaltenen Homöopathika haben sich bei Kinderkrankheiten, die mit Hautausschlägen verbunden sind, besonders bewährt. Sie helfen bei Fieber, lindern den Juckreiz und fördern die Heilung infektiöser Erkrankungen.

Bei Überempfindlichkeit gegen Chrom dürfen Sie Pulsatilla Oligoplex nicht anwenden. In seltenen Fällen kann es zu Hautreaktionen kommen, dann müssen Sie das Mittel absetzen. Bei Schilddrüsenerkrankungen nicht ohne ärztlichen Rat anwenden.

Mit dieser Kombination können Sie den Krankheitsverlauf mitunter auch günstig beeinflussen, wenn Ihr Kind Masern hat. In diesem Fall müssen Sie allerdings die geplante Behandlung immer mit dem Kinderarzt absprechen.

Pulsatilla Oligoplex enthält:
Pulsatilla D4 (Küchenschelle) hilft bei einigen infektiösen Erkrankungen. Es ist ein bedeutendes Heilmittel bei Krupphusten, Masern und juckenden nesselartigen Hautausschlägen.

Aconitum D4 (Blauer Eisenhut) wirkt bei plötzlich einsetzenden hoch fieberhaften Erkrankungen, die von starker Unruhe und Angst begleitet sind. Er ist heilsam bei Masern und anderen fieberhaften Erkrankungen, die von geröteten nesselartigen Hautausschlägen begleitet sind.

Ailanthus glandulosa D2 (Götterbaum) hilft bei fieberhaften Erkrankungen, die mit großer Schwäche und Antriebslosigkeit verbunden sind. Das Homöopathikum eignet sich für bläschenförmige oder fleckige Hautausschläge, die von Halsschmerzen begleitet sind.

Bryonia alba D4 (Weiße Zaunrübe) hat eine Wirkung auf entzündete, trockene Schleimhäute und fieberhafte Erkrankungen, besonders wenn die Kranken reizbar sind und nicht sprechen wollen.

Kalium bichromicum D5 (Kaliumdichromat) eignet sich für Erkrankungen der oberen Atemwege mit Absonderung eines zähen Sekrets. An der Haut wirkt es bei bläschen- und pockenartigen Ausschlägen, die heftig jucken und brennen.

Spongia D3 (Gerösteter Meerschwamm) entfaltet seine Hauptwirkung auf das Herz und die Atemwege. Es ist aber auch ein Heilmittel für Masern, Drüsenschwellungen und juckende Hautausschläge.

Dosierung:
- 🦆 Am Anfang: Alle 2 Stunden 20 Tropfen einnehmen.
- 🦆 Später: 3-mal täglich 10–15 Tropfen auf 1 EL Wasser vor dem Essen einnehmen.

15

Hautprobleme

Warzen

Warzen (Varizen) werden durch Papilloma-Viren hervorgerufen, die Übertragung erfolgt durch direkten Kontakt. Die Voraussetzung dafür ist allerdings eine gewisse Bereitschaft, an der möglicherweise erbliche Faktoren, vermutlich auch Störungen des Stoffwechsels oder ein geschwächtes Immunsystem beteiligt sind. Auch seelische Belastungen können die Entstehung einer Warze begünstigen. Aus homöopathischer Sicht sollten Warzen nicht operativ entfernt werden, sondern von innen heraus abheilen.

Welche Komplexmittel helfen?

Die Beschwerden
→ Warzen

Eine Kombination, die Sie hier anwenden können, ist in **Thuja Oligoplex** enthalten.

Bitte beachten Sie:
Bei Überempfindlichkeit gegen Jod sollten Sie Thuja Oligoplex nicht einnehmen. Bei Schilddrüsenerkrankungen nicht ohne ärztlichen Rat anwenden.

Thuja Oligoplex enthält:
Thuja D1 (Lebensbaum) wirkt hauptsächlich auf viele Organe, hat einen keimtötenden Effekt und stärkt die Abwehrkraft der Schleimhäute.

Clematis D2 (Aufrechte Waldrebe) hilft bei juckenden, brennenden Hautausschlägen, Drüsenverhärtungen und Gewebswucherungen.

Kalium jodatum D4 (Kaliumjodid) wirkt auf das Bindegewebe und ist heilsam bei Drüsenschwellungen und knötchenartigen Verdickungen der Haut.

Marum verum (Teucrium marum) D3 (Amberkraut) entfaltet seine Wirkung hauptsächlich bei Schnupfen und Entzündungen der Nase, die vom Verlust des Riechvermögens begleitet sind. Es hilft aber auch bei trockener, juckender Haut.

Phosphorus D6 (Gelber Phosphor) ist ein Mittel für entzündlich-gereizte Schleimhäute mit der Tendenz zur Gewebszerstörung und Blutungsneigung.

Platinum chloratum D6 (Platinchlorid) wirkt bei vermehrter Flüssigkeitsabsonderung der Schleimhäute.

Dosierung:
● 3-mal täglich 15 Tropfen auf 1 EL Wasser vor dem Essen einnehmen.
● Zusätzlich morgens nach dem Waschen Thuja Oligoplex auf die Warze auftupfen.
● 🐦 Kinder unter 10 Jahren nehmen 1- bis 2-mal täglich 3–10 Tropfen.

■ **Allgemeine Empfehlungen bei Warzen**

Eine Warze sollten Sie möglichst nicht aufkratzen oder selbst daran manipulieren, damit die verursachenden Viren nicht verstärkt in die Blutbahn geraten und sich im Körper ausbreiten können.

Welche Einzelhomöopathika können bei Warzen helfen?

Beschwerdebild	Ihnen fällt auf	Besser 😊 Schlimmer 😞	Mittel + Dosierung
Einzelne oder auch zahlreiche – möglicherweise sogar über den ganzen Körper verteilte – große weiche oder gestielte Warzen, die bräunlich verfärbt sind, leicht bluten und fleischig oder blumenkohlartig aussehen.	Die Warzen haben einen käsigen Geruch, die Haut ist insgesamt fettig mit öliger Schweißabsonderung.	● Das Allgemeinbefinden bessert sich durch Bewegung ● Berührung ● Kratzen	**Thuja occidentalis (S. 337)** D12 1 x täglich 5 Globuli 🦆 **Für Kinder** Je nach Alter 2–4 Globuli
Breite, harte, hornige Warzen, vor allem an den Händen, Fingern und Fußsohlen. Sie können einzeln auftreten oder dazu neigen, sich zu vermehren.	Sie haben Schwielen an Händen und Fußsohlen, neigen zu stark verhornten, verfärbten oder verkümmerten Finger- und Zehennägeln, die manchmal zersplittert herauswachsen. Sie vertragen keine sauren Speisen und Getränke, vor allem keinen Wein.	● Allgemein durch Ruhe ● Hitze ● Kaltes Waschen ● Säurehaltige Speisen und Getränke	**Antimonium crudum (S. 298)** D4 3–4 x täglich 5 Globuli 🦆 **Für Kinder** Je nach Alter 2–4 Globuli
Gezackte, rissige, leicht blutende Warzen, die stechende Schmerzen verursachen und besonders an den Fußsohlen auftreten.	Sie neigen zu Hautausschlägen sowie zu trockener, rissiger Haut, die bei Verletzungen eine schlechte Heilungstendenz aufweist.	● Kühlende Umschläge ● Das Allgemeinbefinden bessert sich durch Wärme ● Bettwärme ● Allgemein durch Kälte und bei schönem, klarem Wetter	**Causticum (S. 306)** D6 3 x täglich 5 Globuli 🦆 **Für Kinder** Je nach Alter 2–4 Globuli

15

Hautprobleme

Erschöpfung, Nervosität und Schlafstörungen

16

Nervosität, Schlafstörungen und Erschöpfung sind meist Folge eines seelischen Ungleichgewichts. Die Hektik unseres modernen Alltags überfordert viele Menschen. Im Berufsleben werden hohe Ansprüche gestellt, hinzu kommen Reizüberflutung, Lärmbelastung und vielfach eine unregelmäßige Lebensweise. Auch ungelöste seelische Konflikte können die Nerven stark belasten. Zur vermeintlichen Entspannung dienen dann häufig ausgedehnte Fernsehabende, die jedoch die überreizten Nerven noch mehr strapazieren und mitunter der Anlass sind, zu spät ins Bett zu gehen. Selbst die Wochenenden sind nicht immer »stressfrei«, sondern oft dicht gepackt mit Verpflichtungen und Freizeitprogrammen, für die sonst keine Zeit vorhanden ist.

Der Teufelskreis der Genussmittel

Viele Menschen finden daher auch in Phasen der Entspannung nicht mehr die zur Regeneration des Organismus notwendige Ruhe. Nicht selten wird dann zu Genussmitteln wie Kaffee oder Zigaretten gegriffen, um sich tagsüber wach zu halten, oder umgekehrt zum Alkohol, um sich nach einem stressreichen Tag wieder zu beruhigen.

Genussmittel können zwar kurzfristig eine anregende und leistungssteigernde Wirkung entfalten, allerdings kann regelmäßiger Konsum in größerer Menge zu Schäden an verschiedenen Organsystemen führen.

Zusammen mit diesen Faktoren führen Reizüberflutung und Stress langfristig zu Erschöpfung, Nervosität und Schlafstörungen. Oft sind diese Beschwerden von Störungen des Herz-Kreislauf-Systems (siehe Seite 129 ff.) oder des Verdauungstrakts (siehe Seite 147 ff.) begleitet.

Vorsicht

Schwere körperliche Erkrankungen oder eine Depression können ähnliche Symptome verursachen. Deshalb sollten Sie in allen Zweifelsfällen mit dem Arzt über Ihre Beschwerden sprechen.

Sie suchen Hilfe bei:

- Erschöpfung (Seite 286)
- Nervosität und Schlafstörungen (Seite 289)

Einzelmittel oder Komplexmittel?

Das richtige Einzelmittel zu finden, bereitet vielfach Schwierigkeiten und bedarf einer großen Erfahrung und Sachkenntnis. Deshalb ist es in der Selbstbehandlung manchmal sicherer, auf eine breiter wirkende Kombination auszuweichen.

Für eine ausgewogene Zusammenstellung ist von großer Bedeutung, dass die einzelnen Homöopathika miteinander harmonieren und sich in ihrer Wirkung ergänzen.

Bei Komplexmitteln sind nämlich häufig Arzneien enthalten, die nicht nur auf die Psyche wirken, sondern auch andere stressanfällige Organbereiche, beispielsweise den Magen-Darm-Trakt oder die Herz-Kreislauf-Organe, beeinflussen. Näheres dazu, wann die Suche nach einem Einzelmittel Erfolg verspricht oder wann Sie besser ein Komplexmittel wählen sollten, steht auf Seite 21.

16

Erschöpfung, Nervosität und Schlafstörungen

Erschöpfung

Erschöpfungszustände äußern sich in einer allgemeinen körperlichen Schwäche, Antriebslosigkeit und depressiver Stimmungslage. Die Konzentration lässt zu wünschen übrig, und es kann zu Störungen der Gedächtnisleistung kommen. Am häufigsten treten Übermüdung und Erschöpfung als Folge chronischen Schlafmangels oder einer andauernden Überforderung der geistigen und körperlichen Kräfte auf. Auch Kummer und seelische Konfliktsituationen können dazu beitragen. Häufig kann es auch nach einer überstandenen Infektionskrankheit oder nach einem Blutverlust infolge einer Verletzung oder Operation zu einem Zustand der Erschöpfung kommen. Ein Mangel an Vitaminen, Eisen oder anderen lebenswichtigen Elementen kann ebenfalls die Ursache sein. Das trifft häufig für Kinder zu, die in der Wachstumsphase zu schnell »in die Höhe geschossen sind«. Außerdem kann bei Kindern Überforderung häufig zum sogenannten Schulkopfschmerz führen. Was Sie dagegen tun können, finden Sie auf Seite 32.

Auch die hormonelle Umstellung während der weiblichen Wechseljahre begünstigt Erschöpfungssyndrome. Ihre Behandlung können Sie auf Seite 229 ff. nachlesen.

Wann zum Arzt?

- Wenn die Ursache Ihrer Erschöpfung unklar ist, denn auch schwere Erkrankungen, zum Beispiel ein Tumorleiden oder eine Anämie, können mit Erschöpfung verbunden sein.
- Wenn Sie selbst irgendeinen Verdacht hegen, Ihre Entkräftung könnte auf eine tiefgreifende Ursache zurückgehen.
- Bei anhaltenden oder sehr ausgeprägten Beschwerden.
- Wenn Sie zusätzlich unter ständigen depressiven Verstimmungen leiden. Behandlungsbedürftige Depressionen können nämlich manchmal ähnliche Symptome hervorrufen.

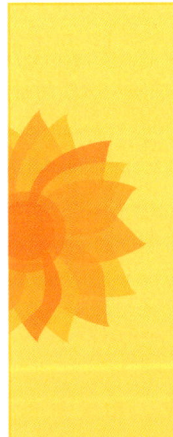

Sonderfall Burn-out-Syndrom

Als Burn-out bezeichnet man einen Erschöpfungszustand, der Körper, Geist und Seele gleichermaßen in Mitleidenschaft zieht und sich über Wochen, manchmal auch über Jahre hinziehen kann. Es beginnt meist mit einer ständigen Überforderung; die Energiereserven werden schneller verbraucht, als sie wieder aufgefüllt werden können. Das führt zu chronischer Müdigkeit, Schlafstörungen und Erschöpfungszuständen. Das Engagement in Beruf und Freizeit lässt nach, der Betroffene wird zunehmend gereizt, depressiv, kontaktarm und hat das Gefühl, den Anforderungen nicht mehr gewachsen zu sein.

Welche Einzelhomöopathika können bei Erschöpfung helfen?

Beschwerdebild	Ihnen fällt auf	Besser 🙂 Schlimmer 🙁	Mittel + Dosierung
Äußerste Erschöpfung, Hinfälligkeit und Schwäche sowohl auf körperlicher wie auch auf geistiger Ebene. Auslöser sind möglicherweise eine vorangegangene Erkrankung oder Operation.	Sie sind niedergeschlagen, verzagt, ängstlich und reizbar. Selbst vor leichteren Arbeiten schrecken Sie zurück, weil Sie glauben, sie nicht mehr bewältigen zu können. Sie verlangen nach eiskalten Getränken, Saurem wie Essig, aber auch nach Süßigkeiten. Sie erwachen meist frühzeitig und schrecken bei der geringsten Berührung hoch.	● Wärme ● Ruhe ● Leichte Bewegung ● Frühmorgens ● Berührung ● Aufregung ● Körperliche und geistige Anstrengung	**Kalium phosphoricum (S. 319)** D12 1 x täglich 5 Globuli 🦆 Für Kinder Je nach Alter 2–4 Globuli
Erschöpfung und Schwäche aufgrund ständiger nervöser Anspannung durch anhaltenden Kummer und Sorgen oder nach einem Blutverlust. Möglicherweise besteht eine Neigung zu Kreislaufbeschwerden und Ohnmacht.	Obwohl der Arzt es ausgeschlossen hat, beschleicht Sie immer wieder die Befürchtung, an einer schweren Erkrankung zu leiden. Alle Ihre Sinne sind überempfindlich. Sie sind leicht erregbar und schreckhaft, vor allem laute Geräusche lassen Sie hochschrecken. Vor Gewitter fürchten Sie sich.	● Wärme ● Schlaf ● Essen ● Wetterwechsel ● Anstrengung ● Aufregungen	**Phosphorus (S. 325)** D12 1 x täglich 5 Globuli 🦆 Für Kinder Je nach Alter 2–4 Globuli
Erschöpfung verbunden mit Schwäche und Nachlassen der Konzentrationskraft. Als Auslöser kommen in Frage Kummer und Sorgen oder Verlust von Körperflüssigkeit durch Erbrechen, Durchfall oder Blutverlust nach einer Operation oder Verletzung.	Trotz Ihrer Schwäche fühlen Sie sich immer ausgeruht, wenn Sie aus dem Schlaf erwachen. Sie frieren oft, sind manchmal teilnahmslos oder apathisch. Geräusche und Musik können Sie momentan nicht vertragen.	● Warmes Bett ● Ruhe ● Schlaf ● Geräusche ● Musik ● Aufregung ● Zugluft ● Schneeluft	**Acidum phosphoricum (S. 295)** D12 1 x täglich 5 Globuli 🦆 Für Kinder Je nach Alter 2–4 Globuli

16

Erschöpfung, Nervosität und Schlafstörungen

Welche Komplexmittel helfen?

Die Beschwerden
→ Geistige Erschöpfung
→ Körperliche Erschöpfung

Hier eignet sich die in **Kalium phosphoricum Oligoplex** enthaltene Komposition homöopathischer Arzneien. Sie lindern seelische Verstimmungen, lösen nervliche Überanspannung und helfen bei körperlicher Schwäche.

Bitte beachten Sie:

In seltenen Fällen kann es während der Einnahme von Kalium phosphoricum Oligoplex zu erhöhter Lichtempfindlichkeit kommen. Dann sollten Sie Ihren Arzt zu Rate ziehen.

Kalium phosphoricum Oligoplex enthält:

Kalium phosphoricum D3 (Kaliumhydrogenphosphat) ist ein großes Nervenmittel. Es eignet sich für Erschöpfungszustände, die von Hinfälligkeit geprägt sind, sowohl in körperlicher wie auch in geistiger Hinsicht. Es kräftigt die geschwächte Widerstandskraft, zum Beispiel nach Operationen und schweren Erkrankungen.

Agaricus D3 (Fliegenpilz) hilft bei nervösen Erregungszuständen, besonders wenn sie von Muskelzucken und ausgeprägtem Kälteempfinden, als ob der Körper von Eisnadeln durchstochen sei, begleitet sind.

Ambra D5 (Grauer Amber) ist hilfreich bei nervösen Beschwerden, insbesondere leicht erregbarer, überempfindlicher, schüchterner Personen, die bei Musikklängen zum Weinen neigen. Es eignet sich für Kinder, aber auch für alte Menschen, die durch Überarbeitung entkräftet sind.

Ferrum phosphoricum D3 (Eisenphosphat) ist ein wichtiges Erkältungsmittel, hilft aber auch bei nervlicher Schwäche und körperlicher Mattigkeit mit Abneigung gegen die geringste Anstrengung.

Hypericum D1 (Johanniskraut) ist heilsam bei Verletzungen, insbesondere des Nervengewebes. Es ist ferner angezeigt bei depressiver Stimmungslage und Nachlassen der geistigen Kräfte.

Muira puama (Ptychopetalum) D3 (Potenzholz) hat eine anregende Wirkung auf das Gehirn und Nervensystem.

● **Dosierung:** 3-mal täglich 1–2 Tabletten im Mund zergehen lassen.

■ **Allgemeine Empfehlungen bei Erschöpfung**

Um Erschöpfung überwinden zu können, ist ausreichender Schlaf eine der wichtigsten Voraussetzungen. Ebenso ratsam sind jedoch auch regelmäßige körperliche Aktivitäten und sportliche Betätigung, die auf Durchblutung, Immunsystem und Psyche einen günstigen Einfluss haben.

Auch vitaminreiche, abwechslungsreiche Kost trägt dazu bei, das gestörte Gleichgewicht im Körper wiederherzustellen.

Nervosität und Schlafstörungen

Zu spätes Schlafengehen, Aufregungen während des Tages, aber auch seelische Belastungen, Kummer und Sorgen können zu Nervosität sowie zu Störungen des Schlafmusters und der Schlaftiefe führen. Viele Menschen können dann entweder nicht einschlafen oder wachen nachts immer wieder auf.

Ein abendlicher Spaziergang an der frischen Luft bietet eine gute Grundlage für tiefen, erholsamen Schlaf und ist viel hilfreicher als ein langer Fernsehabend, um sich von einem anstrengenden Arbeitstag zu erholen.

Auch Ängste, beispielsweise vor der Dunkelheit, Einbrechern oder anderen schrecklichen Dingen können die Ursache von Einschlafstörungen oder nächtlichem Hochschrecken aus dem Schlaf sein. Ein gesunder und tiefer Schlaf ist jedoch notwendig, um sich von den Strapazen des Alltags zu erholen. Deshalb kann es bei anhaltender Beeinträchtigung der Schlaftiefe zu chronischer Müdigkeit, Erschöpfung, seelischer Unausgeglichenheit, Reizbarkeit und Konzentrationsstörungen kommen.

Wann zum Arzt?

- Wenn Sie gleichzeitig an starken seelischen Verstimmungen leiden.
- Bei anhaltenden Schlafstörungen.

Da auch Depressionen oder schwere Erkrankungen zu Schlafstörungen führen können, sollten Sie in diesen Fällen immer den Arzt zu Rate ziehen.

16

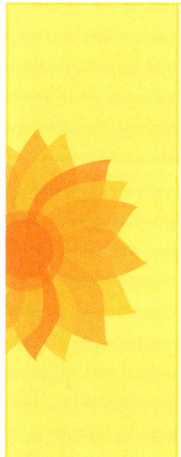

Natürliche Hilfe bei Schlafstörungen

Probieren Sie doch einmal kurz vor dem Schlafengehen ein 15-minütiges Vollbad mit einer Wassertemperatur von etwa 36 bis 38 Grad Celsius. Wenn Sie möchten, können Sie einen Badezusatz aus Kamille, Lavendel, Baldrian oder Lindenblüten ausprobieren, um durch die freigesetzten Aromen und Düfte zusätzlich die Entspannung zu fördern. Auch kurzes kaltes Abduschen der Arme und Unterschenkel kann mitunter helfen.
Vorsicht: Falls Sie an Herzschwäche, an hohem Blutdruck oder an einer Venenerkrankung leiden, sollten Sie vorher mit Ihrem Arzt besprechen, ob ein Wannenbad für Sie in Frage kommt.

Welche Einzelhomöopathika können bei Nervosität und Schlafstörungen helfen?

Beschwerdebild	Ihnen fällt auf	Besser 😊 Schlimmer 🙁	Mittel + Dosierung
Nervosität und Schlafstörungen infolge von Aufregungen, Heimweh, Enttäuschungserlebnissen oder Liebeskummer.	Ihre Stimmungslage wechselt rasch. Sie können lustig sein und lachen, aber im nächsten Moment sind Sie tieftraurig und weinen. Sie müssen häufig unwillkürlich seufzen, schrecken oft aus dem Schlaf hoch und bekommen heftiges Herzklopfen, wenn Sie an Ihren Kummer denken.	● Wärme ● Essen ● Häufiger Wechsel der Körperhaltung ● Kälte ● Trost ● Kaffeetrinken ● Rauchen	**Ignatia (S. 317)** D12 1x täglich 5 Globuli 🦆 **Für Kinder** Je nach Alter 2–4 Globuli
Schlaflosigkeit und Nervosität infolge von Aufregungen durch Schreck und Streit, aber auch durch freudige Erregung. Weitere Auslöser sind übermäßiger Kaffee-, Alkohol- oder Nikotinkonsum.	Sie sind geistig überaktiv, können nicht einschlafen, weil Ihre Gedanken jagen oder weil Sie voller Euphorie sind. Alle Ihre Sinne sind überempfindlich.	● Kälte ● Wärme	**Coffea cruda (S. 310)** D12 1x täglich 5 Globuli 🦆 **Für Kinder** Je nach Alter 2–4 Globuli
Plötzlich auftretende Schlafstörungen als Folge von Angst, Schreck oder einem Schockerlebnis, verbunden mit Herzklopfen und einem schnellen, harten Puls.	Sie sind sehr nervös und unruhig, wälzen sich im Bett herum und schrecken sofort wieder hoch, wenn Sie gerade eingeschlafen sind. Sie bekommen plötzliche Panikattacken, haben Angst vor der Dunkelheit, vor dem Tod und vor allem, was Ihnen bevorstehen könnte.	● Ruhe ● Frische Luft ● Beruhigung ● Mitternachts ● Warme Räume ● Tabakrauch	**Aconitum napellus (S. 296)** D12 1x täglich 5 Globuli 🦆 **Für Kinder** Je nach Alter 2–4 Globuli

16

Erschöpfung, Nervosität und Schlafstörungen

Welche Komplexmittel helfen?

Die Beschwerden
→ Schlafstörungen / bei Aufregungen
→ Nervosität

Hier empfiehlt sich die in **Lobelia Oligoplex** enthaltene Kombination. Ihre homöopathischen Inhaltsstoffe wirken beruhigend und lösen nervliche Anspannung und Angstzustände.

Lobelia Oligoplex enthält:

Lobelia inflata D4 (Aufgeblasene Lobelie) hat eine ausgeprägte Wirkung auf das vegetative (unwillkürliche) Nervensystem. Es ist heilsam bei Kreislaufstörungen und nervösen Verdauungsproblemen sowie bei Schwindel, der von Todesangst und einem Einschnürungsgefühl der Brust begleitet ist.

Aconitum D4 (Blauer Eisenhut) ist ein wichtiges Mittel bei Entzündungen und Fieber, wirkt aber auch bei Angstzuständen, Alpträumen, nächtlichem Hochschrecken und Einschlafstörungen, wenn sich die Betroffenen ruhelos im Bett umherwälzen.

Cicuta virosa D4 (Wasserschierling) hilft bei nervösen Beschwerden und heftigen Krämpfen, besonders wenn sie sich durch Berührung verschlimmern.

Hyoscyamus D4 (Bilsenkraut) ist ein wirksames Heilmittel bei heftigen, nervösen Erregungszuständen mit nächtlichem Hochschrecken aus dem Schlaf. Auslöser sind oft Kummer oder Eifersucht.

Stramonium D4 (Stechapfel) entfaltet seine Hauptwirkung am Gehirn. Es hilft, wenn trotz großer Müdigkeit kein Schlaf gefunden wird sowie bei Hochschrecken aus dem Schlaf mit einem Angstschrei. Der Stramonium-Patient fürchtet die Dunkelheit, möchte deshalb das Licht anmachen und nicht allein sein.

Strychninum nitricum D5 (Strychninnitrat) hat eine ausgeprägte Wirkung auf das Nervensystem und ist angezeigt bei Krämpfen und Zucken der Muskulatur sowie bei äußerster nervöser Übererregbarkeit und Ruhelosigkeit.

● **Dosierung:** 3-mal täglich 10–15 Tropfen auf 1 EL Wasser vor dem Essen oder abends 30 Tropfen einnehmen.

....

Die Beschwerden
→ Schlafstörungen mit Reizbarkeit / Nervosität / Ruhelosigkeit

Hier könnte die in **Tarantula Oligoplex** enthaltene Kombination Ihre Beschwerden lindern.

Tarantula Oligoplex enthält:

Tarantula D6 (Spanische Tarantel) ist ein Heilmittel für nervöse Unruhe, die von Krämpfen, Zucken oder Zittern der Muskeln begleitet ist. Auslöser für Beschwerden sind vielfach Erregung und Zorn. Die Betroffenen müssen ständig in Bewegung sein. Wenn sie nicht schlafen können,

16

Erschöpfung, Nervosität und Schlafstörungen

werfen sie sich ununterbrochen im Bett umher. Auffallend ist, dass Musik mit wildem Schlagrhythmus und Tanzen bis zur Erschöpfung die Beschwerden lindert.

Cicuta virosa D4 (Wasserschierling) hilft bei nervösen Beschwerden und heftigen Krämpfen, besonders wenn sie sich durch Berührung verschlimmern.

Juglans D3 (Walnussbaum) kräftigt die Gehirnfunktionen und hilft bei Ärger, Arbeitsunlust und geistiger Trägheit. Es lindert Kopfschmerzen und findet ferner Anwendung bei Blähungen.

Melissa D1 (Melisse) hilft bei Nervenschwäche und stärkt die Verdauungstätigkeit.

Oenanthe crocata D3 (Rebendolde) ist ein Heilmittel für schmerzhafte Krämpfe und Muskelzuckungen.

Zincum hypophosphorosum D4 (Zinkhypophosphit) entfaltet seine Wirkung am Gehirn, es hilft bei geistiger Trägheit sowie bei Reizung der Nerven.

● **Dosierung:** 3-mal täglich 10–15 Tropfen auf 1 EL Wasser vor dem Essen einnehmen.

....

Andere Komplexmittel:
Avena sativa D2, Coffea D12, Passiflora incarnata D2, Zincum valerianicum D4 (enthalten in Sedakatt®-Tabletten)

■ **Allgemeine Empfehlungen bei Nervosität und Schlafstörungen**

Versuchen Sie wieder einen normalen Schlafrhythmus zu finden. Gehen Sie deshalb nicht zu spät zu Bett, und vermeiden Sie möglichst abendliche Aufregungen oder eine zusätzliche Reizflut. Lüften Sie Ihr Schlafzimmer, bevor Sie zu Bett gehen, gut durch, denn auch stickige Luft kann die Schlafqualität beeinträchtigen.

16

Erschöpfung, Nervosität und Schlafstörungen

Homöopathische Arzneimittelbilder

17

Die Kenntnis der homöopathischen Arzneimittel und vor allem ihrer charakteristischen Leitsymptome gehört zu den Grundlagen der homöopathischen Behandlung. Auf den folgenden Seiten finden Sie in alphabetischer Reihenfolge alle Homöopathika, die im Behandlungsteil unter den Einzelmitteln aufgeführt sind.

Als Erstes sind die Wirkung und die bewährten Anwendungsbereiche beschrieben. Danach folgen die charakteristischen Leitsymptome und die jeweiligen Modalitäten (»Besser« bzw. »Schlimmer«), das heißt die Eigenschaften, die eine Besserung bzw. Verschlimmerung der Beschwerden anzeigen. Zum Schluss folgen die Persönlichkeitsmerkmale, die den Menschentypus kennzeichnen, für den das Mittel besonders gut passt.

Acidum nitricum (Salpetersäure)

hat eine ausgeprägte Wirkung auf Haut und Schleimhäute, insbesondere in den Regionen der Körperöffnungen, wirkt aber auch auf den Knochen und die Atemwege. In der Homöopathie findet Acidum nitricum bevorzugt Anwendung bei Entzündungen im Mundbereich, rissigen Mundwinkeln, Hämorrhoiden, Analfissuren, Fisteln, Eiterungen und Geschwüren von Haut und Schleimhäuten. Auslöser für Beschwerden sind vielfach lang anhaltende Ängste, Überarbeitung und Stress.

Charakteristisch sind stechende, splitterartige Schmerzen in den erkrankten Körperregionen. Schon die geringste Berührung kann diese Missempfindungen auslösen. Es besteht oft ein Verlangen nach fetten, schwerverdaulichen Speisen. Körperabsonderungen, beispielsweise Schweiß, sind vielfach übelriechend, ätzend, scharf und wundmachend. Harn und Schweiß haben den Geruch von Pferdeurin. Typisch sind außerdem schwitzige Hände und Füße, Schwäche sowie eine schlechte Wundheilung.

🙂 **Besser** beim Fahren im Wagen, im Liegen.

🙁 **Schlimmer** durch Berührung, Druck, körperliche oder geistige Anstrengung, Bewegung, durch Wärme, aber auch durch Kälte.

Persönlichkeitsmerkmale

Menschen, die Acidum nitricum benötigen, sind reizbar, missmutig, eigensinnig, überempfindlich und neigen zur Verschlossenheit und Verbitterung. Wenn sie glauben, beleidigt oder gekränkt worden zu sein, so grübeln sie oft lange darüber nach, können es aber niemals verzeihen. Wenn sie krank sind, neigen sie zur Verzweiflung. Das Mittel eignet sich für magere, nervöse Personen mit dunklem Teint.

Acidum phosphoricum (Phosphorsäure)

ist wie alle homöopathischen »Säuremittel« wirksam bei allgemeiner Schwäche. Es hat sich bewährt bei Erschöpfung infolge von Verlusten von Körperflüssigkeiten, etwa Blutverlusten oder Durchfällen, Schwäche nach schweren Erkrankungen oder Operationen sowie Erschöpfungszuständen durch körperliche und geistige Überforderung. Es eignet sich ferner für Wachstumsschmerzen.

Charakteristisch sind Frösteln, Schweißausbrüche, mangelnder Appetit, aber Heißhunger auf Obst und Saftiges. Die Betroffenen fühlen sich nach längerem Gehen oder Stehen oft benommen und schwindlig. Wenn sie Kopfschmerzen haben, klagen sie über ein Gefühl, als würde der Kopf bersten. Trotz der Schwäche fühlen sie sich nach dem Schlaf aber immer recht ausgeruht. Auffallend ist auch die Neigung, unter Heimweh zu leiden.

17

Homöopathische Arzneimittelbilder

😊 **Besser** durch Wärme und nach kurzem Schlaf.

☹ **Schlimmer** durch Kälte, Zugluft, Geräusche.

Persönlichkeitsmerkmale

Geeignet für Personen mit mildem Temperament und ursprünglich kräftiger Konstitution, die aber durch Krankheit oder Verlust von Körpersäften geschwächt sind. Große, schlaksige Kinder und Jugendliche, die durch einen raschen Wachstumsschub erschöpft sind, sprechen meist sehr gut auf dieses Mittel an.

Aconitum napellus (Blauer Eisenhut)

hat eine herausragende Wirkung auf Schleimhäute, Muskulatur und Nervensystem. Es ist ein wichtiges Fieber- und Grippemittel und eignet sich besonders gut für das allererste Stadium einer hoch fieberhaften Erkrankung. Es hilft aber auch bei vielen anderen entzündlichen Krankheiten und Schmerzzuständen. Auslöser sind meist kaltes, windiges Wetter, Zugluft, aber auch Furcht, Schreck oder ein Schockerlebnis.

Charakteristisch sind die äußerst heftig und stürmisch einsetzenden Beschwerden, mit rapide ansteigendem Fieber, begleitet von starker Unruhe und qualvoller Furcht. Die Kranken glauben an ihrer Krankheit sterben zu müssen und sagen manchmal sogar die Todesstunde voraus. Ihr Gesicht ist heiß und im Liegen hoch-

rot, beim Aufsetzen wird es jedoch erschreckend blass. Auffällig ist oft, dass eine Wange rot, die andere weiß ist. Die Kranken verlangen nach Wasser, denn alle anderen Getränke schmecken bitter.

😊 **Besser** durch frische Luft, Ruhe und im Freien.

☹ **Schlimmer** im warmen Raum, nachts, durch Liegen auf der schmerzhaften Seite sowie durch Musik, Tabakrauch und kalten Wind.

Persönlichkeitsmerkmale

Geeignet für vollblütige Menschen mit eigentlich robuster Konstitution. Wenn sie sich jedoch verletzt haben, entzündet sich die Wunde gern. Sie neigen zu Angst- oder Panikreaktionen und haben Furcht vor dem Tod. Häufig leiden sie unter extremer Flugangst. Ein Schreck- oder Schockerlebnis, beispielsweise der Anblick eines Unfalls, kann unter Umständen so tief in ihr Seelenleben eingreifen, dass es oft noch Jahre danach als Auslöser für eine gesundheitliche Störung verantwortlich sein kann. Obwohl sie gerne in Gesellschaft sind, meiden Menschen, die Aconitum benötigen, größere Menschenmengen, da sie ihnen Angst einjagen. Als Kinder sind sie äußerst sensibel.

Aesculus hippocastanum (Rosskastanie)

ist ein Heilmittel bei Hämorrhoidalleiden und Stauungen der Venen. Es findet in der Homöoapthie aber auch Anwendung

bei rheumatischen Beschwerden, Lebererkrankungen und Verstopfung.

Charakteristisch sind schmerzhafte, blutende Hämorrhoiden, wobei der Schmerz
leichter wird, wenn sie zu bluten beginnen, ferner ein trockenes Gefühl im Enddarm, als würden Splitter darin stecken.
Die Betroffenen haben tiefsitzende Kreuzschmerzen, sind reizbar und verzagt.

- 😃 **Besser** im Sommer.
- 😖 **Schlimmer** beim Gehen, durch Berührung und in der kalten Jahreszeit.

Allium cepa
(Küchenzwiebel)

hilft bei Fließschnupfen, Kopf- und Nervenschmerzen während einer Erkältungskrankheit oder im Rahmen einer
Allergie.

Charakteristisch für Allium cepa ist ein
Zustand, als hätte man in eine Zwiebel ge-
bissen. Die heftig tropfende Nase sondert
ein scharfes, wundmachendes Sekret ab,
während der gleichfalls heftige Tränenfluss eher als mild empfunden wird. Einatmen kalter Luft verursacht Heiserkeit.
Ferner bestehen Atembeklemmung und
das Gefühl, als sei der Kehlkopf zersplit-
tert.

- 😃 **Besser** im Freien und in kalten Räu-
  men.
- 😖 **Schlimmer** abends und im warmen
  Zimmer.

Ambra grisea
(Grauer Amber)

ist nützlich bei nervösen Beschwerden,
Muskelzuckungen, Krämpfen, Regelstö-
rungen sowie bei Juckreiz der Scheide
(Vagina).

Charakteristisch sind eine Neigung zur
Ohnmacht sowie zu Zwischenblutungen,
die durch den geringsten Anlass ausgelöst
werden, beispielsweise durch Pressen
beim Stuhlgang oder körperliche Anstrengung, ferner Wundsein, Schwellung
und Juckreiz der Scheide mit reichlichem
bläulich weiß verfärbtem, schleimigem
Ausfluss.

- 😃 **Besser** durch langsame Bewegung im
  Freien, kalte Getränke, Liegen auf
  der schmerzhaften Seite.
- 😖 **Schlimmer** bei allem Ungewohnten,
  durch die Anwesenheit Fremder und
  im warmen Zimmer. Musik verschlechtert alle Beschwerden.

Persönlichkeitsmerkmale

Ambra eignet sich besonders gut für nervöse dünne, knochige Frauen, die reizbar
sind und ein cholerisches Temperament
haben.

Anacardium
(Ostindischer Tintenbaum)

zeigt eine günstige Wirkung bei Nervenschwäche und nervösen Magenbeschwerden. Es hilft bei Übelkeit, Erbrechen und

17

Homöopathische Arzneimittelbilder

Schmerzen infolge einer Magenschleim-hautentzündung oder eines Magenge-schwürs. Außerdem ist es ein ausgezeichnetes Mittel gegen Prüfungsangst.

Charakteristisch sind das Gefühl, als ob ein Pflock oder Pfropfen im Magen oder der Speiseröhre sitzen würde, und dass Essen die Beschwerden vorübergehend lindert.

- 😀 **Besser** durch Essen, beim Liegen auf der Seite.
- 😞 **Schlimmer** durch heißes Wasser.

Persönlichkeitsmerkmale

Anacardium-Persönlichkeiten leiden unter Gedächtnis- und Konzentrations-schwäche, neigen zu Depression, Reizbarkeit und Störungen der Sinneswahrnehmung (Geruch, Sehen und Hören). Sie können manchmal die Tendenz zu Boshaftigkeit und Grausamkeit entwickeln.

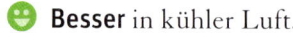

Antimonium crudum (Grauspießglanzerz)

entfaltet seine Hauptwirkung am Magen-Darm-Kanal. Es wirkt bei Sodbrennen, Appetitmangel, Aufstoßen, Übelkeit, Erbrechen und Durchfall, der oft mit Verstopfung abwechselt, hilft aber auch bei Warzen. Beschwerden werden häufig durch Enttäuschung oder Ärger ausgelöst.

Charakteristisch ist eine Abneigung gegen Kaltwasseranwendungen und gegen Berührung.

- 😀 **Besser** in kühler Luft.
- 😞 **Schlimmer** durch kaltes Baden, Waschen und feuchte Umschläge, durch Berührung.

Persönlichkeitsmerkmale

Antimonium-crudum-Patienten sind oft mürrisch, verdrießlich, reizbar und ängstlich besorgt um ihre Gesundheit. Sie neigen vielfach zum Dickwerden, haben dabei aber dünne Beine. Vor allem bei Kindern fällt oft auf, dass sie nicht berührt, nicht einmal angesehen werden wollen und sich nicht waschen mögen.

Apis mellifica (Honigbiene)

findet in der Homöopathie vielfältige Anwendung zum Beispiel bei Entzündungen, Allergien, Hautausschlägen, Nesselfieber, aber auch bei rheumatischen Beschwerden und Harnwegsproblemen mit brennenden, stechenden Schmerzen.

Charakteristisch sind brennende, stechende Schmerzen, mit deutlicher Schwellung und blassroter Verfärbung der betroffenen Körperstellen – gerade wie nach dem Stich einer Biene. Die Betroffenen sind ruhelos und nervös, zittern oder zucken und klagen über Schwäche, lähmende Erschöpfung und Zerschlagenheitsgefühl. Apis hilft besonders gut, wenn Beschwerden auf der rechten Körperseite auftreten.

- 😀 **Besser** durch Wasser, kalte Umschläge, kühle Luft und im Sitzen.

🙁 **Schlimmer** durch Hitze und Bettwärme, Berührung und Druck sowie im Liegen.

Argentum nitricum (Silbernitrat)

ist ein Medikament für viele Beschwerden des Nervensystems. Es hilft bei gereizten Schleimhäuten insbesondere im Bereich des Rachens und des Magen-Darm-Traktes. Auslöser sind vielfach Erwartungsspannung, geistige Überanstrengung, Furcht oder Schreck. Es hat eine besondere Wirkung auf den Kehlkopf und hilft bei Stimmverlust und Heiserkeit durch Überanstrengung der Stimme, beispielsweise bei Sängern oder Rednern.

Charakteristisch für Argentum nitricum sind ein starkes Zittern, die Furcht vor Menschen und Auftritten in der Öffentlichkeit. Argentum nitricum wirkt besonders dann, wenn der stark verschleimte Hals ständiges Räuspern verursacht und der Betroffene über das Gefühl eines Splitters im Rachen klagt. Auffällig ist auch ein ausgeprägtes Verlangen nach Käse und Süßspeisen, die aber im Allgemeinen schlecht vertragen werden.

🙂 **Besser** durch Aufstoßen, an der frischen Luft, durch Druck und Kälte.

🙁 **Schlimmer** durch jede Art von Wärme, nachts, durch Süßigkeiten, während der Regelblutung und durch Aufregung.

Persönlichkeitsmerkmale

Argentum nitricum wirkt besonders gut bei nervösen, empfindsamen Menschen, die leicht die Fassung verlieren. Sie sind ständig in Sorge und haben oft abstruse Ängste, wie zum Beispiel, von umstürzenden Mauern erschlagen zu werden. Sie haben meist eine blasse, graue Gesichtsfarbe und sehen vielfach vorzeitig gealtert und faltig aus.

Arnica montana (Bergwohlverleih)

ist in erster Linie ein Heilmittel für Verletzungen und ihre Folgen, beispielsweise Gehirnerschütterung. Es wirkt auf Blutgefäße und Blutfluss, hilft bei Kopfschmerzen und Herz-Kreislauf-Beschwerden, die mit einem Blutandrang zum Kopf und mit Engegefühl in der Brust verbunden sind.

Charakteristisch sind ein Zerschlagenheitsgefühl des Körpers und ein heißes, rotes Gesicht, in dem nur die Nase kalt ist. Auch der übrige Körper ist kühl. Die Betroffenen sind überempfindlich, sogar das Bett ist ihnen zu hart – so weich es auch sein mag. Schmerzen treten meist plötzlich auf und werden als wund und stechend empfunden.

🙂 **Besser** durch Liegen, besonders mit Kopftieflage.

🙁 **Schlimmer** durch die geringste Berührung oder Erschütterung, durch Bewegung und feuchte Kälte.

17

Homöopathische Arzneimittelbilder

Persönlichkeitsmerkmale

Arnica eignet sich am besten für vollblütige Menschen mit rotem Gesicht und der Neigung zu Kopfschmerzen, die durch Blutfülle bedingt sind. Sie sind sehr empfindlich gegenüber körperlichen Schmerzen oder Verletzungen und leiden lange unter deren Folgen. Meistens behaupten sie aber – gleichgültig wie krank sie auch sein mögen –, es gehe ihnen gut, und wollen deshalb nicht zum Arzt. Obwohl sie normalerweise heitere Personen sind, neigen sie zum Trotz, sind oft zänkisch und glauben, alles besser zu wissen. Wein vertragen sie in aller Regel schlecht.

Arsenicum album (Weißes Arsenik)

ist ein tiefwirkendes Mittel auf alle Körpergewebe und findet deshalb in der Homöopathie bei einer Vielzahl von Erkrankungen Anwendung, zum Beispiel bei Leber-, Darm- und Hautkrankheiten, bei Wundinfektionen und Vergiftungen.

Charakteristisch sind brennende Schmerzen, vor allem wenn sie verbunden sind mit großer Ängstlichkeit, starker Unruhe und Furcht vor dem Tod. Deshalb sind die Kranken während ihrer Beschwerden auch nicht gerne allein. Sie möchten jemanden um sich haben, der ihnen »im Notfall« zu Hilfe kommen kann. Nachts wird die Angst vor dem Alleinsein besonders stark. Mit Ausnahme des Zahnschmerzes, der sich durch äußere Hitze verschlimmert, lassen sich alle anderen

Beschwerden durch warme Anwendungen bessern.

- 🙂 **Besser** durch Hitze, warme Getränke, Liegen mit erhöhtem Kopf.
- ☹ **Schlimmer** durch Kälte, kalte Nahrung und Getränke. Die Beschwerden verschlechtern sich um Mitternacht.

Persönlichkeitsmerkmale

Der Arsenicum-Patient ist sehr pedantisch, geradezu perfektionistisch und stets korrekt gekleidet (»wie aus dem Ei gepellt«), Unordnung ist ihm unerträglich. Er neigt zu Neid und Geiz. Schon als Kinder sind Arsenicum-Menschen sehr ordentlich und verabscheuen es, sich schmutzig zu machen.

Belladonna (Tollkirsche)

ist eines der wichtigsten Mittel bei plötzlichen, akuten fieberhaften Erkrankungen und Entzündungen, die von Erregungszuständen, Sinnestäuschungen, Blutandrang in den Organen und pulsierenden Schmerzen begleitet sind. Belladonna hilft bei brennenden Schmerzen mit Wundgefühl und extremer Empfindlichkeit der entzündeten Bereiche, wobei die rechte Seite meist als Erstes und ausgeprägter betroffen ist. Auslöser für Beschwerden sind vielfach eine Verkühlung des Kopfbereiches, beispielsweise nach dem Haarewaschen, oder eine bakterielle Infektion. Belladonna ist vielfach hilfreich bei Scharlacherkrankung. Außerdem wirkt sie vorzüglich bei Sonnenstich.

Charakteristisch sind die plötzlichen, stürmisch einsetzenden Beschwerden, ein gerötetes Gesicht, Hitzegefühl und brennende, pulsierende Schmerzen. Im Fieber ist der gesamte Körper heiß und dampfend, während Beine und Füße jedoch eiskalt sind. Die Betroffenen verspüren trotz hohen Fiebers und trockener Mundschleimhäute meist kein Durstgefühl. Vielfach bestehen auch eine ausgeprägte Lichtscheu und geweitete Pupillen.

- 😊 **Besser** durch halb aufrechtes Sitzen im Bett und frische Luft.
- 😟 **Schlimmer** durch Berührung, die geringste Erschütterung, Geräusche sowie durch Bewegung und Zugluft.

Persönlichkeitsmerkmale

Belladonna-Menschen sind sehr impulsiv und temperamentvoll. Wenn sie in Wut geraten, bekommen sie ein rotes Gesicht und werden gelegentlich gewalttätig mit der Neigung zu schlagen oder Dinge zu zerreißen. Bereits als Kinder haben sie ein feuriges Temperament, und es fällt auf, dass sie andere gerne beißen oder an den Haaren ziehen.

Bellis perennis (Gänseblümchen)

hat eine ausgeprägte Heilwirkung auf die Muskelfasern. Es lindert Schmerzen und Prellungsgefühle der Muskulatur und ist ein hervorragendes Mittel bei Blutergüssen sowie Verletzungen tiefliegender Gewebestrukturen, bei denen auch Nerven in Mitleidenschaft gezogen sind. Ferner hilft es bei Haut- und Magenbeschwerden, die durch plötzliche feuchte Kälteeinwirkung hervorgerufen wurden (beispielsweise nach dem Trinken von kaltem Wasser).

Berberis vulgaris (Berberitze)

ist ein Heilmittel für Gicht und zeigt eine starke Wirkung auf die Harnorgane. Es findet Anwendung bei Nieren- und Gallensteinleiden, Harngrieß, Harnwegsinfekten und Nierenentzündung, aber auch bei rheumatischen Gelenkbeschwerden.

Charakteristisch sind Harnwegsprobleme, die mit Gelenkbeschwerden verbunden sind. Besonders nach dem Wasserlassen empfinden die Betroffenen einen brennenden Schmerz am Harnröhrenausgang mit dem Gefühl, etwas Urin bliebe darin zurück. Während des Wasserlassens strahlen die Schmerzen in die Lenden- und Oberschenkelregion aus. Typisch für dieses Mittel sind weiterhin stark wechselnde Zustände und Beschwerden, beispielsweise eine verminderte Harnmenge abwechselnd mit Harnflut. Berberis-Patienten sehen blass und kränklich aus, sie haben eingesunkene Wangen und bläulich umränderte Augen.

- 😟 **Schlimmer** beim Sitzen, bei Bewegung und im Stehen.

Bryonia alba (Weiße Zaunrübe)

wirkt auf die Schleimhäute der Atemwege, die Eingeweide und die Muskulatur. Bryonia ist hilfreich bei vielen fieberhaften Erkrankungen, zum Beispiel bei Lungenentzündung, Bronchitis und grippalen Infekten, deren Symptome sich meist langsam entwickeln. Ferner findet es Anwendung bei Kopfschmerz, Verdauungsbeschwerden und Blinddarmreizung, aber auch bei rheumatischen Beschwerden, Gelenkschmerzen und -schwellungen, besonders wenn diese durch eine Entzündung der Gelenkhäute hervorgerufen werden.

Charakteristisch ist, dass die Kranken nicht sprechen mögen, gereizt sind und jede Bewegung vermeiden. Im Fieber reden sie – wenn überhaupt – häufig von geschäftlichen Dingen, bilden sich ein, sie wären nicht zu Hause oder wollen dorthin. Fester Druck bessert die Schmerzen, deshalb hält der Bryonia-Patient typischerweise beim Husten die Brust mit den Händen. Druck auf die schmerzlose Seite kann jedoch die Beschwerden verschlimmern. Wärme wird äußerst schlecht vertragen, die Betroffenen schleudern deshalb oft die Decken weg.

🙂 **Besser** durch Druck oder Liegen auf der schmerzhaften Seite, Ruhe, kalte Anwendungen.

☹ **Schlimmer** durch Wärme, jede Bewegung, heißes Wetter und Anstrengung.

Persönlichkeitsmerkmale

Bryonia eignet sich für magere Personen mit straffem, festem Gewebe und dunkler Gesichtshaut. Sie sind sehr gewissenhaft, genau, neigen zu Reizbarkeit und schlechter Laune und haben ein starkes Bedürfnis nach materieller Absicherung. Weil sie sogar eine ausgesprochene Furcht vor Armut haben, gilt ihr Hauptinteresse ihren geschäftlichen Angelegenheiten. Selbst wenn sie krank sind, sprechen sie davon. Sie haben oft das Bedürfnis, tief durchzuatmen und die Lunge zu dehnen. Bei Kindern fällt auf, dass sie ungern hochgehoben und getragen werden möchten.

Cactus grandiflorus (Königin der Nacht)

erstreckt seine Heilwirkung auf die Kreislauforgane. Cactus löst Verkrampfungen der Blutgefäße und lindert das Einschnürungsgefühl der Brust, das durch Verengung der Herzkranzgefäße bedingt sein kann. Ferner wirkt Cactus der Bildung von Blutgerinnseln entgegen und hilft bei Herzschwäche.

Charakteristisch ist ein Engegefühl »wie von einem eisernen Band«. Die Brust fühlt sich an, als wäre sie mit Drähten gefesselt, die immer enger gezogen werden und die Atmung erschweren. Das Herz klopft heftig und schmerzt, wobei die Missempfindungen vielfach in den linken Arm ausstrahlen. Die Beschwerden treten bevorzugt nachts sowie gegen 11 Uhr und 23 Uhr auf. Die Betroffenen werden von

17

Homöopathische Arzneimittelbilder

einem bangen Gefühl und Furcht vor dem Tod erfasst, sind traurig und niedergeschlagen.

🙂 **Besser** im Freien.

☹ **Schlimmer** beim Liegen auf der linken Seite, beim Gehen und Treppensteigen.

Calcium carbonicum Hahnemanni (Kohlensaurer Kalk aus der Austernschale)

hat eine tiefgreifende Wirkung auf alle Körpergewebe und das vegetative Nervensystem. Vor allem zeigt es einen günstigen Einfluss auf verlangsamte Stoffwechselvorgänge. Es findet deshalb häufig bei Unterfunktion der Schilddrüse Anwendung, aber auch bei einer Vielzahl anderer Erkrankungen, zum Beispiel Beschwerden der Muskulatur, der Knochen sowie bei vielen Entzündungen. Calcium hilft besonders gut, wenn geistige oder körperliche Erschöpfung die Auslöser sind.

Charakteristisch sind Stauungen in den Lymphwegen, Drüsenschwellungen, äußerste Kälteempfindlichkeit und Schweißausbrüche besonders am Kopf. Meistens friert der Calcium-Patient, er schwitzt jedoch leicht in der Kopfregion. Bei Fieber schwitzen die Betroffenen oft so stark, dass das Kopfkissen patschnass ist. Typisch ist auch ein aufgetriebener Bauch, eine pastöse, teigige Haut und die Verschlechterung aller Beschwerden bei Vollmond.

🙂 **Besser** bei trockenem, warmem Wetter, Liegen auf der schmerzhaften Seite, durch Wärme.

☹ **Schlimmer** durch Anstrengung, Kälte jeder Art, durch Waschen, feuchte Witterung sowie bei Vollmond.

Persönlichkeitsmerkmale

Wie die Austernschale, aus der das Mittel gewonnen wird, sind auch die Calcium-Menschen kalt, starr und träge. Sie neigen zur Fettleibigkeit und haben eine helle, teigige Haut, meist einen verhältnismäßig großen Kopf und einen großen, aufgetriebenen Bauch. Sie machen sich um alles Sorgen, und ihre größte Angst ist es, den Verstand zu verlieren. Sie mögen gerne Eier und schwerverdauliche Speisen. Schon als Kinder neigen sie zu häufigen Infekten, sind dicklich und träge. Calcium carbonicum ist das wichtigste Homöopathikum im Säuglingsalter, denn fast jedes Baby entspricht der typischen Calcium-Konstitution: Sie haben einen – im Verhältnis zum übrigen Körper – großen Kopf, ein »Blähbäuchlein«, sind rundlich, haben eine zarte, empfindliche, pastöse Haut und schwitzen leicht am Köpfchen.

Calcium phosphoricum (Calciumhydrogenphosphat)

ist ein wichtiges Mineralsalz des Körpers und wesentlicher Bestandteil des Knochens und der Zähne. In der Homöopathie findet es Anwendung bei Knochen- und Gelenkbeschwerden, verzögertem

17

Homöopathische Arzneimittelbilder

Knochenwachstum, Wachstumsschmerzen und Zahnproblemen wie verspäteter oder schwieriger Zahnung bei Kindern. Aber auch Erschöpfungszustände, Kopfschmerzen, Verdauungsstörungen, Drüsenschwellungen und Halsentzündungen gehören zu den Einsatzgebieten von Calcium phosphoricum. Auslöser für Beschwerden sind meist Überanstrengung, Kummer oder Zorn.

Charakteristisch ist ein gesteigerter Appetit auf stark Geräuchertes oder sogar die Rinde von Räucherschinken. Trotz Heißhunger magern die Betroffenen ab. Sie haben ein Verlangen zu reisen. Typisch ist aber, dass sie Heimweh haben und nach Hause wollen, wenn sie von zu Hause entfernt sind, aber umgekehrt wegmöchten, wenn sie zu Hause sind.

🙂 **Besser** im Sommer, bei warmem, trockenem Wetter.

☹ **Schlimmer** durch Kälte (nur Kopfschmerzen bessern sich durch kühle Umschläge), feuchtkaltes oder nebliges Wetter, durch Sorgen, Kummer und Anstrengung.

Persönlichkeitsmerkmale

Menschen, die Calcium phosphoricum benötigen, sind oft unzufrieden und gereizt. Obwohl sie freundlich und zugewandt wirken, kann man Ihnen nichts recht machen. Sie brauchen viel Abwechslung, und ihr Alltagsleben empfinden sie vielfach als zu eintönig. Morgens stehen sie ungern auf, sie essen gerne Geräuchertes und fette oder schwerverdauliche Speisen.

Als Kinder zeigen sie oft eine verzögerte Entwicklung, lernen spät laufen, neigen zu Wachstumsschmerzen in den Unterschenkeln oder sind für ihr Alter zu klein. Später haben sie oft Schulprobleme, beispielsweise Schulängste mit Kopf- oder Bauchschmerzen. Sie wirken oft abwesend, gelangweilt oder unglücklich.

Im Säuglingsalter schließt sich manchmal die Fontanelle zu langsam oder eine bereits geschlossene Fontanelle öffnet sich wieder.

Calendula officinalis (Ringelblume)

ist eine Arznei für Entzündungen und alle offenen Wunden, die nicht heilen wollen. Es fördert die gesunde Wundheilung und findet deshalb seine hauptsächliche Anwendung bei Verletzungen.

Camphora (Kampfer)

ist ein bedeutsames Kreislaufmittel. Es hilft bei Kreislaufzusammenbruch mit Kälte der Haut und plötzlicher starker Erschöpfung aller Lebenskräfte.

Charakteristisch sind Übelkeit mit Ausbruch von kaltem Schweiß und Neigung zur Ohnmacht sowie ein extremes Kältegefühl – als würde kalter Wind über den Körper blasen. Trotz des Kältegefühls wollen die Betroffenen sich aber nicht zudecken und werfen alle Decken von sich.

17

Homöopathische Arzneimittelbilder

Besser durch Schwitzen.

 Schlimmer durch Kälte, kalte Luft und Bewegung.

Persönlichkeitsmerkmale

Camphora eignet sich besonders gut für blonde, reizbare, schwächliche Personen.

Cantharis
(Spanische Fliege)

erstreckt seine heilende Wirkung hauptsächlich auf die Harn- und Geschlechtsorgane. Es hilft bei heftigen Entzündungen und Reizungen in diesem Bereich, bei Nieren- und Blasensteinen, aber auch bei blasenbildenden Hauterkrankungen.

Charakteristisch sind heftige brennende, schneidende oder stechende Schmerzen und ein unerträglicher, andauernder Harndrang, der sich vor allem beim Anblick von laufendem Wasser sehr plötzlich bemerkbar machen kann. Meist können unter großen Schmerzen nur wenige Tropfen eines mitunter leicht blutigen Urins ausgeschieden werden. Auffallend ist, dass trotz der Beschwerden ein gesteigertes sexuelles Verlangen besteht. Die Betroffenen verspüren oft großen Dust, mögen aber nicht trinken.

Besser durch Reiben und in Rückenlage.

Schlimmer durch Berührung, Gehen und Stehen, bei Annäherung anderer, beim Wasserlassen sowie durch Trinken von kaltem Wasser oder Kaffee.

Persönlichkeitsmerkmale

Cantharis-Persönlichkeiten haben meist einen stark ausgeprägten Sexualtrieb, sind sinnlich und neigen gelegentlich zu obszönem oder laszivem Verhalten bis hin zur Nymphomanie.

Capsicum annuum
(Cayenne-Pfeffer)

beeinflusst vorwiegend die Schleimhäute, besonders wenn bei jeder Entzündung Vereiterung droht. Es ist deshalb bei vielen Infektionen der Mund- und Rachenschleimhaut, bei Hals- und Ohrenschmerzen, Sodbrennen, Blasenentzündung und schmerzhaften Durchfällen ein geeignetes Heilmittel.

Charakteristisch sind brennende Schmerzen der erkrankten Körperteile – so als wäre Pfeffer hineingerieben worden. Die Kranken sind erschöpft, träge, frösteln und verlangen nach Stimulanzien wie Kaffee oder Alkohol. Bei allen Beschwerden sind sie außerordentlich verdrießlich und wünschen allein gelassen zu werden. Typisch ist auch ihre Neigung zum Heimweh.

Besser durch Essen und Hitze.

Schlimmer im Freien, durch Aufdecken und Zugluft.

Persönlichkeitsmerkmale

Capsicum annuum eignet sich für blonde, hellhäutige Menschen mit schwachem Bindegewebe und schlaffer Muskulatur.

17

Homöopathische Arzneimittelbilder

Sie sind träge und fühlen sich durch Anstrengungen schnell überfordert. Auffällig ist, dass sie sehr ausgeprägt zu Heimweh, aber auch zur Faulheit oder Unreinlichkeit neigen. Sie fürchten sich vor Zugluft und zeigen die Tendenz zum Genussmittelmissbrauch. Als Kinder neigen sie zur Trägheit und wirken mitunter linkisch oder unbeholfen.

Carbo vegetabilis (Holzkohle)

wirkt bei Beschwerden, die durch einen gestörten Stoffwechsel, schlechte Durchblutung, mangelnde Sauerstoffversorgung sowie zu langsame Verdauung entstehen und mit schmerzhaften Blähungen, großer Schwäche, Erschöpfung und Ängstlichkeit verbunden sind. Es hilft auch gut, wenn die Beschwerden durch eine zu reichliche oder fettreiche Mahlzeit ausgelöst wurden.

Charakteristisch für dieses Mittel ist, dass nach jedem Essen – unabhängig von der verzehrten Nahrung – Aufstoßen, heftige Blähungen und aufgetriebener Leib auftreten. Aufgrund der schlechten Durchblutung sind die Beschwerden vielfach begleitet von bläulicher Verfärbung der Haut, besonders im Gesicht, an Armen und Beinen.

🙂 **Besser** durch kühle frische Luft.

☹ **Schlimmer** am Abend und im Liegen.

Persönlichkeitsmerkmale

Carbo vegetabilis eignet sich für Menschen mit mangelnder Lebensenergie, die ängst-lich und furchtsam sind. Sie sind sehr rasch erschöpft, haben ein schwaches Gedächtnis oder haben sich nach einer vorangegangenen Krankheit nie mehr richtig erholt.

Causticum (Hahnemanns Ätzstoff ohne Kalium)

eignet sich besonders für sich allmählich entwickelnde Beschwerden. Es ist vielfach hilfreich bei Rheuma und Gelenkentzündungen, Harnwegsbeschwerden, Bronchitis mit festsitzendem Schleim, der sich nur schwer abhusten lässt. Insbesondere langsam fortschreitende Lähmungserscheinungen gehören zu den Anwendungsgebieten von Causticum. Auslöser für gesundheitliche Probleme sind häufig tiefgreifende Kummererlebnisse wie der Verlust oder Tod einer nahestehenden Person.

Charakteristisch sind reißende Schmerzen der Glieder und Gelenke, die im warmen Bett nachlassen, ferner unruhige Beine und Verkürzung, Verhärtung oder Verkrampfung der Sehnen, besonders wenn der Kranke sich dabei ausgesprochen schwach oder wie gelähmt fühlt. Typisch ist, dass die Beschwerden des Causticum-Patienten bei schönem, klarem Wetter zunehmen sowie eine ausgeprägte Furcht vor Hunden.

🙂 **Besser** bei Regenwetter, durch Wärme und Bettruhe.

☹ **Schlimmer** bei schönem Wetter, trockenem Wind, in kalter Luft sowie durch Erschütterung.

Persönlichkeitsmerkmale

Causticum wirkt besonders gut bei brünetten Personen mit dunkel getöntem Teint, straffem Bindegewebe und fester Muskulatur. Causticum-Menschen sind mitfühlend, ein wenig sentimental und haben oft ein ausgeprägtes Gerechtigkeitsempfinden. Sie vertragen keine Kälte, weder äußerliche noch emotionale, und haben ein starkes Verlangen nach Sympathie und Zuwendung. Causticum-Persönlichkeiten leiden stark an den Folgen von Kummererlebnissen. Ihre Beschwerden entwickeln sich auffallend häufig nach dem Verlust oder dem Tod einer nahestehenden Person. Sie neigen außerdem zur Warzenbildung, vor allem im Gesicht. Als Kinder sind sie eher schwächlich, kränkeln leicht, widersprechen gerne, weinen aber beim geringsten Verdruss und fürchten sich oft vor Hunden.

Chamomilla (Echte Kamille)

wirkt krampflösend und entzündungshemmend auf alle gereizten Schleimhäute – vor allem bei akuten Krankheiten. Es hilft bei vielen Schmerzzuständen, die begleitet sind von Unruhe, heftiger Gereiztheit und Anfällen von Zorn. Es ist ein wichtiges Heilmittel bei vielen Kinderkrankheiten und eignet sich hervorragend, wenn Säuglinge unter Schmerzen beim Zahnen leiden. Am Verdauungssystem kann es bei Aufstoßen, Übelkeit und Blähungen mit kneifenden Bauchschmerzen eingesetzt werden.

Charakteristisch für dieses Mittel ist die heftige Reizbarkeit, die alle Beschwerden begleitet. Kleinkinder, die Chamomilla benötigen, weinen und schreien heftig und unaufhörlich. Sie sind außer sich und erst zu beruhigen, wenn sie auf den Arm genommen und herumgetragen werden. Bei Schmerzen besteht meist Durst, ein rotes Gesicht und die Kranken verspüren ein Hitzegefühl. Auffallend ist, dass oft eine Wange rot, die andere blass ist.

🙂 **Besser** bei warmem und feuchtem Wetter, beim Umhergetragenwerden.

☹ **Schlimmer** durch Hitze, Ärger, nachts, im Freien und durch Wind.

Persönlichkeitsmerkmale

Chamomilla-Persönlichkeiten sind launisch, schnippisch und haben manchmal Schwierigkeiten, eine höfliche Antwort zu geben. Ähnlich wie bei Natrium muriaticum sind sie sehr empfindlich gegen Geringschätzung oder Kränkungen jeder Art. Im Gegensatz dazu lassen sie aber ihrem Ärger freien Lauf, und zwar durch heftige, lautstarke Wutanfälle. Genauso überempfindlich sind sie gegen Schmerzen. Sie geraten dadurch geradezu »außer sich«, schreien, brüllen oder sind völlig verzweifelt. Als Kinder sind sie eigensinnig, ruhelos und hochsensibel. Sie neigen zum Daumenlutschen, verlangen nach allem Möglichen, stoßen die Dinge aber weg, wenn sie ihnen angeboten werden.

17

Homöopathische Arzneimittelbilder

Cheiranthus cheiri (Goldlack)

hat eine besondere Wirkung auf alle Beschwerden, die im Zusammenhang mit dem Durchbruch der Weisheitszähne auftreten.

Charakteristisch ist eine nachts verstopfte Nase, die vermutlich auf eine Reizung durch die herauskommenden Weisheitszähne zurückzuführen ist.

Chelidonium majus (Schöllkraut)

hat eine ausgeprägte Wirkung auf Leber und Galle, aber auch auf die Niere. Es findet in der Homöopathie Anwendung bei Gallensteinleiden und Gallenkolik, Verdauungsschwäche und Erkrankungen der Leber. Chelidonium ist ein Mittel für Beschwerden, die auf der rechten Körperseite auftreten.

Charakteristisch ist ein drückender Schmerz am unteren Winkel des rechten Schulterblattes, Schläfrigkeit und Erschöpfung nach dem Essen, so dass die Betroffenen sich am liebsten sofort hinlegen möchten. Sie frösteln, verlangen nach warmen Speisen, möchten sich nicht bewegen und fühlen sich nach der geringsten Anstrengung müde. Auffallend ist oft eine gelblich fahle Gesichtsfarbe.

🙂 **Besser** durch Ruhe, nach dem Essen, durch festen Druck.

☹ **Schlimmer** durch Berührung (aber fester Druck hilft), bei Wetterwechsel, durch Bewegung, durch Wärme, um 4 Uhr morgens und um 16 Uhr nachmittags.

Cimicifuga racemosa (Wanzenkraut)

hat eine ausgeprägte Wirkung auf die weiblichen Geschlechtsorgane, insbesondere die Gebärmutter und die Eierstöcke. Cimifuga eignet sich besonders gut für Beschwerden der Wechseljahre sowie für körperliche und seelische Probleme im Zusammenhang mit einer Entbindung, kann aber auch bei rheumatischen Beschwerden nützlich sein.

Charakteristisch sind depressive Stimmung und Beschwerden vor der Regelblutung mit äußerster Empfindlichkeit, quer durch das Becken ziehenden Schmerzen und Missempfindungen in jedem Muskel. Auch wenn Wehen mit Schüttelfrost beginnen oder während des Geburtsvorgangs plötzlich aussetzen, ist dieses Mittel vielfach hilfreich.

🙂 **Besser** durch Wärme und Essen.
☹ **Schlimmer** morgens, durch Kälte, während der Regel (je reichlicher die Blutung, desto stärker die Beschwerden).

Persönlichkeitsmerkmale

Menschen, die Cimicifuga benötigen, sind fast immer weiblichen Geschlechts. Sie sind temperamentvoll, sprunghaft und recht geschwätzig, Ihr Gefühlsleben ist äußerst intensiv. Sie können deshalb auch niedergeschlagen und traurig sein. Oftmals leiden sie unter Ängsten vor dem Tod, haben die Befürchtung, geisteskrank zu werden, oder bilden sich ein, Mäuse und Ratten seien im Zimmer.

Cinnabaris
(Rotes Quecksilbersulfid)

hat eine heilsame Wirkung bei Entzündungen im Bereich der Augen und der Nasennebenhöhlen.

Charakteristisch sind ein Druckgefühl im Bereich der Nasenwurzel wie von einer schweren Brille, Stirnkopfschmerz und ein heißes gerötetes, geschwollenes oder rotfleckiges Gesicht. Das Sekret sitzt fest, ist zäh und will nicht abfließen. Oft besteht die Neigung zum Nasenbluten.

🙂 **Besser** im Freien, durch Ruhe.
☹ **Schlimmer** nachts, im Sommer, beim Gehen.

Clematis erecta
(Aufrechte Weinrebe)

entfaltet seine Wirkungen vornehmlich auf die Haut, die Drüsen, die Augen sowie auf die Harnwege und männlichen Geschlechtsorgane. Es findet vor allem bei Entzündungen in diesen Regionen Anwendung.

Charakteristisch sind bläschenbildende Hautausschläge, ein anfallsartiger oder in Schüben auftretender Harnfluss mit schleimigem, aber nicht eitrigem Urin. Meist muss der Clematis-Patient erst lange Zeit warten, bevor der Harn zu fließen beginnt. Dabei empfindet er einen intensiven Schmerz im vorderen Bereich der Harnröhre. Die Genitalien jucken, und bei Samenabgang brennt die Harnröhre.

🙂 **Besser** im Freien und bei abnehmendem Mond.
☹ **Schlimmer** nachts, durch Bettwärme, Waschen in kaltem Wasser sowie bei zunehmendem Mond.

Persönlichkeitsmerkmale

Clematis wirkt am besten bei hellhaarigen Personen, die schlaff oder abgemagert sind und zu Drüsenverhärtungen neigen. Sie sind ängstlich, wirken oft traurig, gleichgültig und gedankenlos.

Cocculus indicus
(Indische Kockelskörner)

ist eines der wichtigsten Heilmittel für die Reisekrankheit, das heißt für Beschwerden, die durch Fahren im Auto, in der Eisenbahn oder auf einem Schiff ausgelöst werden. Es hilft aber auch bei Beschwerden durch Schlafmangel sowie bei Schmerzen im Hinterkopf mit Übelkeit, Erbrechen, Schwindel und Missempfindungen beispielsweise der Arme und Beine.

17

Homöopathische Arzneimittelbilder

Charakteristisch sind Übelkeit mit Erbrechen, wobei die Betroffenen gleichzeitig schwach und reizbar sind, ein Leeregefühl des Kopfes und ein häufiger Seitenwechsel der Beschwerden. Beispielsweise tritt Taubheitsgefühl oder Ameisenlaufen einmal in dem einen und dann wieder im anderen Arm auf.

- 😃 **Besser** im Sitzen und im Zimmer.
- 😞 **Schlimmer** durch die geringste Erschütterung, durch Berührung und Bewegung, vor allem im Freien.

Coffea cruda (Rohe Kaffeebohne)

wirkt auf die Nerven und die Blutgefäße. In der Homöopathie findet es insbesondere Anwendung bei Nervosität, Neuralgien, Migräne und Schlafstörungen.

Charakteristisch ist eine Überempfindlichkeit aller Sinne. So sind das Sehen, der Geruchsinn und das Gehör verschärft. Geräusche, wie Glockenläuten oder das Schlagen einer Uhr, ebenso wie intensive Gerüche, werden deshalb als unerträglich empfunden. Ebenso übersteigert ist die Schmerzempfindung. Auch die geistige Aktivität ist verstärkt, die Betroffenen sind hellwach, voller Ideen, haben Herzklopfen, die Gedanken jagen und verhindern das Einschlafen. Sie essen und trinken hastig. Typisch sind auch halbseitige oft brennende Kopfschmerzen und eine extreme Berührungsempfindlichkeit. Die Betroffenen vermeiden es, dann zu sprechen oder überhaupt den Gesprächen anderer zuzuhören. Auslöser für Beschwerden sind meist Aufregungen, besonders durch freudige Überraschungen.

- 😃 **Besser** durch Ruhe und Wärme.
- 😞 **Schlimmer** durch Geräusche, Berührung, Gerüche, durch Kälte, nachts.

Colocynthis (Koloquinte)

ist ein wichtiges homöopathisches Mittel bei quälenden, kolikartigen Bauchschmerzen, die so stark sind, dass sich der Betroffene zusammenkrümmen muss. Sie werden ausgelöst durch Kälte und Ärger.

Charakteristisch ist neben dem Zusammenkrümmen, dass sich die Schmerzen durch starken Druck und warme Umschläge bessern. Ein schönes Beispiel für einen »Colocynthis-Fall« beschreibt übrigens Wilhelm Busch in seiner Geschichte von »Max und Moritz«: Nachdem Schneider Böck durch einen Streich der beiden Lausbuben ins kalte Wasser gefallen ist, ist er so empört, dass er heftige Bauchschmerzen bekommt, sich zusammenkrümmt und verzweifelt die Hände in den Leib drückt. Erst das (schwere) heiße Bügeleisen der Meisterin Böck »auf den kranken Leib gebracht«, bewirkt, dass die Schmerzen wieder abklingen.

- 😃 **Besser** durch starken Druck und Sichkrümmen, Liegen mit angezogenen Beinen und Wärme.

17

Homöopathische Arzneimittelbilder

🙁 **Schlimmer** durch Ärger und Empörung.

Conium maculatum (Gefleckter Schierling)

ist häufig angezeigt bei Beschwerden, wie sie bevorzugt im fortgeschrittenen Lebensalters zu finden sind. Es eignet sich hervorragend bei Schwächezuständen, Verlangsamung und Nachlassen der geistigen Leistung und des Gedächtnisses, bei Schwindel, Drüsenverhärtungen, aber auch bei Lähmungserscheinungen, sexueller Schwäche und chronischer Entzündung der Prostata. Auslöser sind vielfach Erregung, Liebeskummer und sexuelle Exzesse.

Charakteristisch sind eine äußerste körperliche und geistige Schwäche, Zittern und die Neigung zum Grübeln. Männer klagen oft über eine fehlende Erektion trotz sexueller Erregung oder Samenerguss ohne Erregung. Conium wirkt günstig bei Inkontinenz, wenn beim Wasserlassen der Harnstrahl plötzlich unterbrochen ist und der Urin im Stehen leichter läuft.

😀 **Besser** beim Fasten, in der Dunkelheit, bei Herabhängenlassen der Glieder sowie durch Druck und Bewegung.

🙁 **Schlimmer** beim Hinlegen, Umdrehen oder Aufrichten im Bett sowie bei körperlicher oder geistiger Anstrengung.

Persönlichkeitsmerkmale

Conium-Patienten wirken oft depressiv, niedergeschlagen, apathisch und teilnahmslos gegenüber ihrer Umgebung. Obwohl sie eine Abneigung gegen die Gesellschaft anderer haben, sind sie häufig ängstlich, wenn sie allein gelassen werden. Sie machen vielfach einen geschwächten, verlangsamten Eindruck und haben das Interesse an jeglicher geistiger Beschäftigung verloren.

Crataegus oxyacantha (Eingriffeliger Weißdorn)

kräftigt den Herzmuskel und fördert seine Durchblutung. In der Homöopathie findet er Anwendung bei Herzrhythmusstörungen, Bluthochdruck, Herzschwäche, Herzenge und zeigt einen günstigen Einfluss auf Kalkablagerungen in den Blutgefäßen. Er stützt das Herz während Infektionskrankheiten. Wenn Hände und Füße schlecht durchblutet und kalt sind, verbessert Crataegus den Blutfluss, hilft aber auch bei Blutarmut.

Charakteristisch sind eine unregelmäßige Atmung und äußerste Atemnot bei der geringsten Anstrengung sowie ein Schmerz in der Herzgegend und unter dem linken Schlüsselbein. Der Pulsschlag ist unregelmäßig, schnell, schwach und setzt hin und wieder aus.

😀 **Besser** in Ruhe, beim Ausruhen und in frischer Luft.

🙁 **Schlimmer** im warmen Zimmer.

17

Homöopathische Arzneimittelbilder

Persönlichkeitsmerkmale

Crataegus eignet sich besonders für reizbare, querköpfige Personen, die zu Herzbeschwerden neigen. Sie sind leicht verärgert und machen sich oft übermäßige Sorgen. Wenn sie Beschwerden bekommen, sind sie sehr niedergeschlagen.

Drosera rotundifolia (Sonnentau)

erstreckt seine Heilwirkung bevorzugt auf die Atmungsorgane. Es hilft vor allem bei Krampfhusten, zum Beispiel dem Keuchhusten, und findet auch bei Lungenerkrankungen Anwendung.

Charakteristisch ist ein krampfartiger, bellender, trockener, qualvoller Husten, der häufig in kurz aufeinanderfolgenden Anfällen auftritt, so dass der Betroffene kaum noch atmen kann. Die Stimme klingt heiser, tief und rauh. Ein Schlüsselsymptom ist, dass der Betroffene husten muss, sobald er sich hinlegt und der Kopf das Kissen berührt. Der Husten löst Würgen oder oftmals Erbrechen aus, manchmal auch Nasenbluten.

- 😀 **Besser** durch Halten der Brust, durch fortgesetzte Bewegung und beim Kaltwerden.
- 😟 **Schlimmer** abends, nach Mitternacht, beim Hinlegen und Warmwerden im Bett sowie beim Trinken, Sprechen, Singen und Lachen.

Dulcamara (Bittersüß)

ist ein wichtiges Mittel bei Beschwerden im Bereich der Atemwege und des Harntrakts, die durch Kälte, Nässe und Feuchtigkeit ausgelöst wurden. Es findet ferner Anwendung bei Neuralgien, Hautproblemen und rheumatischen Beschwerden.

Charakteristisch ist, dass viele Beschwerden durch Kälte und Feuchtigkeit – beispielsweise Sitzen auf kaltem Stein oder im feuchten Gras – ausgelöst werden oder bei Witterungsumschwung von heißem zu kaltem Wetter auftreten. Die Betroffenen haben rheumatische Beschwerden oft im Wechsel mit Durchfällen.

- 😀 **Besser** durch Wärme, Liegen auf der Seite, durch Druck und Bewegung.
- 😟 **Schlimmer** durch Feuchtigkeit und Kälte, durch Liegen auf dem Rücken.

Persönlichkeitsmerkmale

Dulcamara eignet sich für eher phlegmatische Personen, die aber unruhig und reizbar sind und sich bei Witterungswechsel leicht erkälten.

Eupatorium perfoliatum (Wasserhanf)

ist ein Heilmittel bei Erkältungskrankheiten und Grippe. Es hilft bei Schnupfen, Heiserkeit und bei schmerzhaftem Husten, der sich nachts verschlimmert. Aulöser ist häufig eine Unterkühlung.

Charakteristisch ist, dass die Beschwerden von Knochenschmerzen begleitet sind und die Gliedmaßen und der Rücken sich anfühlen, als wären sie zerschlagen. Vor Beginn eines Schüttelfrostes, der typischerweise zwischen 7 und 9 Uhr auftritt, haben die Betroffenen großen Durst und sind sehr reizbar. Um den Husten zu erleichtern, muss sich der Kranke auf Hände und Knie niederlassen.

- 😊 **Besser** zu Hause, durch Hängenlassen der Hände und Füße, Unterhaltung und Ablenkung.
- 😟 **Schlimmer** im Freien und nach Unterkühlung.

Euphrasia officinalis (Augentrost)

wirkt besonders auf entzündliche Veränderungen im Bereich der Bindehäute des Auges. Es hilft aber auch bei Schnupfen und Entzündungen der oberen Atemwege, wenn die Augen mitbetroffen sind.

Charakteristisch ist, dass die Augen ständig heftig tränen. Der Tränenfluss ist beißend und macht das Auge zusätzlich wund. Die Lider brennen, jucken und schwellen an. Helles Licht wird als unangenehm empfunden.

- 😊 **Besser** im Dunkeln.
- 😟 **Schlimmer** durch Licht im Allgemeinen und abends.

Ferrum phosphoricum (Eisenphosphat)

ist ein Heilmittel, das vor allem im Frühstadium einer Entzündung nützlich ist. Es hilft besonders gut, wenn beispielsweise die Beschwerden einer Erkältungskrankheit nicht plötzlich einsetzen, sondern langsam entstehen. Das Fieber steigt allmählich, und auch alle anderen Symptome wie Schnupfen oder Husten entwickeln sich zögernd. Ferner wirkt es bei hellroten Blutungen aus der Nase.

Charakteristisch sind ein auffallend blasses Gesicht, das bei Erregung aber rasch erröten kann, sowie ein schneller, schwacher Pulsschlag. Im Gegensatz zu Eupatorium perfoliatum (siehe Seite 312) setzt der Schüttelfrost bei Ferrum phosphoricum am frühen Nachmittag ein.

- 😊 **Besser** durch kühle Anwendungen und Umschläge.
- 😟 **Schlimmer** durch Bewegung, Berührung, morgens zwischen 4 Uhr und 6 Uhr.

Persönlichkeitsmerkmale

Ferrum phosphoricum wirkt besonders gut bei schwächlichen, körperlich leicht erschöpfbaren Menschen mit blasser Gesichtsfarbe und schlaffem Gewebe. Sie neigen zu Krampfadern, Blutungen und Blutarmut. Im Allgemeinen sind sie recht gesprächig und heiter, können aber auch unter geistiger Trägheit leiden, was sie gereizt macht. Sie mögen vielfach keine Milch und vertragen kein Fleisch.

17

Homöopathische Arzneimittelbilder

Gelsemium (Wilder Jasmin)

entfaltet seine Wirkung hauptsächlich am Nervensystem und ist ein wichtiges Mittel bei grippalen Infekten, die von Kopf- und Gliederschmerzen begleitet sind. Es hilft auch bei Bronchitis mit trockenem Husten und Wundgefühl in der Brust. Ausgelöst werden Beschwerden häufig durch Angst, Schreck, schlechte Nachrichten oder die Erwartungsspannung vor einer ungewohnten Situation, ganz besonders vor einem Auftritt in der Öffentlichkeit. Deshalb hilft Gelsemium auch hervorragend gegen das »Lampenfieber«.

Charakteristisch sind Schüttelfrost, bei dem die Kranken am ganzen Körper so stark zittern, dass sie festgehalten werden möchten; ferner quälende, fast zum Wahnsinn treibende Kopfschmerzen, wobei der Kopf sich anfühlt, als würde er von einem Strick oder einem Band zusammengepresst sowie ein Zerschlagenheitsgefühl der Glieder. Alle Beschwerden bessern sich durch reichliches Wasserlassen. Auffällig ist, dass die Betroffenen zwar eine Abneigung gegen Gesellschaft haben, aber trotzdem nicht allein sein wollen.

🙂 **Besser**, wenn reichlich Wasser gelassen werden kann und nach dem Schwitzen.

🙁 **Schlimmer** durch feuchtes, nebliges Wetter, vor einem Gewitter, durch Sonnen- und Sommerhitze. Auch Denken an die Beschwerden verschlimmert den Zustand.

Persönlichkeitsmerkmale

Gelsemium-Menschen sind meist ängstlich, schüchtern und fürchten sich vor Reden oder Auftritten in der Öffentlichkeit. Vielfach sind sie durch ihre Ängste regelrecht blockiert. Sie haben sogar manchmal eine ausgesprochene Abneigung gegen die Gesellschaft anderer und hegen den Wunsch, allein zu sein und in Ruhe gelassen zu werden. Die Sommerhitze ebenso wie Tabak vertragen sie meist äußerst schlecht.

Glonoinum (Nitroglycerin)

ist ein wirksames Heilmittel bei nervlichen Störungen, die mit Mattigkeit und Arbeitsunlust verbunden sind. Es hilft bei Kopfschmerzen und Migräne, die durch Blutandrang im Gehirn, durch Hitze oder durch Arbeit in künstlichem Licht hervorgerufen wurden. Es ist ein wirksames Mittel für Kopfschmerzen in den Wechseljahren und bei Sonnenstich. Oft sind die Beschwerden mit Sehstörungen verbunden, Buchstaben erscheinen kleiner, Funken sprühen vor den Augen oder die Gegenstände werden halb hell und halb dunkel gesehen.

Charakteristisch ist ein Gefühl, als ob das Blut in Herz und Gehirn hochsteigt und einen pulsierenden Schmerz hervorruft. Der Kopf fühlt sich schwer an, es ist aber unmöglich, ihn aufs Kissen zu legen, weil jede Wärme oder Hitze als unangenehm empfunden wird. Dabei ist der Betroffene verwirrt, reizbar, alles erscheint ihm fremd, und er fühlt sich verloren. Ihm wird schrecklich schwindlig, wenn er sich im Bett oder vom Sitzen aufrichten möchte. Oft fühlt sich der Kopf zu groß an, so als hätte das Gehirn nicht genug Platz im Schädel. Die Schmerzen sind häufig – ähnlich wie bei Natrium chloratum (siehe Seite 323) – vom Lauf der Sonne abhängig.

- 😃 **Besser** durch Branntwein und Alkoholika.
- 😣 **Schlimmer** durch Sonneneinstrahlung, Blicken in offenes Feuer, beim Bücken und Hinlegen.

Graphites
(Graphit, Schießpulver)

hat eine starke Wirkung auf die Haut, die Schleimhäute, den Magen und den Stoffwechsel. Deshalb hilft es besonders gut, wenn Hautprobleme auf eine Stoffwechselstörung zurückzuführen sind. Graphites findet in der Homöopathie Anwendung bei Schuppenflechte und trockener rissiger Haut, die zur Eiterung neigt. Auslöser für Beschwerden sind häufig Erwartungsspannung, Furcht oder Schreck.

Charakteristisch sind nässende Ekzeme, die ein ätzendes Sekret absondern und honigartige Krusten ausbilden. Sie treten häufig an den Handtellern, Kniekehlen, Ellenbeugen oder am behaarten Kopf auf, können aber auch den ganzen Kör-

per betreffen. Graphites ist vielfach angezeigt, wenn die Betroffenen ununterbrochen an den Tod denken und überempfindlich gegen Gerüche sind, insbesondere den von Blumen. Auffallend sind ferner dicke, abgeblätterte, spröde oder verkrüppelte Fingernägel und eingewachsene Zehennägel. Graphites eignet sich besonders für Beschwerden, die überwiegend auf der linken Körperhälfte auftreten.

- 😃 **Besser** im Dunkeln, durch Ruhe, Trinken warmer Milch.
- 😣 **Schlimmer** durch Wärme, Bewegung, im Herbst, kalte Getränke, im Freien. Bei Frauen nehmen die Beschwerden während der monatlichen Regelblutung zu.

Persönlichkeitsmerkmale

Graphites eignet sind besonders für übergewichtige Menschen mit heller, trockener Haut, die in der Kälte leicht aufspringt und sich entzündet. Sie haben häufig blondes Haar, ein schlaffes Bindegewebe und einen ausgeprägt scharfen Geruchsinn. Sie sind überempfindlich gegen Musik, vor allem wenn sie eine Orgel spielen hören, müssen sie weinen. Sie machen manchmal einen trägen oder pessimistischen Eindruck und essen gerne saure oder bittere Speisen. Gegen Süßes haben sie oftmals eine Abneigung. Schon als Kinder sind sie dicklich, neigen zur Faulheit und sind leicht ängstlich. Sie können aber auch frech und ungezogen sein – vor allem wenn sie geschimpft werden, lachen sie.

Hamamelis virginiana (Virginische Zaubernuss)

ist ein wirksames Venenmittel. Es beseitigt Blutstauungen sowohl in den Beinvenen als auch in den Venen des Enddarms. Vor allem wenn die Hämorrhoiden schmerzen und bluten, ist Hamamelis in der Lage, die Beschwerden zu lindern. Es findet ferner Anwendung bei Nasenbluten.

Charakteristisch sind ein wundes, schmerzhaftes Pochen oder ein Prellungsschmerz im Bereich des Enddarms, anhaltende Verstopfung sowie Zerschlagenheitsgefühl in Armen und Beinen.

- 😃 **Besser** durch frische Luft und Ablenkung.
- 😣 **Schlimmer** durch Druck, Bewegung, Berührung und Wärme.

Hepar sulfuris (Kalkschwefelleber)

ist ein wichtiges Mittel bei Eiterungen aller Art. Es ist in der Lage, Eiterherde einzuschmelzen und zu eröffnen, so dass der Eiter abfließen kann. Deshalb wird es auch als das »homöopathische Messer« bezeichnet. Es findet bei Hautgeschwüren, Augen- und Mandelentzündungen, Furunkeln, Abszessen sowie bei der Mittelohrentzündung Anwendung. Hepar sulfuris hilft besonders gut bei Hautgeschwüren, die von kleinen Eiterstippchen umgeben sind und zur Ausbreitung neigen.

Charakteristisch sind splitterartige Schmerzen, ein gesteigertes Schmerzempfinden, eine ungesunde, rissige Haut, die bei der kleinsten Verletzung zur Eiterung neigt und sehr schlecht heilt, sowie eine äußerste Empfindlichkeit gegenüber Berührung und lauten Geräuschen. Der Hepar-sulfuris-Patient ist extrem empfindlich gegen Kälte und will immer warm eingepackt sein. Typisch ist das Empfinden, ein kalter Lufthauch würde auf eine Körperstelle blasen. Alle Absonderungen haben einen säuerlichen oder käsigen Geruch.

- 😃 **Besser** durch feuchtes Wetter, Einhüllen des Kopfes, Wärme und nach dem Essen.
- 😣 **Schlimmer** am Abend, durch kaltes, trockenes Wetter, Zugluft und Wind sowie durch Berührung und Liegen auf der schmerzhaften Seite.

Persönlichkeitsmerkmale

Hepar-sulfuris-Menschen sind meist blondhaarig, neigen zu Übergewicht und können Schmerzen nur schlecht ertragen. Deshalb jammern und klagen sie viel. Ihre Klagen übertreffen oft bei weitem den Schweregrad ihrer Erkrankung. Sie sind eher weiche, leicht niedergeschlagene, verletzliche aber unzufriedene Charaktere. Bei Wutausbrüchen können sie jedoch gewalttätig, manchmal sogar grausam und unmenschlich werden. Wenn sie sich verletzen, heilen die Wunden schlecht und beginnen leicht zu eitern. Sie mögen gerne Saures, Wein und gut gewürzte Speisen, haben aber eine Abneigung gegen Fett. Als Kleinkinder leiden sie häufig unter Milchschorf und erheblichen Beschwerden beim Zahnen. Oft haben sie auch eine »Schniefnase«.

Hypericum perforatum (Johanniskraut)

hat eine deutliche Wirkung auf das Nervengewebe und gilt als bedeutendes Verletzungsmittel, besonders wenn Körperregionen mit nervenreichem Gewebe wie zum Beispiel die Fingerspitzen, Lippen, Augen oder die Kopfregion mit betroffen sind. Es findet ferner Anwendung bei neuralgischen Zahnschmerzen und nach zahnärztlichen Eingriffen.

Charakteristisch sind ziehende, schneidende oder reißende Schmerzen, besonders wenn sie entlang der Nervenbahnen einschießen.

- 😃 **Besser** durch Ruhe und Liegen auf der betroffenen Seite.
- 😣 **Schlimmer** durch kaltes, feuchtes Wetter, bei Berührung.

Ignatia (Ignatiusbohne)

ist ein Homöopathikum für nervöse Störungen und Beschwerden, die unmittelbar durch Kummer (auch Liebeskummer), Enttäuschung oder Trauer, beispielsweise nach dem Tod einer geliebten Person, ausgelöst wurden. Es wirkt vorwiegend bei hysterisch veranlagten Frauen, die reizbar sind und an Verdauungsstörungen, Verstopfung, Hämorrhoiden und seelisch bedingten Regelstörungen leiden.

Charakteristisch für Ignatia ist die Widersprüchlichkeit aller Beschwerden. So verschlimmert Husten den Hustenreiz immer mehr, oder der Hals schmerzt besonders bei Nichtschlucken, die Betroffenen haben Durst, wenn ihnen kalt ist, oder umgekehrt kein Durstgefühl bei Hitze. Bei Kummer können sie heftige, nicht mehr zu beherrschende Tränenausbrüche bekommen. Je mehr die Ignatia-Patientin dann weint, umso stärker wird der Weinkrampf. Umgekehrt können sie selbst nach einem schweren Trauererlebnis manchmal unfähig sein zu weinen. Typisch ist, dass bei Kummer häufig auch die Regel aussetzt und Trost sowohl das Weinen wie auch die Reizbarkeit verstärkt.

- 😃 **Besser** beim Essen und Wechsel der Körperhaltung.
- 😣 **Schlimmer** morgens, im Freien, durch äußere Wärme, nach dem Essen, durch Trost, Kaffee und Rauchen.

Persönlichkeitsmerkmale

Ignatia wirkt besonders gut bei brünetten, nervösen, oft künstlerisch veranlagten Frauen, die einen überspannten oder exaltierten Eindruck vermitteln können. Ihre Stimmung wechselt häufig zwischen Lachen und Weinen, Fröhlichkeit und gedrückter Stimmung. Sie haben einen hohen Anspruch an sich selbst, deshalb

17

Homöopathische Arzneimittelbilder

leiden sie leicht an Schuldgefühlen und neigen zu Selbstvorwürfen. Ihre Empfindungen versuchen sie oft zu unterdrücken. Wenn dies nicht mehr gelingt, brechen sie mit umso größerer Gewalt hervor. Menschen, die Ignatia benötigen, sind äußerst schmerzempfindlich und fallen durch häufiges Seufzen auf. Aus Bindungen können sie sich nur schwer lösen, und wenn es zu einer Trennung kommt, leiden sie unsäglich darunter. Menschenansammlungen meiden sie, da sie ihnen Angst einjagen. Ignatia-Kinder haben meist eine leichte Auffassungsgabe, sind nervös und empfindsam. Reagieren sie trotzig oder verärgert, so stampfen sie gerne mit den Füßen auf.

Ipecacuanha (Brechwurzel)

erstreckt seine Hauptwirkung auf die vegetativen Nerven des Magens und der Brust und hilft bei Verkrampfungen in diesem Bereich. Deshalb findet es Anwendung bei Verkrampfung der Bronchien, beispielsweise beim Asthma oder bei Keuchhusten, aber auch bei krampfartigem Erbrechen. Auslöser ist oft unterdrückter Zorn.

Charakteristisch ist das Erbrechen von Schleim und Mageninhalt während oder im Anschluss an einen – meist erstickenden – Hustenanfall. Ipecacuanha wirkt besonders gut, wenn gleichzeitig das Atmen schwerfällt sowie bei rasselnden Atemgeräuschen ohne Auswurf. Typi-

scherweise ist die Zunge nicht belegt – wie es sonst meist bei Erbrechen der Fall ist.

🙂 **Besser** im Freien, dann lässt das Erstickungsgefühl nach.

☹ **Schlimmer** durch feuchten, warmen Wind und durch Liegen.

Persönlichkeitsmerkmale

Ipecacuanha wirkt am besten bei eher dicklichen Kindern, die geschwächt sind und zu Erkältungen neigen – selbst bei milder Witterung.

Kalium bichromicum (Kaliumbichromat)

entfaltet seine Wirkung auf alle Schleimhäute, beispielsweise des Magen-Darm-Kanals und der Atemwege. Es ist ein bedeutendes Mittel bei Entzündungen, Erkältungen, Schleimhautgeschwüren und Schnupfen, der sich in den Nasennebenhöhlen festgesetzt hat. Auch Nieren- und Rheumabeschwerden sprechen vielfach gut auf dieses Mittel an.

Charakteristisch ist das zähe, grünlich gelbe, fädige Sekret, das von den Schleimhäuten abgesondert wird, ferner zähe, gallertartige, elastische Schleimklümpchen. Der Schnupfen ist oft begleitet von Geruchsverlust, Räuspern, verstopfter Nase und Stirnkopfschmerzen. Typisch für dieses Mittel ist auch, dass die Schmerzen zwar wandern können, aber immer nur an ganz umschriebenen Körperstellen auftreten. Ebenso sind Schleimhautgeschwüre klar umgrenzt. Oft haben die Betroffenen das Gefühl eines Haares am hinteren Bereich der Zunge oder des linken Nasenlochs.

🙂 **Besser** durch Hitze und warme Kleidung.

🙁 **Schlimmer** morgens zwischen 3 und 5 Uhr, beim Aufdecken und Entkleiden sowie durch Biertrinken.

Persönlichkeitsmerkmale

Geeignet für hellhaarige, behäbige Menschen, die zu Übergewicht neigen. Im Freien erkälten sie sich leicht – selbst im Sommer. Sie sind oft lustlos, träge und reagieren auf geringfügige Ärgernisse niedergeschlagen oder gleichgültig. Obwohl sie überempfindlich gegen Kälte sind, werden sie besonders bei heißem Wetter im Sommer leicht krank.

Kalium phosphoricum (Kaliumphosphat)

wirkt auf Gehirn, Nerven und Muskeln. In der Homöopathie hat es sich bewährt bei Erschöpfung und Schwächezuständen durch Überarbeitung und Stress, Muskelschwäche, aber auch bei Regelstörungen oder entzündlichen Prozessen und Eiterungen. Auslöser sind oft geschwächte Widerstandskraft z. B. nach Erkrankungen oder Operationen.

Charakteristisch sind äußerste Schwäche und Hinfälligkeit sowohl in körperlicher als auch in geistiger Hinsicht, mangelnde Konzentrationfähigkeit, frühmorgendliches Erwachen. Die Betroffenen sind niedergeschlagener Stimmung und schrecken selbst vor leichteren Arbeiten zurück, weil Sie glauben, sie nicht bewältigen zu können. Sie verlangen nach eiskaltem Wasser, Essig und Süßigkeiten, sind nervös und schrecken bei der geringsten Berührung hoch.

🙂 **Besser** durch Wärme, Ruhe und leichte Bewegung.

🙁 **Schlimmer** frühmorgens, durch Berührung, Aufregung und Sorgen, durch körperliche und geistige Anstrengung sowie durch Essen und nach dem Geschlechtsverkehr.

Persönlichkeitsmerkmale

Kalium phosphoricum ist besonders geeignet für blasse, empfindliche, reizbare Menschen. Beim Essen oder bei Aufregungen beginnen sie leicht im Gesicht und am Kopf zu schwitzen und verspüren oft ein Leeregefühl im Magen. Sie erwachen sogar manchmal in den frühen Morgenstunden mit nagendem Hungergefühl. Wenn sie länger nichts gegessen haben, bekommen sie Kopfschmerzen. Sie mögen gerne Süßes und haben oft eine Abneigung gegen Brot.

Kreosotum (Buchenholzteerkreosot)

hat eine besondere Wirkung auf die Bronchien, die Haut, das äußere Ohr und den gesamten Zahnbereich. Es ist ein wichtiges Heilmittel bei Zahnfleischschwund. Auffallend ist ein schwammiges, leicht blutendes Zahnfleisch mit dunkel verfärbten, fauligen Zähnen. Bei Kindern hilft es bei schmerzhaftem Zahnen.

Charakteristisch sind heftige, reißende Nervenschmerzen, Missempfindungen im Oberkiefer und in den oberen Zahnreihen. Die Lippen sind meist auffallend rot. Die Beschwerden sind verbunden mit fauligen, übelriechenden Absonderungen, die brennende Schmerzen verursachen.

- 😊 **Besser** durch Wärme, Bewegung, warme Nahrung.
- 😟 **Schlimmer** im Freien, durch Ruhe, beim Liegen. Bei Frauen verschlechtern sich die Beschwerden nach der Monatsblutung.

Persönlichkeitsmerkmale

Kreosotum-Menschen sind launisch, reizbar und empfindlich gegenüber Musik – sie macht sie traurig und bringt sie zum Weinen. Manchmal sehen diese Menschen vorgealtert aus. Sie neigen schon im Kindesalter zur vorzeitigen Zahnfäule.

Lac caninum (Hundemilch)

hat Wirkung auf die weiblichen Geschlechtsorgane und wurde schon im Altertum von Dioscorides und Plinius zur Austreibung toter Föten angewandt. In der Homöopathie findet es Einsatz bei vielen Frauenleiden wie Entzündungen der Eierstöcke, der Eileiter oder des Muttermundes sowie bei Stillproblemen. Es zeigt aber auch heilsame Effekte bei Hals- und Mandelentzündungen und gilt als hilfreich bei Diphtherie.

Charakteristisch ist ein Seitenwechsel der Symptome, wenn beispielsweise eine Eierstockentzündung rechts beginnt, dann auf die linke Seite übergreift und später wieder nach rechts zurückkehrt. Typisch sind Träume von Schlangen oder das Gefühl, von Schlangen umringt zu sein.

- 😊 **Besser** durch Ruhe und Liegen.
- 😟 **Schlimmer** nachts, durch Berührung, kalte Luft, beim Herauf- und Hinabsteigen von Treppen.

Lachesis (Buschmeister)

hat eine starke Wirkung auf das Blut. Es hilft bei Durchblutungsstörungen, Blutvergiftung und vielen anderen schweren Erkrankungszuständen sowie bei der Neigung zu starken Blutungen. Es ist ein wichtiges Mittel bei Entzündungen vor allem im Rachenraum, bei Frauenbeschwerden, aber auch bei Verletzungen, vor allem durch Tierbisse oder Insektenstiche.

Charakteristisch ist eine düster bläulich rote Verfärbung der erkrankten Körperteile, beispielsweise blaurot unterlaufene

17

Homöopathische Arzneimittelbilder

Wunden, verbunden mit hochgradiger Berührungsempfindlichkeit. Jede Berührung wird als unerträglich empfunden, selbst ein wärmender Schal oder ein Gürtel ist den Betroffenen zu eng. Lachesis hilft besonders gut, wenn die Beschwerden auf der linken Körperseite auftreten. So wirkt Lachesis bei Halsentzündungen, wenn die linke Mandel befallen ist, die Rachenschleimhaut eine blaurote Farbe aufweist und anschwillt. Der Hals schmerzt vor allem beim Leerschlucken und beim Schlucken von heißen Flüssigkeiten, während feste Speisen leichter aufgenommen werden können. Sobald der Körper Sekret absondern kann, beipielsweise bei Eintreten der Monatsblutung, geht es dem Lachesis-Patienten besser. Typisch ist auch, dass Beschwerden gewissermaßen im Schlaf aufkommen und die Betroffenen in ihre Beschwerden »hineinschlafen«.

- 😃 **Besser** durch Einsetzen von Absonderungen, warme Anwendungen.
- 😣 **Schlimmer** morgens nach dem Schlaf, durch heiße Getränke, Druck und enge Kleidung.

Persönlichkeitsmerkmale

Lachesis-Menschen sind ausgesprochen eifersüchtig und besitzergreifend. Sie reden gerne – manchmal fallen sie sogar durch einen nicht zu unterbrechenden Redefluss auf, bei dem andere kaum zu Wort kommen. Ihre Haut und oft auch die Haare haben vielfach einen rötlichen Ton. Auffällig ist, dass sie sich häufig mit der Zunge über die Lippen fahren – sie

züngeln wie eine Schlange. Schon als Kinder sind sie redelustig, haben eine rasche Auffassungsgabe und neigen zu extremer Eifersucht.

Ledum palustre (Sumpfporst oder Wilder Rosmarin)

wirkt entzündungshemmend und ist ein bedeutendes Heilmittel bei Beschwerden infolge von Stichverletzungen, beispielsweise nach Insekten-, Nadel- oder Messerstichen sowie bei Bissverletzungen. Ledum hat aber auch einen deutlichen Einfluss auf rheumatische Schmerzen und Gelenkentzündungen, besonders wenn die Beschwerden von unten nach oben aufsteigen.

Charakteristisch ist, dass die verwundeten Körperteile kalt sind, während die Betroffenen innerlich Hitze empfinden. Sie sind unruhig und ängstlich, schwitzen nachts und decken sich ab.

- 😃 **Besser** durch kühle Umschläge.
- 😣 **Schlimmer** durch Wärme, Berührung und nachts.

Lycopodium (Bärlapp)

ist ein großes homöopathisches Mittel mit tiefgreifender Wirkung auf den gesamten Körper. Es hat ausgezeichnete Heilkraft bei Verdauungsstörungen, Leber- und Galleleiden, die mit starken Blähungen

Homöopathische Arzneimittelbilder

verbunden sind. Es hilft aber auch bei Blasen- und Nierenerkrankungen, Entzündung und Vergößerung der Prostata sowie bei der Neigung zu Harngrieß und Nierensteinen. Auslöser für Beschwerden sind vielfach Kränkungen, beruflicher Misserfolg, unterdrückter Zorn oder sexuelle Exzesse.

Charakteristisch sind Verlangen nach Süßem, Völlegefühl, ein aufgetriebener Leib und Müdigkeit nach dem Essen. Meist wird der Lycopodium-Patient durch Essen erst richtig hungrig. Er entwickelt vor allem in den späteren Abendstunden oder nachts einen gesteigerten Appetit. Ein weiteres Merkmal ist, dass alle Beschwerden sich allmählich entwickeln, vorwiegend auf der rechten Körperhälfte entstehen und sich am Nachmittag gegen 16 Uhr deutlich verschlimmern. Menschen, die Lycopodium brauchen, verlangen nach warmen Speisen und Getränken, während äußerlich aber ein Verlangen nach Kühle besteht. Auffällig ist oft ein frühzeitiges Ergrauen der Haare.

🙂 **Besser** durch Bewegung, warme Speisen und Getränke, Abkühlung des Körpers und Aufdecken.

☹ **Schlimmer** durch Hitze, im warmen Zimmer, durch Bettwärme, zwischen 16 und 20 Uhr.

Persönlichkeitsmerkmale

Lycopodium wirkt vor allem bei Menschen mit gering ausgeprägtem Selbstwertgefühl, die unter Versagensängsten leiden. Nach außen versuchen sie dies aber oft durch ein forsches, manchmal überhebliches Auftreten und die Neigung zu Übertreibungen zu verdecken. Zu Hause ist die Lycopodium-Persönlichkeit tyrannisch und herrschsüchtig, während sie vor allem gegenüber hochgestellten Personen zu einem eher unterwürfigen Verhalten neigt. Das zeigt sich schon im Kindesalter durch Zurückhaltung und Folgsamkeit gegenüber Fremden, im Gegensatz zu einem anspruchsvollen Verhalten im vertrauten Familienkreis.

Mercurius solubilis Hahnemanni (Metallisches Quecksilber)

ist ein großes und tiefgreifendes Heilmittel bei einer Vielzahl entzündlicher Erkrankungen der Haut und Schleimhäute, vornehmlich in Mund, Rachen, Augen und Ohren sowie der Knochen und Lymphwege. Mercurius wirkt besonders dann, wenn Gewebe abstirbt, sich Geschwüre bilden und die Beschwerden mit übelriechenden Absonderungen und Eiterbildung einhergehen.

Charakteristisch sind ein starker Speichelfluss, ein meist übler Mundgeruch sowie eine äußerste Empfindlichkeit gegenüber jeglichen Temperaturschwankungen. Die Kranken reagieren ähnlich wie ein Thermometer, für dessen Herstellung ja bekanntlich Quecksilber verwendet wird. Nachts bricht häufig klebriger Schweiß aus.

😊 **Besser** durch gleichmäßige Temperaturen.

☹ **Schlimmer** durch wechselnde Temperaturen, nachts vor dem Einschlafen und beim Liegen auf der rechten Seite.

Persönlichkeitsmerkmale

Mercurius-Menschen sind verschlossen, ängstlich, vorsichtig, misstrauisch und unruhig. Nach außen wirken sie oft gleichgültig, sie stecken jedoch voller Emotionen. Sie zeigen außerdem die Tendenz, mit allem unzufrieden zu sein. Mercurius-Kinder leiden häufig unter Milchschorf und sind anfällig gegenüber Infektionen im Hals-, Nasen- und Ohrenbereich. Manchmal neigen sie zum Stottern und zum Ungehorsam, obwohl sie vielfach schüchtern oder altklug erscheinen.

Mezereum (Seidelbast)

hat eine ausgeprägte Wirkung auf die Haut, die Knochen und das Nervengewebe. Es eignet sich für verschiedenste Schmerzzustände, die mit Frösteln verbunden sind, ferner zur Behandlung von Gürtelrose, Milchschorf, Geschwüren und Hautausschlägen, besonders wenn diese nach einer Impfung auftreten.

Charakteristisch sind eine äußerste Empfindlichkeit gegen kalte Luft und das Empfinden, ein kalter Luftzug würde auf eine Körperstelle blasen. Unerträglich juckende, weißliche Hautausschläge, die schuppen, abschilfern, dicke Krusten bilden und zur Eiterung neigen, sprechen vielfach gut auf dieses Mittel an.

😊 **Besser** im Freien.

☹ **Schlimmer** nachts, im Bett, durch kalte Luft, im Winter, durch Bewegung und Berührung.

Persönlichkeitsmerkmale

Mezereum eignet sich für hellhaarige, unentschlossene Menschen, die zur Trägheit neigen. Sie sind leicht niedergeschlagen, mürrisch und regen sich über Kleinigkeiten auf. Wenn sie Sorgen haben, macht ihnen nichts mehr Freude, sie wollen niemanden sehen, sondern grübeln und brüten über ihren Problemen. Feuchtkalte Witterung vertragen sie gar nicht, deshalb treten ihre Beschwerden vielfach gegen Ende des Winters auf. Warme Speisen bekommen ihnen trotz ihrer Kälteempfindlichkeit im Allgemeinen schlecht.

Natrium chloratum (Kochsalz)

gehört zu den »großen« homöopathischen Arzneimitteln und findet bei einer Vielzahl der unterschiedlichsten Krankheitserscheinungen Anwendung. Meist besteht eine Störung des Salz- und Wasserhaushaltes im Körper und eine Ausscheidungsschwäche. Auslöser von Beschwerden sind Kummer, Furcht, eine Kränkung oder Beleidigung, manchmal auch zu intensive Sonneneinstrahlung.

17

Homöopathische Arzneimittelbilder

Charakteristisch ist, dass die Betroffenen sehr durstig sind und große Flüssigkeitsmengen zu sich nehmen. Ein Schnupfen, der mit Niesanfällen beginnt, spricht meist gut auf dieses Mittel an. Die Schleimhäute sind dann entweder zu trocken oder es fließt reichlich wässriges Sekret, das aussieht wie Eiklar, aus der Nase. Jeder Trostversuch verschlimmert die Beschwerden, beispielsweise weinen die Betroffenen umso heftiger, wenn Sie getröstet werden, umgekehrt können sie trotz eines Kummers aber oft nicht weinen.

- 😊 **Besser** im Freien, durch Alleinsein, kühle Anwendungen und durch Druck gegen den Rücken.
- 😩 **Schlimmer** durch Trost, Sprechen, Sonne, Geräusche, Musik, beim Hinlegen und im warmen Zimmer.

Persönlichkeitsmerkmale

Natrium chloratum eignet sich für eher ernste und zurückhaltende, aber keineswegs weiche oder sanftmütige Menschen. Sie können sehr nachtragend sein und sind ausgesprochen empfindlich gegenüber Kränkungen. Gegen eine Person, die sie beleidigt hat, können sie regelrechte Hassgefühle entwickeln. Sie neigen zum Grübeln, selbst über Dinge, die vor langer Zeit geschehen sind. Der Gedanke daran verfolgt sie hartnäckig und bereitet ihnen dann buchstäblich Kopfzerbrechen. Sie ertragen keinen Trost, und wenn sie bedauert werden, macht sie das gelegentlich sogar wütend und zornig. Brot und Salz essen sie gerne, vertragen aber beides meist schlecht. Gegenüber Hühnerfleisch

und alle schleimigen Speisen, wie zum Beispiel Austern oder Fett, besteht häufig eine ausgesprochene Abneigung. Außerdem reagieren diese Menschen deutlich auf den Einfluss des Meeres. Die Beschwerden können sich dort sowohl verschlechtern als auch bessern. Als Kinder sind sie meist zurückhaltend, ordentlich, zuverlässig, ehrlich und äußerst empfindlich gegenüber Kritik.

Nux vomica (Brechnuss)

gehört zu den großen homöopathischen Arzneien, mit einer tiefgreifenden Wirkung auf den Gesamtorganismus. Es ist eines der Hauptmittel für krampfartige Schmerzen im Bereich der Verdauungsorgane und der Harnwege. Nux vomica ist die ideale Arznei für die »Managerkrankheit« und wirkt vor allem dann, wenn Stress, Schlafmangel, Überarbeitung und Ärger die Auslöser waren. Auch Beschwerden, die nach dem Trinken von Kaffee auftreten oder wenn Alkohol und Nikotin im Spiel waren, sprechen meist sehr gut auf Nux vomica an. Es ist ein hervorragendes Mittel gegen »Katerkopfschmerz und Übelkeit« nach einer durchzechten Nacht.

Charakteristisch für dieses Mittel ist der Zustand der Gereiztheit – nicht nur der erkrankten Organe, sondern der gesamten Stimmungslage. Der Kranke möchte deshalb seine Ruhe haben. Er ist reizbar und übellaunig, wenn er angesprochen wird, und macht ein finsteres Gesicht. Geräusche, insbesondere Schritte, gehen ihm fürchterlich auf die Nerven und verstärken seine Reizbarkeit. Wenn sie Fieber haben, glauben die Kranken manchmal, schwerkrank zu sein und zu sterben.

- 😊 **Besser** durch Wärme, Ruhe und kurzen Schlaf.
- 😣 **Schlimmer** durch Kälte, Ärger, morgens und durch kalten Wind.

Persönlichkeitsmerkmale

Nux-vomica-Patienten sind ehrgeizig, arbeiten hart (»Workaholics«), neigen zu Reizbarkeit und Jähzorn. Sie sind ausgesprochene »Morgenmuffel«. Sie mögen gerne fettreiche, stark gewürzte Speisen und Genussmittel wie Kaffee (den sie aber schlecht vertragen). Nux-vomica-Kinder sind meist überaktiv, nervös, oft eigensinnig oder trotzig und neigen gelegentlich zu heftigen Wutausbrüchen.

Okoubaka aubrevillei (Okoubakabaum)

wirkt entgiftend und hat sich bewährt bei Magen-Darm-Erkrankungen in den Tropen sowie bei Erkrankungen der Bauchspeicheldrüse.

Paeonia officinalis (Pfingstrose)

hat eine heilsame Wirkung auf die Venen und den Enddarm und ist angezeigt bei Hämorrhoiden, Geschwüren und Entzündungen in diesem Bereich.

Charakteristisch sind brennende, juckende Hämorrhoiden, die leicht nässen und dazu neigen, Geschwüre zu bilden, ferner Schwellung und kleine Einrisse im Bereich des Afters sowie häufige Durchfälle, die mit Frösteln einhergehen. Die Betroffenen leiden unter Alpträumen und Schlaflosigkeit.

- 😣 **Schlimmer** durch Berührung, Bewegung und beim Gehen.

Phosphorus (Gelber Phosphor)

ist ein großes homöopathisches Mittel bei Nervenschwäche, seelischen Verstimmungen und Labilität des vegetativen Nervensystems. Es wirkt auf den Stoffwechsel und ist außerdem eine heilende Arznei für entzündlich-gereizte Schleimhäute mit der Tendenz zur Gewebszerstörung und Blutungsneigung. Phosphor ist ferner hilfreich bei schwachen, zerbrechlichen Knochen.

Charakteristisch sind eine große Schwäche der Kranken, Angst vor schweren Erkrankungen, wie zum Beispiel Krebs, sowie eine Neigung zu Ohnmacht und Blutungen, ferner eine äußerste Geräuschempfindlichkeit. Vor allem laute Geräusche erschrecken die Betroffenen. Deshalb haben sie oftmals Furcht vor Gewitter.

17

Homöopathische Arzneimittelbilder

🙂 **Besser** durch Liegen auf der rechten Seite, kalte Speisen, im Freien, Waschen mit kaltem Wasser und durch Schlaf.

☹ **Schlimmer** durch Wetterwechsel, Liegen auf der linken oder schmerzhaften Seite, bei Anstrengung und bei Gewitter.

Persönlichkeitsmerkmale

Phosphorus hilft am besten bei großen, schlanken, eher schwächlichen Personen mit zarten Gliedern, die freundlich, mitfühlend, empfindsam und zugewandt sind. Ihre Furcht vor einer schweren Erkrankung ist manchmal so stark ausgeprägt, dass sie als Hypochonder eingestuft werden. Sie sind überempfindlich gegen laute Geräusche, sie lassen sie hochschrecken. Deshalb besteht schon im Kindesalter eine ausgeprägte Furcht vor Gewittern.

Phytolacca decandra (Kermesbeere)

ist hauptsächlich ein Drüsenmittel, das bei entzündlichen Lymphknotenschwellungen, Mumps und eitrigen Halsentzündungen Anwendung findet. Auch Entzündungen der Brustdrüse sprechen oft gut auf dieses Mittel an. Auslöser sind meist Wetterwechsel, feuchte Witterung, Regen und Durchnässung. Weil es zudem einen günstigen Einfluss auf das Knochengewebe, die Muskeln und Sehnen aufweist, wird es vielfach auch bei rheumatischen Beschwerden eingesetzt.

Charakteristisch sind dunkel- oder bläulich rot verfärbte Schleimhäute z. B. im Rachen, der sich rauh und heiß anfühlt. Die ebenfalls dunkelroten Mandeln sind stark geschwollen und weisen grauweiße oder gelbliche Beläge auf. Der Kranke fühlt sich sehr erschöpft und kann – ähnlich wie bei Lachesis (siehe Seite 320) – nichts Heißes schlucken. Im Gegensatz zu diesem Mittel ist bei Phytolacca aber die rechte Seite stärker betroffen.

🙂 **Besser** durch Ruhe, Wärme, Liegen auf der linken Seite und bei trockenem Wetter.

☹ **Schlimmer** bei nassem Wetter, Aufdecken, Liegen auf der rechten Seite und bei Bewegung.

Pulsatilla pratensis (Küchenschelle)

ist ein typisches Frauenmittel und zählt in der Homöopathie zu den großen Konstitutionsmitteln. Es hat eine ausgeprägte Wirkung auf das Hormonsystem und die Geschlechtsorgane und hilft deshalb bei vielen Beschwerden, die mit der Regelblutung zu tun haben. Es hat aber auch eine ausgezeichnete Wirkung bei Entzündungen, die mit der Absonderung eines dickrahmigen, gelblichen, aber milden Sekrets einhergehen. Pulsatilla ist häufig angezeigt bei Beschwerden, die in der Pubertät aufkommen. Auslöser für Beschwerden sind oft starke Gemütsbewegungen, wie Kummer, Eifersucht, Enttäuschungserlebnisse, aber auch übermäßige Freude.

17

Homöopathische Arzneimittelbilder

Charakteristisch für Pulsatilla ist eine weinerliche, tränenreiche, wechselhafte Stimmung. Auch Schmerzen verändern sich vielfach in ihrer Ausprägung und wechseln die Körperstellen, an denen sie auftreten. Bei Frauen ist oft ein Zusammenhang mit der monatlichen Regelblutung zu beobachten. Auffallend ist auch die Durstlosigkeit, die viele Beschwerden begleitet.

😀 **Besser** im Freien, durch Bewegung, kühle Anwendungen.

☹ **Schlimmer** durch Wärme, im warmen Zimmer, fette Nahrung, Liegen auf der linken oder schmerzlosen Seite.

Persönlichkeitsmerkmale

Pulsatilla zeigt eine besonders gute Wirkung bei blonden, sanften, teils aber recht launischen Frauen mit mildem Temperament, die wenig entschlusskräftig sind und leicht zu weinen beginnen – sowohl bei Kummer wie auch vor Freude. Sie neigen gelegentlich zum Egoismus, gehen aber Konflikten lieber aus dem Weg. Sie sind genauso wechselhaft wie ihre Erkrankungssymptome, lachen und weinen abwechselnd bei jeder Gelegenheit oder haben Fließschnupfen und kurz darauf eine verstopfte Nase. Gegen Fett haben sie eine ausgesprochene Abneigung, mögen aber gerne Bier, Eis oder Sahne, das sie jedoch wie jedes Fett schlecht vertragen. Pulsatilla-Persönlichkeiten sind nicht gerne allein, wenn sie Beschwerden haben, weil sie das Bedürfnis verspüren, sich anzulehnen und getröstet zu werden. Son-

nenbestrahlung bekommt ihnen – im Unterschied zu Sepia (siehe Seite 330) – im Allgemeinen schlecht. Als Kinder sind sie fröhlich, schüchtern, empfindsam und brauchen viel Zärtlichkeit und Zuwendung. Sie neigen zu weinerlicher Stimmung oder zum »Quengeln«, spielen aber mit Vorliebe an der frischen Luft. Am Abend fürchten sie sich jedoch vor dem Zubettgehen, weil sie nicht gerne allein sind und Angst vor der Dunkelheit oder vor Gespenstern haben.

Rhus toxicodendron (Giftsumach)

beeinflusst das Bindegewebe, die Sehnen, Muskeln und Gelenke. Es zeigt heilende Effekte bei bläschenbildenden Hautausschlägen und rheumatischen Schmerzen, die von einer Steifheit der Gelenke begleitet sind, sowie bei einigen fieberhaften Erkrankungen. Auslöser für Beschwerden sind, vielfach Zugluft nach dem Schwitzen, Nässe und körperliche Überanstrengung. Rhus toxicodendron ist ferner hilfreich, wenn Beschwerden durch Heben, durch Verrenkung oder Verstauchung entstanden sind. Auch Muskelrisse sprechen gut auf dieses Mittel an.

Charakteristisch sind reißende Schmerzen, steife Gelenke und die Ruhelosigkeit, die alle Beschwerden begleitet. Der Rhus-Patient muss sich ständig bewegen, seine Lage oder Körperhaltung verändern, ansonsten werden seine Schmerzen unerträglich. Sogar nachts muss er aufstehen

17

Homöopathische Arzneimittelbilder

und umhergehen. Auffallend ist ein Knacken der Gelenke, beispielsweise im Kiefergelenk beim Kauen.

- 😊 **Besser** durch warme Anwendungen, warmes, trockenes Wetter, Bewegung, Gehen und Gliederstrecken.
- 😞 **Schlimmer** durch kalte Luft, Nässe, feuchtes, regnerisches Wetter, nachts und in Ruhe.

Persönlichkeitsmerkmale

Rhus toxicodendron wirkt besonders bei blonden oder brünetten Personen mit schwachem Bindegewebe. Sie haben – ähnlich wie Bryonia alba (siehe Seite 302) – Furcht vor Geldverlusten. Im Unterschied dazu sind sie ruhelos und brauchen bei Beschwerden viel Bewegung und Wärme. Sie sind im Allgemeinen eher fröhlich, können aber auch ängstlich sein und fürchten sich mitunter vor Geistern, vor Vergiftung oder bilden sich sogar ein, vergiftet zu werden. Im Säuglingsalter leiden sie manchmal an Milchschorf.

Ruta graveolens (Weinraute)

ist ein wichtiges Heilmittel bei Sehschwäche und Beschwerden, die durch Überanstrengung der Augen ausgelöst werden, zum Beispiel durch Lesen kleiner Schrift oder Arbeiten im künstlichen Licht. Ruta wirkt außerdem auf die Knochenhaut und den Gelenkknorpel. Deshalb hat es sich auch bei Prellungen und Ischiasbeschwerden bewährt.

Charakteristisch sind brennende, schmerzende und gerötete Augen, die sich heiß anfühlen und häufig mit Kopfschmerzen einhergehen. Beim Ausstrecken der Beine schmerzen besonders die Oberschenkel.

- 😊 **Besser** durch Bewegung.
- 😞 **Schlimmer** durch feuchte, kalte Witterung und beim Hinlegen.

Sabadilla (Mexikanisches Läusekraut)

hat eine vorzügliche Heilwirkung auf die Schleimhäute der Nase und auf die Tränendrüsen. Es wird bei Erkältungen und Heuschnupfen eingesetzt und ist außerdem wirksam bei Befall mit Spülwürmern.

Charakteristisch ist krampfartiges Niesen, eine heftig laufende Nase mit Absonderung wässrigen Sekrets. Gleichzeitig tränen die geröteten Augen, und es besteht ein starker Stirnkopfschmerz. Die Kranken frösteln, und zwar steigen die Kälteschauer von den Füßen nach oben auf. Der Kopf ist heiß, während Hände und Füße als eiskalt empfunden werden.

- 😊 **Besser** durch warme Nahrung und Getränke, warm Einhüllen.
- 😞 **Schlimmer** durch Kälte, kalte Getränke und bei Vollmond.

Sabal serrulatum (Sägepalme)

ist eine Arznei mit großer Heilkraft auf die männlichen Geschlechtsorgane wie Prostata, Hoden und Blase, während sie bei der Frau die Brustdrüse, Eierstöcke und Gebärmutter beeinflusst. Sabal wirkt vor allem bei Reizzuständen oder Vergrößerung der Vorsteherdrüse und ist ein Heilmittel gegen Abmagerung. Es fördert den Aufbau von Körpergeweben, insbesondere der weiblichen Brust.

Charakteristisch ist ein Kältegefühl, das sich bis in die Genitalien erstreckt und mit stechenden, wandernden oder krampfartigen, teils bis in den Bauchraum ausstrahlenden Schmerzen verbunden sein kann. Nach dem Geschlechtsverkehr bekommt der Sabal-Patient häufig Rückenschmerzen. Er hat Furcht vor dem Einschlafen, aus Angst, irgendetwas könne geschehen. Mitleid kann er in keiner Weise vertragen. Es macht den Sabal-Patienten ausgesprochen wütend.

😃 **Besser** nach dem Schlaf.
☹ **Schlimmer** tagsüber und durch Bewegung.

Persönlichkeitsmerkmale

Sabal-Patienten sind häufig schwermütig und niedergeschlagen. Sie haben oft festgefahrene Ansichten und sind gleichgültig gegenüber den Bedürfnissen anderer. Sie sind sehr reizbar und vor allem Mitleid lässt sie auffallend zornig werden.

Sanguinaria canadensis (Kanadische Blutwurz)

beeinflusst die Schleimhäute und ist ein Heilmittel, das sich vor allem für Verdauungsstörungen, Gefäßerkrankungen, Kopfschmerzen, Regelstörungen und Beschwerden in den Wechseljahren eignet.

Charakteristisch sind brennende, aufwärtsstrebende Schmerzen, ferner ein gerötetes Gesicht, brennende Wangen und Hitzewallungen mit Atembeklemmung, die bis Mittag zunehmen und dann abklingen. Sanguinaria hilft bei Regelstörungen, wenn das Blut hellrot, übelriechend oder dunkel und schwarz ist. Es eignet sich bevorzugt für Symptome, die auf der rechten Körperseite auftreten.

😃 **Besser** durch Schlaf und in der Dunkelheit.
☹ **Schlimmer** durch Süßigkeiten, Bewegung und Berührung.

Sarsaparilla (Sarsaparillawurzel)

ist hilfreich bei juckenden schuppenden Hautausschlägen, Nierenkolik, Harnwegsinfekten und Inkontinenz. Es eignet sich besonders gut für Harnwegsinfekte im Kindesalter, die mit schmerzhaftem Wasserlassen verbunden sind.

Charakteristisch ist ein starker Schmerz am Ende der Blasenentleerung, die Blase ist aufgetrieben und druckempfindlich.

17

Homöopathische Arzneimittelbilder

Die Schmerzen strahlen häufig von der rechten Niere nach unten aus. Der Urin tröpfelt beim Sitzen und enthält vielfach flockige Beimengungen oder Grieß. Kennzeichnend für dieses Mittel ist, dass Kinder vor dem Wasserlassen weinen, weil sie die bevorstehenden Schmerzen fürchten.

- 🙂 **Besser** beim Stehen, Entblößen von Brust und Nacken.
- ☹️ **Schlimmer** durch Feuchtigkeit, nachts, nach dem Wasserlassen, beim Gähnen, bei Frauen verschlimmern sich die Beschwerden vor der monatlichen Regelblutung.

Persönlichkeitsmerkmale

Sarsaparilla-Patienten wirken oftmals traurig, schweigsam, niedergeschlagen, launisch und sind leicht beleidigt. Ihre Beschwerden, vor allem die Hautprobleme, treten bevorzugt im Frühjahr auf.

Secale cornutum (Mutterkorn)

hat eine starke Wirkung auf die Blutgefäße. Secale cornutum ist ein wichtiges Mittel bei Sickerblutungen sowie bei Durchblutungsstörungen, die durch Verkrampfungen der Blutgefäße hervorgerufen werden.
Die Beschwerden können von Schwäche, Angstgefühl und Abmagerung begleitet sein, obwohl Secale-Patienten vielfach einen übermäßigen Appetit und ein starkes Durstgefühl entwickeln.

Charakteristisch ist, dass sich die Beschwerden durch äußere Hitze verschlechtern. Obwohl sich die Haut eisig kalt anfühlt, empfindet der Betroffene eine innere Hitze oder Brennen (wie von Funken) und kann keine Bedeckung vertragen. Kennzeichnend für Secale cornutum ist ferner ein Kribbeln, als würden Ameisen über Arme und Beine laufen. Die Kranken müssen die Extremitäten reiben, damit die Missempfindung nachlässt.

- 🙂 **Besser** durch Kälte, Reiben, Aufdecken und Strecken der Glieder.
- ☹️ **Schlimmer** durch äußere Hitze und warmes Zudecken sowie durch Anstrengung.

Sepia (Tintenfisch)

ist ein »großes« homöopathisches Mittel, das eine tiefgreifende Wirkung auf den gesamten Körper entfaltet. Es ist (ähnlich wie Pulsatilla pratensis, siehe Seite 326) hauptsächlich – aber nicht ausschließlich – bei Frauen angezeigt und besitzt besonders starke Effekte auf gestaute Venen, das Hormonsystem und die Geschlechtsorgane. Daher findet es bei vielen Frauenleiden Anwendung, beispielsweise bei der Neigung zur Fehlgeburt, Beschwerden während oder nach einer Schwangerschaft, Gebärmuttersenkung, bei Regelstörungen, Wechseljahresproblemen und Krampfadern. Sepia ist aber auch vielfach geeignet bei Verdauungstörungen, depressiver Verstimmung, bei Haarausfall oder der Neigung zum Damenbart. Auslöser für Beschwerden sind vielfach Zorn, Kummer, Aufregungen oder Unterkühlung insbesondere der Füße.

Charakteristisch für dieses Mittel ist der Zustand der Stauung. Dieser kann sich im Gefühlsbereich wie auch körperlich äußern, zum Beispiel als Krampfadern, Stauung der Gallenflüssigkeit oder als Verstopfung. Sepia-Patientinnen klagen vielfach über das Empfinden einer Kugel in den inneren Organen oder ein Abwärtsdrängen, beispielsweise als würde die Gebärmutter herausfallen. Vor der Regelblutung sind sie reizbar und bekommen oft einen »Putzfimmel«. Ein weiteres Merkmal ist die Abneigung oder Gleichgültigkeit gegenüber der eigenen Familie, den Kindern, insbesondere aber dem eigenen Ehemann. Typisch sind ferner kalte Füße (die Sepia-Frau schläft am liebsten mit Socken) und eine allgemeine Kälteempfindlichkeit. Auch bei Sepia kann es – ähnlich wie bei Pulsatilla – vorkommen, dass die Betroffene beim Sprechen über ihre Beschwerden zu weinen beginnt. Im Gegensatz zu diesem Mittel bewegt sich die Sepia-Frau aber äußerst gerne.

🙂 **Besser** Wärme, starke körperliche Bewegung (Tanzen und Reiten), frische Luft.

☹️ **Schlimmer** durch Trost, vor der Regelblutung, vor einem Gewitter.

Persönlichkeitsmerkmale

Sepia-Frauen sind oft groß, schlank, meist dunkel- oder rothaarig und haben vielfach braune Augen. Sie neigen zu Sommersprossen und gelblichen Pigmentstörungen im Nasen- und Wangenbereich. Sepia ist die ideale Arznei für die engagierte, unabhängige »Karriere-Frau«, die sich elegant kleidet, aber eher herb oder sogar männlich wirkt. Dieser Rolle wird sie selbst dann gerecht, wenn sie ausschließlich als Hausfrau und Mutter tätig ist, indem sie nämlich ihre Kinder übermäßig bemuttert, familiäre Verpflichtungen perfektionistisch wahrnimmt und vollkommen darin aufgeht. Obwohl Sepia-Menschen vor einem Gewitter vielfach Befindlichkeitsstörungen bekommen, lieben sie Gewitterstimmung, Blitz und Donner. Sie träumen häufig von Ratten und fürchten oder ekeln sich vor ihnen. Sie bewegen sich gerne ausgiebig und treiben deshalb gerne Sport. Tanzen lässt sie regelrecht auftauen und versetzt sie in Schwung. Als Kinder sind sie kälteempfindlich, launenhaft, neigen zur Nervosität und zum Bettnässen, besonders nach dem ersten Schlaf. Schon in diesem Lebensalter lieben sie den Tanz.

Silicea (Kieselsäure)

ist ein Mittel für alle Zustände, die durch mangelhafte Ernährung oder Minderversorgung des Gewebes mit Nährstoffen bedingt sind. Es ist ein tiefgreifendes Mittel mit einer starken Wirkung auf alle Körpergewebe. Es hilft vor allem bei Eiterungen, Abszessen und Knochenerkrankungen, beispielsweise bei Rachitis oder schlecht heilenden Brüchen.

17

Homöopathische Arzneimittelbilder

Charakteristisch ist eine ausgeprägte Furcht vor Nadeln und spitzen Gegenständen. Das Einhüllen des Kopfes empfindet der Silicea-Patient immer als angenehm. An den Extremitäten fallen oft veränderte oder verkrüppelte Fingernägel auf. Während des Schlafs kommt es häufig zur Schweißbildung am Kopf. Typisch ist auch, dass Silicea-Menschen häufig unter einem starken, übelriechenden Fußschweiß leiden und ständig frieren.

- 😊 **Besser** durch Einhüllen des Kopfes, Wärme, im Sommer und durch feuchtwarme Witterung.
- 😞 **Schlimmer** durch Kälte, beim Liegen auf der linken Seite, durch Aufdecken und morgens.

Persönlichkeitsmerkmale

Silicea-Menschen sind meist schlank, zart, feingliedrig, empfindlich und haben häufig blondes Haar. Sie sind nervös, ängstlich, fürchten sich vor Belastungen und sind leicht erschöpft. In gewisser Weise ähneln sie dem Pulsatilla-Typus (siehe Seite 326). Im Gegensatz dazu sind sie aber durchaus entschlusskräftig und erweisen sich als beharrlich und zielstrebig, wenn sie einmal eine Aufgabe begonnen haben. Schon als Kinder neigen sie zu häufigen Erkältungen, Hals- und Mittelohrentzündungen mit der Tendenz zur Vereiterung sowie zu verlangsamtem Knochenwachstum. Deshalb sind sie vielfach für ihr Alter zu klein und lernen langsam gehen oder sprechen. Bei Säuglingen schließt sich die Schädelfontanelle oftmals zu langsam.

Solidago virga aurea (Goldrute)

ist ein »kleineres«, aber bedeutendes homöopathisches Heilmittel bei Erkältungen, Schwäche und Nierenentzündungen. Es fördert die Ausscheidungsleistung der Niere und löst Verkrampfungen der Blase.

Charakteristisch sind Schmerzen und Druckempfindlichkeit im Nierengebiet, schmerzhafte Verkrampfungen beim Wasserlassen, wobei der Urin schwierig und nur spärlich entleert wird. Er enthält manchmal Schleim, ist rötlich braun oder blutig verfärbt, kann aber auch klar und übelriechend sein.

Spigelia anthelmia (Wurmkraut)

hat einen ausgeprägten Einfluss auf Augen, Herz und Nervensystem. Es entfaltet deshalb vielfach eine heilende Wirkung bei Nervenschmerzen, Migräne und verschiedenen Herzerkrankungen, beispielsweise auch, wenn sie durch Rauchen verursacht wurden. Ferner hilft Spigelia bei Beschwerden durch Wurmbefall.

Charakteristisch sind heftiges, oft anfallsweise auftretendes Herzklopfen, Herzenge, Atemnot und ein intensiver, meist stechender Schmerz in der Herzgegend. Ein fauliger Mundgeruch kann die Beschwerden begleiten. Die Schmerzen strahlen vielfach in einen oder auch beide Arme aus. Manchmal schmerzt die gesamte linke Seite der Brust, so dass der Kranke auf der rechten Seite und mit erhöhtem Kopf liegen muss, um seine Beschwerden zu erleichtern. Die Betroffenen sind äußerst berührungsempfindlich und frösteln, wobei regelrechte Kälteschauer den ganzen Körper durchlaufen.

- 😃 **Besser** beim Liegen auf der rechten Seite und mit erhöhtem Kopf sowie beim Einatmen.
- 🙁 **Schlimmer** durch Berührung, Erschütterung, Geräusche beim Umdrehen im Bett, Bewegung, Zugluft und Wetterwechsel – besonders zu stürmischer Witterung.

Persönlichkeitsmerkmale

Spigelia eignet sich meist für blasse, dünne und schwächliche Menschen, mit manchmal erdfahler Gesichtsfarbe. Sie können mitunter aber auch eine robuste Konstitution aufweisen. Sie sind sehr empfindlich gegen Kälte, nasses und stürmisches Wetter und leiden oft unter Verstopfung. Vor spitzen Gegenständen, wie zum Beispiel Nadeln oder Gabeln, fürchten sie sich so sehr, dass sie nicht einmal deren Anblick ertragen.

Spongia marina tosta (Gerösteter Meeresschwamm)

ist ein Heilmittel für Probleme der Atemwege und des Herzens sowie für Störungen der Schilddrüsenfunktion. Es eignet sich besonders dann, wenn Erschöpfung, Schwäche, Schweregefühl des ganzen Körpers und Atemnot die Beschwerden begleiten.

Charakteristisch ist, dass die Betroffenen plötzlich nach Mitternacht mit Herzschmerzen und einem Erstickungsgefühl aus dem Schlaf hochschrecken. Ihr Gesicht ist gerötet, heiß, das Herz klopft, als würde es zerspringen oder die Brust bersten, sie atmen heftig und schnell. Dabei leiden die Kranken an solch starker Todesangst, dass ihnen der Schweiß ausbricht.

- 😃 **Besser** beim Abwärtsgehen und Liegen in horizontaler Lage.
- 🙁 **Schlimmer** beim Treppensteigen und Bergaufgehen, bei windigem Wetter, Tieflage des Kopfes und um Mitternacht.

Persönlichkeitsmerkmale

Spongia eignet sich am besten für zaghafte, blasse, blauäugige, hellhaarige Personen. Besonders Frauen mit schlaffem Bindegewebe sprechen im Allgemeinen gut auf dieses Mittel an. Wenn sie Herz-Kreislauf- oder Atembeschwerden bekommen, werden sie ängstlich, unruhig und haben panische Angst zu sterben.

Staphysagria (Stephanskraut)

findet bei vielen nervösen Beschwerden Anwendung, die durch Kummer (besonders Liebeskummer) und Empörung wegen einer Beleidigung, Kränkung, Demütigung oder Verletzung des Ehrgefühls

17

Homöopathische Arzneimittelbilder

ausgelöst werden. Es entfaltet eine ausge-prägte Wirkung auf die Harnwege, die Haut und die Augen. Deshalb wird es bei vielen eitrigen Hauterkrankungen einge-setzt sowie bei Ekzemen, die stark jucken und einen gelben Schorf ausbilden. Einen besonders günstigen Einfluss zeigt es beim Gersten- und Hagelkorn, bei Entzündun-gen der Augenlider, aber auch bei der Reizblase, vor allem wenn sie jüngere Frauen betrifft. Staphysagria ist außer-dem ein wichtiges Heilmittel bei allen schmerzhaften oder entzündeten Schnitt-verletzungen, zum Beispiel auch nach ei-nem Dammschnitt bei der Entbindung.

Charakteristisch ist eine große seelische Verletzlichkeit und Empfindlichkeit ge-genüber äußeren Eindrücken und alles, was andere sagen. Die Betroffenen wei-nen, wenn sie Schmerzen haben oder auf ihren Kummer angesprochen werden. Kennzeichnend ist die Neigung zu immer wiederkehrenden Gersten- und Hagel-körnern sowie zur Reizblase.

- 😊 **Besser** nach dem Frühstück, durch Wärme und Nachtruhe.
- 😠 **Schlimmer** durch Ärger, Gewissens-bisse, Tabak und Berührung der er-krankten Körperstellen.

Persönlichkeitsmerkmale

Geeignet für Menschen, die nervös, reiz-bar, empfindsam und leicht beleidigt sind. Meistens haben sie einen ausgeprägten Se-xualtrieb und neigen dazu, über sexuelle Themen nachzugrübeln. Sie sind sehr empfindlich gegenüber Kritik und Grob-

heit anderer. Ihren Zorn versuchen sie zu unterdrücken, deshalb wirken sie eher sanft und nachgiebig. Gelegentlich neigen sie aber auch zu heftigen Wutausbrüchen.

Sticta pulmonaria (Lungenflechte)

findet in der Homöopathie Anwendung bei Erkältungskrankheiten, die in eine Bronchitis münden, sowie bei rheumati-schen Beschwerden.

Charakteristisch sind ein quälender, tro-ckener, rauher oder bellender Husten, der auch nachts den Schlaf raubt, Völlegefühl in den Lungen sowie Kopfschmerzen mit dumpfem Druck- oder Völlegefühl im Bereich der Nasenwurzel.

- 😊 **Besser** im Freien, tagsüber und beim Aufsetzen im Bett.
- 😠 **Schlimmer** abends und nachts, durch Kälte, Berührung und Bewegung, Husten verschlimmert den Husten.

Strontium carbonicum (Strontiumcarbonat)

zeigt Wirkungen auf die Knochen, insbe-sondere im Oberschenkelbereich, und auf die Blutgefäße. In der Homöopathie findet es Anwendung bei rheumatischen Schmer-zen, chronischen Verstauchungen, Blut-hochdruck, Kopfschmerzen, die durch Blutandrang ausgelöst sind, sowie bei Be-schwerden infolge von Blutverlusten.

Homöopathische Arzneimittelbilder

Charakteristisch sind Erröten des Gesichts, das Gefühl heftigen Pulsierens in den Adern, nagende Knochenschmerzen sowie ein Spannungsgefühl des Kopfes, das sich vom Scheitel bis zum Oberkiefer erstreckt. Warmes Einhüllen wird als lindernd empfunden, während Kälte schlecht vertragen wird. Strontium carbonicum wirkt besonders gut, wenn die Beschwerden auf der rechten Körperseite auftreten.

- 😃 **Besser** durch Wärme, Hitze, warm zudecken.
- 😣 **Schlimmer** durch Kälte, Berührung, Bewegung, Liegen mit tiefgelagertem Kopf.

Sulfur (Schwefel)

gilt in der Homöopathie als eines der bedeutendsten Hautmittel, es hat jedoch auch eine tiefgreifende Wirkung im ganzen Körper. Es hilft bei einer Vielzahl von Hautbeschwerden, zum Beispiel juckenden, nässenden aber auch trockenen Ekzemen, die sich schuppen und abschälen. Sulfur ist ferner ein wichtiges Mittel bei Eiterungen, Insektenstichen oder Verdauungsstörungen. Man sagt, dass Sulfur in der Lage ist, Krankheiten von innen nach außen aus dem Körper auszutreiben.

Charakteristisch sind Durchfälle, die morgens aus dem Bett treiben, ferner Hautausschläge, die jucken, brennen, bei-

ßen, ein ätzendes Sekret absondern und sich bei Kontakt mit Wasser verschlimmern. Deshalb mag sich der Sulfur-Patient nicht gerne waschen. Je mehr der Sulfur-Patient kratzt, umso schlimmer wird der Ausschlag. Bettwärme kann er insgesamt schlecht vertragen. Nicht nur der Hautausschlag wird dadurch schlimmer, sondern auch die Fußsohlen brennen und fühlen sich heiß an, so dass der Sulfur-Patient nachts die Füße aus dem Bett streckt. Ein weiteres Schlüsselsymptom ist ein Hunger- und Leeregefühl im Magen, und zwar morgens um 11 Uhr. Nachts schreckt der Sulfur-Patient häufig aus dem Schlaf hoch, während er morgens am tiefsten und am besten schläft.

- 😃 **Besser** durch trockenes, warmes Wetter, Liegen auf der rechten Seite, Hochziehen der Glieder.
- 😣 **Schlimmer** beim Stehen, durch Bettwärme, beim Waschen und Baden, morgens und nachts.

Persönlichkeitsmerkmale

Bei Sulfur-Menschen gibt es zwei Typen. Der eine ist klein, dick, rotgesichtig, mit roten Körperöffnungen, der zum Schwitzen neigt. Der andere ist mager, schlaksig, hat eine gebeugte Körperhaltung und wirkt oft etwas zerstreut. Menschen, die Sulfur benötigen, haben meist trockene, struppige Haare, eine schuppende Kopfhaut und wirken leicht schmuddelig, so als ob sie nicht gewaschen wären. Oft sind es aber recht originelle, freundliche und großzügige Menschen. Wenn sie sich Sorgen machen, dann meist um andere, zum

17

Homöopathische Arzneimittelbilder

Beispiel um ihre Angehörigen. Obwohl sie leicht aufbrausen, sind sie nicht lange beleidigt. Kränkungen oder Misserfolge rufen jedoch mitunter Beschwerden hervor. Am wenigsten vertragen es Sulfur-Persönlichkeiten, wenn sie verlegen werden. Unter den Nahrungsmitteln bevorzugen sie Süßes, aber auch fettes Fleisch, Gebratenes, saure oder scharf gewürzte Speisen. Oft haben sie eine Veranlagung für die Zuckerkrankheit. Milch vertragen sie meist schlecht. Auf ihre Kleidung achten sie nicht besonders gut und wirken deshalb leicht schlampig. Das mag daran liegen, dass sie es immer wieder schaffen, sofort einen Riss oder einen Fleck in ihre gerade frisch angelegte Kleidung zu bringen. Sie neigen außerdem dazu, um sich eine chaotische Unordnung zu verbreiten. Das merkt man schon bei Kindern. Sulfur-Kinder räumen sehr ungern auf. Auch ihre Schularbeiten erledigen sie schlampig. Sie sind entweder rundlich mit roten Pausbacken oder spindeldürr mit einem aufgetriebenen Bauch. Am Abend gehen sie nur unter großen Widerständen zu Bett. Im Säuglingsalter leiden sie häufig unter Milchschorf.

Symphytum officinale (Beinwell)

ist – wie sein Name schon sagt – ein hervorragendes Heilmittel für Knochenerkrankungen wie zum Beispiel Osteoporose, insbesondere aber für Knochenbrüche. Selbst komplizierte Brüche heilen unter seiner Einwirkung oft erstaunlich schnell und gut ab. Auch Schmerzen nach der Amputation einer Gliedmaße sprechen in aller Regel ausgezeichnet auf Symphytum an.

Charakteristisch sind stechende Schmerzen und eine hohe Empfindlichkeit der verletzten Bereiche.

🙁 **Schlimmer** durch Berührung.

Tabacum (Tabak)

findet Anwendung bei Übelkeit, Erbrechen, verbunden mit Schwindel, Kopfschmerz, Schwäche und Herz-Kreislauf-Problemen. Es ist hilfreich bei Reise- und Seekrankheit.

Charakteristisch sind plötzlich einsetzende Beschwerden mit auffallender Gesichtsblässe, Erbrechen, dem Gefühl eisiger Kälte und Ausbruch von kaltem Schweiß – Raucher kennen diese Symptomatik, wenn sie zu viel Nikotin konsumiert haben. Trotz des Kälteempfindens verlangen die Betroffenen nach frischer Luft und wollen sich keinesfalls zudecken.

🙂 **Besser** durch frische Luft, nach dem Erbrechen und durch Abdecken.

🙁 **Schlimmer** durch Bewegung und Fahren im Auto oder mit dem Schiff, durch Kälte, aber auch durch Hitze und in warmen Räumen sowie beim Öffnen der Augen.

17

Homöopathische Arzneimittelbilder

Thuja occidentalis (Lebensbaum)

ist ein hervorragendes homöopathisches Warzenmittel. Es hat eine starke Wirkung auf die Haut, das Blut und den Magen-Darm-Trakt sowie auf die Harnwege und das Gehirn. Es hilft vorzüglich gegen Beschwerden, die infolge einer Impfung entstehen.

Charakteristisch für dieses Mittel sind blutende, bräunlich verfärbte Warzen, die nässen und nach altem Käse riechen; ferner eine fettige, ölige Haut und eine ölige Schweißabsonderung, die aber nie am Kopf auftritt. Thuja-Patienten frieren leicht. Am Kopf bilden sich häufig weiße Schuppen. Ihre Hautausschläge treten meistens an den bedeckten Körperteilen auf. Ein weiteres Leitsymptom für Thuja ist das Empfinden, als würde sich etwas Lebendiges im Bauch bewegen.

- 😊 **Besser** durch Hochziehen eines Beines, durch Bewegung.
- 😟 **Schlimmer** nachts, durch Bettwärme, in feuchtkalter Luft.

Persönlichkeitsmerkmale

Menschen, die Thuja benötigen, stellen oft sehr hohe Ansprüche an sich selbst und an andere. Gegen die Anwesenheit Fremder haben sie vielfach eine ausgesprochene Abneigung. Sie sind misstrauisch, widerspenstig, halsstarrig und werden verdrießlich oder wütend, wenn ihrem Willen nicht nachgegeben wird oder wenn sie nicht genügend gewürdigt wer-

den. Sie sind im Allgemeinen sehr gewissenhaft und können gelegentlich zum Fanatismus neigen. Vor allem Widerspruch vertragen sie nicht – er löst heftigen Zorn bei ihnen aus. Thuja-Menschen haben oft schwarzes Haar, eine eher dunkel getönte unreine Haut. Ähnlich wie Graphites-Persönlichkeiten beginnen sie zu weinen, wenn sie Musik hören. Feuchtkaltes Wetter vertragen sie außerordentlich schlecht. Ihre Beschwerden treten bevorzugt auf der linken Körperhälfte auf. Als Kinder sind sie oft widerspenstig, halsstarrig und werden wütend, wenn ihrem Willen nicht nachgegeben wird.

Urtica urens (Brennnessel)

ist ein Heilmittel für rheumatische Beschwerden und Gicht. Auch nesselartige Hautausschläge oder Bienenstiche sprechen gut auf dieses Mittel an. Darüber hinaus eignet sich dieses Mittel für Durchfälle und Beschwerden, die nach dem Verzehr von Muscheln auftreten, sowie für die Behandlung von Verbrennungen und Verbrühungen. Im Übrigen ist Urtica auch hilfreich bei Windpocken.

Charakteristisch sind Schmerzen in Schultermuskulatur, Knöcheln und Handgelenken, juckende Hautausschläge, mit brennender Hitze sowie Taubheitsgefühl oder Ameisenlaufen in den betroffenen Körperteilen – so als wäre man mit einer Brennnessel in Berührung gekommen. Urtica wirkt besonders gut, wenn Be-

17

Homöopathische Arzneimittelbilder

schwerden periodisch jedes Jahr wiederkehren und sich durch Schneeluft oder in kühler feuchter Witterung verschlimmern.

- 😊 **Besser** durch kühle feuchte Luft.
- ☹ **Schlimmer** durch Schneeluft, Berührung, in kühler feuchter Witterung und durch Wasser.

Veratrum album (Weiße Nieswurz)

ist eines der bedeutendsten Kreislaufmittel. Es findet vor allem Anwendung beim Kreislaufkollaps, aber auch bei Erbrechen und Durchfällen, die den Kreislauf schwächen, sowie bei Krämpfen in Armen und Beinen.

Charakteristisch sind ein extremes Kältegefühl, bläuliche Verfärbung der Haut und eine enorme Schwäche, die alle Beschwerden begleitet. Die Haut fühlt sich eiskalt an, und kalter Schweiß bricht aus. Die Betroffenen frösteln, und ihre Beschwerden bessern sich durch Wärme.

- 😊 **Besser** durch Wärme und Gehen.
- ☹ **Schlimmer** nachts, durch feuchtes und kaltes Wetter.

Persönlichkeitsmerkmale

Veratrum-album-Menschen sind oft rücksichtslos, hinterlistig, neigen zum Lügen oder Stehlen und zum Größenwahn. Weil sie auch ihre Finanzen überschätzen, tätigen sie manchmal ihrem Geldbeutel unangemessene Einkäufe. Sie leiden dann aber häufig unter Gewissensbissen und können deswegen sehr ängstlich sein.

Zincum metallicum (Zink)

wirkt auf das Gehirn und die Nerven. Es hat sich bewährt bei Zuständen der Erschöpfung verbunden mit Ruhelosigkeit, Kopfschmerzen und Nervosität, insbesondere wenn sie durch Kummer, Sorgen oder Schlafmangel ausgelöst wurden oder wenn sie als Folge von Operationen, Erfrierungen sowie nach Unterdrückung von Hautausschlägen auftreten. Es findet ferner Anwendung bei Blutarmut, Muskelzucken, »unruhigen Beinen« und Lähmungserscheinungen.

Charakteristisch sind eine enorme geistige wie auch körperliche Erschöpfung und ein zappeliges Gefühl in den Gliedern. Die Betroffenen können vor allem im Sitzen und nachts im Bett die Beine nicht ruhig halten, weil sie zucken und unangenehm kribbeln, als würden Ameisen darüberlaufen. Typisch sind ferner ein Hochschrecken oder Aufschreien im Schlaf, Durst und ein flaues Leeregefühl im Magen, das sich immer um 11 Uhr bemerkbar macht, ferner hastiges Essen und Trinken.

- 😊 **Besser** durch das Einsetzen von Ausscheidungen und während des Essens.
- ☹ **Schlimmer** durch Alkohol, besonders Wein, durch Lärm, Druck und Berührung.

Homöopathische Arzneimittelbilder

338

Literatur

Barthel, Horst:
*Charakteristika homöopathischer
Arzneimittelbilder.*
2. Auflage. Barthel & Barthel Verlag,
Berg 1993

Boericke, William:
*Homöopathische Mittel und ihre
Wirkungen – Materia Medica und
Repertorium.*
4. Auflage. Verlag Grundlagen und
Praxis, Wissenschaftlicher Autoren-
verlag, Leer 1991

Brauchle, Alfred:
Das große Buch der Naturheilkunde.
Prisma Verlag GmbH, Gütersloh 1977

Gawlik, Willibald:
*275 bewähre Indikationen aus der
homöopathischen Praxis.*
Hippokrates Verlag GmbH, Stuttgart
2001

Grudzinski, Thomas von; Vint, Peter:
*Der Neue Clarke – Eine Enzyklopädie für
den homöopathischen Praktiker.*
Band 1–10. Stefanovic Verlag für
Homöopathische Literatur, 1996

Guernsey, Henry N.:
Keynotes zur Materia Medica.
2. Auflage. Haug Verlag,
Heidelberg 1999

Harnack, Gustav-Adolf von:
Kinderheilkunde.
4. Auflage. Springer-Verlag, Berlin/
Heidelberg/New York 1977

Künzli, Jost; Barthel, Michael:
Kent's Repertorium Generale.
Barthel & Barthel Verlag, Berg 1989

Lanninger-Bolling, Dagmar:
Naturgerechte Heilweisen.
Hippokrates Verlag, Stuttgart 1996

Lockie, Andrew; Geddes, Nicola:
Homöopathie.
BLV-Verlagsgesellschaft, München 2000

Risch, Gerhard:
*Homöopathik –
Die Heilmethode Hahnemanns.*
Pflaum Verlag, München 1985

Anhang

Register

Anhang

341

Anhang

Anhang

Liebe Leserin, lieber Leser,
hat Ihnen dieses Buch weitergeholfen? Für Anregungen, Kritik, aber auch für Lob sind wir offen. So können wir in Zukunft noch besser auf Ihre Wünsche eingehen. Schreiben Sie uns, denn Ihre Meinung zählt!

Ihr TRIAS Verlag

E-Mail Leserservice: heike.schmid@medizinverlage.de

Adresse:
Lektorat TRIAS Verlag, Postfach 30 05 04,
70445 Stuttgart
Fax: 0711-8931-748

Bibliografische Information
der Deutschen Nationalbibliothek
Die Deutsche Nationalbibliothek verzeichnet diese Publikation in der Deutschen Nationalbibliografie; detaillierte bibliografische Daten sind im Internet über http://dnb.d-nb.de abrufbar.

Programmplanung: Franz Leipold
Redaktion: Diana Sommer, Franz Leipold
Bildredaktion: Sylvie Busche (Ltg.), Markus Röleke
Umschlaggestaltung: griesbeckdesign, München
Layout: Veronika Preisler

Bildnachweis:
Umschlagfotos (von links nach rechts):
Panthermedia / Rita M. / Gerald K. / Harald N.;
Corbis / Brand X

© 2009 TRIAS Verlag in MVS Medizinverlage Stuttgart GmbH & Co. KG
Oswald-Hesse-Straße 50, 70469 Stuttgart

Printed in Germany

Satz: Gaby Herbrecht, Mindelheim
gesetzt in: InDesign CS4
Druck: Grafisches Centrum Cuno, 39240 Calbe
Gedruckt auf chlorfrei gebleichtem Papier

ISBN 978-3-8304-3650-8
1 2 3 4 5 6

Wichtiger Hinweis:

Wie jede Wissenschaft ist die Medizin ständigen Entwicklungen unterworfen. Forschung und klinische Erfahrung erweitern unsere Erkenntnisse, insbesondere was Behandlung und medikamentöse Therapie anbelangt. Soweit in diesem Werk eine Dosierung oder eine Applikation erwähnt wird, darf der Leser zwar darauf vertrauen, dass Autorin, Herausgeber und Verlag große Sorgfalt darauf verwandt haben, dass diese Angabe dem Wissensstand bei Fertigstellung des Werkes entspricht.
Für Angaben über Dosierungsanweisungen und Applikationsformen kann vom Verlag jedoch keine Gewähr übernommen werden. Jeder Benutzer ist angehalten, durch sorgfältige Prüfung der Beipackzettel der verwendeten Präparate und gegebenenfalls nach Konsultation eines Spezialisten festzustellen, ob die dort gegebene Empfehlung für Dosierungen oder die Beachtung von Kontraindikationen gegenüber der Angabe in diesem Buch abweicht. Eine solche Prüfung ist besonders wichtig bei selten verwendeten Präparaten oder solchen, die neu auf den Markt gebracht worden sind. Jede Dosierung oder Applikation erfolgt auf eigene Gefahr des Benutzers. Autoren und Verlag appellieren an jeden Benutzer, ihm etwa auffallende Ungenauigkeiten dem Verlag mitzuteilen.